口腔临床病例解读丛书

牙体牙髓病临床病例解读

丛书主编　李　昂
主　　编　蒋月桂
副 主 编　董茜茜　田　宇　姜　永
编　　者　（按姓氏笔画排序）
王　灿　王　琰　王艺蓉　王志华
王宝彦　王霞霞　卢　奕　田　宇
冯　睿　冯海楠　伍　妍　刘　青
李志丹　李蕴聪　张会芹　陈杨曦
赵广宁　姜　永　洪姗珊　柴　雪
徐　宁　高　格　董茜茜　蒋月桂
强文娟　薛云鹏

学术秘书　高金霞　王霞霞

世界图书出版公司
西安　北京　广州　上海

图书在版编目（CIP）数据

牙体牙髓病临床病例解读/蒋月桂主编. —西安:世界图书出版西安有限公司,2020.5(2022.1 重印)
(口腔临床病例解读丛书/李昂主编)
ISBN 978 - 7 - 5192 - 7015 - 5

Ⅰ.①牙… Ⅱ.①蒋… Ⅲ.①牙疾病—病案—分析 ②牙髓病—病案—分析 Ⅳ.①R781

中国版本图书馆 CIP 数据核字(2020)第 068110 号

本书的内容旨在进一步促进科学研究,并不为特定患者推荐或推广特定的诊断、治疗方法。出版商、作者没有就本书内容的精确性和完整性作任何保证,并且明确否认任何负责任的保证,例如针对特定目的健康和疗效的保证。针对正在进行的研究、设备升级、仪器更新换代、政府法规的变化、设备和用药等信息的不断完善,有读者要求审查和评估其包含的详尽信息,例如每种药物、设备和装置的各种信息,并希望对部分问题提供详细的指示、警告和预防措施,对于这种情况读者应适当咨询专家。任何组织或网站在本书中被引用时,并不意味着作者或出版商认可该组织或网站提供或建议的任何信息。读者还应意识到,本书所列的互联网网站在著书和阅读时可能发生变化甚至消失,本作品的任何推广声明,不为其提供任何担保。无论是出版商还是作者,都不对由此产生的任何损害负责。

书　　名　**牙体牙髓病临床病例解读**
YATIYASUIBING LINCHUANG BINGLI JIEDU
主　　编　蒋月桂
责任编辑　杨　菲
封面设计　新纪元文化传播
出版发行　**世界图书出版西安有限公司**
地　　址　西安市锦业路 1 号都市之门 C 座
邮　　编　710065
电　　话　029 - 87214941　029 - 87233647(市场营销部)
029 - 87234767(总编室)
网　　址　http://www.wpcxa.com
邮　　箱　xast@wpcxa.com
经　　销　新华书店
印　　刷　陕西金和印务有限公司
开　　本　889mm × 1194mm　1/16
印　　张　13.5
字　　数　245 千字
版次印次　2020 年 5 月第 1 版　2022 年 1 月第 2 次印刷
国际书号　ISBN 978 - 7 - 5192 - 7015 - 5
定　　价　156.00 元

编者名单

（按姓氏笔画排序）

王　灿（武汉大学口腔医学院）
王　琰（西安交通大学口腔医学院）
王艺蓉（空军军医大学口腔医学院）
王志华（空军军医大学口腔医学院）
王宝彦（西安交通大学口腔医学院）
王霞霞（西安交通大学口腔医学院）
卢　奕（西安交通大学口腔医学院）
田　宇（空军军医大学口腔医学院）
冯　睿（西安交通大学口腔医学院）
冯海楠（西安交通大学口腔医学院）
伍　妍（华中科技大学同济医学院附属协和医院口腔医学中心）
刘　青（西安交通大学口腔医学院）
李志丹（西安交通大学口腔医学院）
李蕴聪（西安交通大学口腔医学院）
张会芹（西安交通大学口腔医学院）
陈杨曦（武汉大学口腔医学院）
赵广宁（西安交通大学口腔医学院）
姜　永（空军军医大学口腔医学院）
洪姗珊（西安交通大学口腔医学院）

柴　雪（西安交通大学口腔医学院）
徐　宁（空军军医大学口腔医学院）
高　格（西安交通大学口腔医学院）
董茜茜（西安交通大学口腔医学院）
蒋月桂（西安交通大学口腔医学院）
强文娟（西安交通大学口腔医学院）
薛云鹏（西安交通大学口腔医学院）

序　一

Preface

目前的中国无疑处在一个伟大的“新时代”，全面推进健康中国建设是新时代的要求之一。因此，时代对原有的医学专业教育也提出了新要求，即推进“新医科”建设，包括要加快培养“小病善治，大病善识，重病善转，慢病善管”的全科医学人才。“口腔健康、全身健康”，口腔医学教育是“健康口腔”建设的基石。随着倡导“以受教育者认知规律为中心”的教学理念的推广，口腔医学教育也必然有所创新，必然成为一种让读者学会反思、讨论、跨学科思维、自学和掌握学习的、以受教育者为中心的教育。据此，作为从事口腔医学临床、科研、教育及管理近30年的从业者，当世界图书出版西安有限公司提出出版一套“口腔临床病例解读丛书”以配合口腔医学教育创新的邀约时，我本人深感认同，愿意尽最大努力将这件事做好。

2018年2月，项目正式启动。这套丛书计划由《牙体牙髓病临床病例解读》《牙周病临床病例解读》《口腔修复临床病例解读》《口腔正畸临床病例解读》《儿童口腔临床病例解读》组成。编辑首先发来了丛书策划思路与样章，提出“本套丛书旨在对口腔常见病、疑难病病例进行解读，重点在于讲授检查、治疗方法以及引导临床思维能力的构建；读者对象为口腔医学生和口腔医生；希望通过本书，读者能够领会临床的工作要点和工作技巧。”

“文章千古事，得失寸心知”。敢于接下这个任务的主要原因是我所在的教学医院有一批临床经验丰富、学术造诣精深的医生，同时，也有兄弟院校专家学者的大力支持。最终，本套丛书确定由西安交通大学口腔医学院、空军军医大学口腔医学院、四川大学华西口腔医学院、武汉大学口腔医学院、华中科技大学同济医学院附属协和医院口腔医学中心的同仁们协作撰写。《牙周病临床病例解读》的主编苟建重主任医师，是我27年前本科实习时的带教老师，医术精湛，极受患者信赖。我的另一位当年的带教老师蒋月桂主任医师，是《牙体牙髓病临床病例解读》的主编，特别“迷恋”根管治疗，临床技艺可谓“炉火纯青”。《口腔修复临床病例解读》的主编牛林主任医师，不但临床技术高超，也是我院修复专业教学、科研的核心骨干。《口腔正畸临床病例解读》的主编邹蕊博士是目前我院最年轻的主任医师，在数字化正畸领域成绩斐然。空军军医大学口腔医学院儿童口腔科的吴礼安教授，临床经验丰富，理论成果丰硕，教学水平高超，由他主编的《儿童口腔临床病例解读》一定能给读者带来全新的阅读体验。

经过一段时间的酝酿，2018年8月17日，我们召开了第一次座谈会，确定了全书的主要作者团队，完成了全书病例的系统设置，正式启动了编写工作。实际上，各位作者在临床实践中都已经积攒了丰富的典型病例库，一些病例在各级病例比赛中还获得过奖项。但为了将每种病例更好地展示给读者，我们还是进行了大量的补充和修订，力求尽善尽美。令人欣喜的是，经过2年多的艰苦努力，这套新颖、实用的病例解读丛书即将付梓！

目前医学生的培养模式，推崇的是“以胜任力为导向的创新实践教学模式，培养应用型全科口腔医学人才”，因此，CBL（以临床病例为基础的学习方法）逐渐在医学教育中推广。但与之相应的教学资料仍然比较缺乏，尤其对以实践操作为主的口腔临床医学而言更是如此，希望本套丛书的出版，对口腔医学院校医学教育、住院医师培训、专科医师培训及继续医学教育阶段的医学生及医生带来一定的帮助。

李　昂

2020年3月11日

序　二

Preface

牙体牙髓病学是口腔医学的重要组成部分，其包含的龋病、非龋性牙体硬组织疾病、牙髓病和根尖周病在口腔临床十分常见。牙体牙髓病与口腔其他疾病密切相关，其治疗结果往往是口腔其他专科治疗的基础，充分掌握牙体牙髓病学基本理论和临床规范操作对口腔专业学生及医生具有重要意义。

对于一名临床医生而言，从业一生最宝贵的财富就是自己的临床病例。对多数低年资医生而言，从业初期最关注的问题可能是如何更快地培养诊疗思维习惯、确定诊疗计划。在相关的口腔会议和一些专业的口腔论坛中，我们发现，医生们希望通过病例更好地将理论知识与临床操作融会贯通。在这样的背景下，“口腔临床病例解读丛书”应运而生。《牙体牙髓病临床病例解读》重点在于讲授牙体牙髓病检查、治疗的关键点，并帮助读者建立逻辑缜密的临床思维模式。本书的读者对象为口腔医学生和口腔从业医师。希望通过本书，读者们能够充分领会口腔临床工作的要点和工作技巧。

本书特点突出。首先，图文并茂，这是图解类专著的精华所在。全书配有大量珍贵、清晰的照片，解释说明相关理论及操作，使读者易于理解。其次，内容全面，基本涵盖了牙体牙髓病学各种疾病的检查、诊断及治疗，对某些罕见疾病亦有专门介绍。第三，形式新颖，可读性强。全书以病例为基础，引导出各类牙体牙髓病的诊治过程，条理清晰，逻辑严谨，方便学习。第四，先进性、实用性、可操作性强。近十余年，国际、国内有关牙体牙髓病的临床诊疗在技术、设备、器械、材料、理念以及规范化治疗等方面发生了翻天覆地的变化，这些应用极大地降低了医生的劳动强度，提高了治疗的精准度和疗效，延长了患牙及其功能的保存时间。本书详细讲解了国内外先进技术的具体操作方法和要领，犹如一位在椅旁循循善诱的指导教师。最后，深入浅出的总结讨论，这是本书另一精华所在。作者结合自己独特的临床经验和体会，以病例小结的形式讲解国际最新技术、操作技巧、临床经验教训，使读者完成学习、模仿、借鉴和提高的全过程。

本书主编蒋月桂主任医师，硕士研究生导师，1986 年毕业于西安医科大学（现西安交通大学）口腔医学专业即留校任教，从事医疗、教学、科研工作 30 余年。她热爱并专注于牙体牙髓病学事业，勤勤恳恳，兢兢业业，理论功底扎实，临床造诣深厚，尤其在增强穿髓型隐裂牙及穿髓型楔状缺损患牙的抗折性能方面取得了一定的成绩。同时我也欣喜地看到本书的中青年编者羽化成蝶，成为我国牙体牙髓病学事业理论与实践俱佳的中坚力量！

相信本书的出版对口腔专业的学生以及初中级口腔临床医生大有裨益。希望读者能从中有所收获，提高自己的临床操作水平，也希望有更多的读者喜欢本书！欣喜之余，是以为序。

余　擎

2020 年 3 月 13 日

序 三

Preface

相信每一位经验丰富的口腔医生都有一个梦想：编一本病例集，将自己职业生涯中遇到的值得思考、学习的病例以某种独特的形式呈现出来，希望能够帮助其他后来人，启迪他们的思维，减少操作中的失误。

当李昂教授谈到世界图书出版西安有限公司希望能联合国内专家一起完成一套“口腔临床病例解读丛书”，并且希望我担任《牙体牙髓病临床病例解读》一书的主编时，我欣然同意！

我和副主编董茜茜博士决定以人民卫生出版社出版的全国统编教材《牙体牙髓病学》第4版为基础，设计涵盖尽可能多病种的目录。我们联系了多家口腔医学院，确定了可能提供的完整病例的种类，最终挑选出48个病例，分别由西安交通大学口腔医学院、空军军医大学口腔医学院、武汉大学口腔医学院、华中科技大学同济医学院附属协和医院口腔医学中心4个单位的口腔医生共同编写。

《牙体牙髓病临床病例解读》依照基本信息、主诉、病史、检查、诊断、治疗计划、治疗过程及病例小结的格式呈现，旨在为读者营造一个尽可能与临床场景相似、逻辑严谨、生动有效的诊断、思考、治疗、回味过程。病史、检查的真实性，诊断、治疗方案制定的逻辑性，一步一步学习治疗过程的可操作性，术后再次结合理论提升自我知识体系的循环性，这些都是本书区别于其他图书的重要特点。近十余年，新技术及规范化治疗在国际、国内牙体牙髓病临床诊疗领域的广泛应用颠覆了传统的治疗理念，将牙体科医生从繁重的手工劳动中解放出来，同时还提高了治疗的精准度和疗效，为患牙保留了更多的牙齿。本书中48例病例涉及以下新技术的临床应用与相关理论知识：化学去龋；微创美学修复；选择性粘接；高强度、良好美学性能牙色树脂粘接修复材料的应用；多重遮色技术；牙尖堆积法；印章法修复技术；CBCT的应用；牙髓活力检测；疼痛控制；四手操作；橡皮障隔离系统；根尖定位仪；显微根管治疗技术与显微器械；超声技术；分离器械的取出；机用镍钛系统的发明；冠向下镍钛根管预备技术；生物陶瓷材料的应用；根尖屏障术；热牙胶垂直加压根管三维充填技术；骨粉与生物膜的应用；冠根一体化修复理念；CAD/CAM椅旁嵌体修复技术；高频电刀；冷光美白技术；自体牙移植技术等。非常适用于愿意学习及提升牙体牙髓病临床诊疗技能的口腔医务工作者。

本书编者均为临床一线医生，他们在繁重的临床工作之余，积极总结经验，学习国际前沿理论，撰写相关病例。副主编董茜茜博士、田宇博士、姜永博士奉献了理论与实践、传统技能与新技术结合的病例典范；李志丹、刘青、董茜茜、张会芹等医生的病例曾获不同级别奖项；王宝彦教授及其他中青年编者提供的病例既包括牙体牙髓病常见病与疑难病，又涉及牙周病科、修复科、颌面外科的交叉学科。众多病例精彩纷呈！

在本书即将出版之际，深感欣慰！感谢所有编者的支持！感谢兄弟院校的协助！感谢王宝彦、宋健玲、石爱妮、周娜为部分病例拍摄的临床照片！感谢王霞霞博士在病例收集及编写方面开展的大量辅助工作！

蒋月桂

2020年3月15日

前言

Foreword

作为一名工作 30 多年的牙体牙髓病科医生，我常常对学生说：我花了 10 余年学习哪些病例中的牙可以治疗，再花了 20 余年学习哪些病例中的牙不能治疗。因为我知道，除了扎实的理论基础，一个个病例的积累是成就一名优秀口腔医生的关键。一份优秀的病例带给医学生的学习体验在教学中是必不可少的，而对于医生，它又是提升技能的关键，他们使你印象深刻且乐趣无穷！

经过 2 年多的紧张工作，承载着以上期许的《牙体牙髓病临床病例解读》终于顺利完成了。本书以典型病例的形式系统呈现，内容涵盖牙体牙髓病常见病、疑难病，旨在为我国的初中级口腔临床医生提供直接有效的帮助。

全书共分为 4 章：龋病，牙体硬组织非龋性疾病，牙髓病和根尖周病，其他。48 例病例不仅通过文字详细介绍了患者的基本信息、主诉、病史、检查、诊断、治疗计划、治疗过程及病例小结，而且展示了术前、术中、术后及复查的临床照片、所用器械及材料照片、X 线片、CBCT 截图等，尝试为读者营造一种身临其境的阅读体验。全书主要聚焦于以下几个问题。首先，病历的规范化书写。其次，临床技术标准化操作和质量控制，例如光敏复合树脂直接粘接牙体修复技术规范化操作、根管治疗技术规范和质量控制、根管治疗术难度分析等。第三，牙体牙髓病临床治疗领域内涉及的新技术、新设备、新器械、新材料、新理念的应用与讲解。近十余年，无论国际前沿还是国内发展，牙体牙髓病的临床治疗均发生了巨大的变化，书中对这些新技术的临床应用及研究进展均进行了详细介绍。最后，每个病例独有的诊断、诊断要点、鉴别诊断、操作技巧与细节均有详细的描述。书中内容凝结了编者多年的临床经验、智慧和思考，希望大家含英咀华，一步一步掌握并提升自己的规范化临床诊疗技能。

每个病例最后的病例小结是本书的一大亮点，在这个环节里，编者讨论了值得反复思考的可能的病因、疾病的临床特点、诊断与鉴别诊断要点、治疗难点及治疗技术的选择依据，并引入了相关问题国际前沿的研究进展及理论知识，旨在打开读者思维的广度与深度，种下个性化治疗的种子。

我们真诚地希望读者能从本书的病例中得到启发和帮助，形成自己的诊断思维逻辑及规范化的临床操作技能，同时也祝愿你们早日成为最好的牙体修复医生！

蒋月桂

2020 年 3 月 15 日

目 录

Contents

第一部分

龋　病

病例 1　浅龋

患者，男，21 岁。

主　诉

左下后牙变黑 1 周。

病　史

现病史　1 周前患者自觉左下后牙变黑，否认冷热不适，无自觉症状，今来我院就诊。

既往史　否认心脏病、高血压等系统性疾病史，否认药物及食物过敏史。

家族史　否认家族遗传病史。

检　查

36𬌗面窝沟、颊面沟釉质龋，色黑，质硬，无探痛，冷诊正常，叩痛（－），正常生理动度，牙龈正常（图 1–1）。

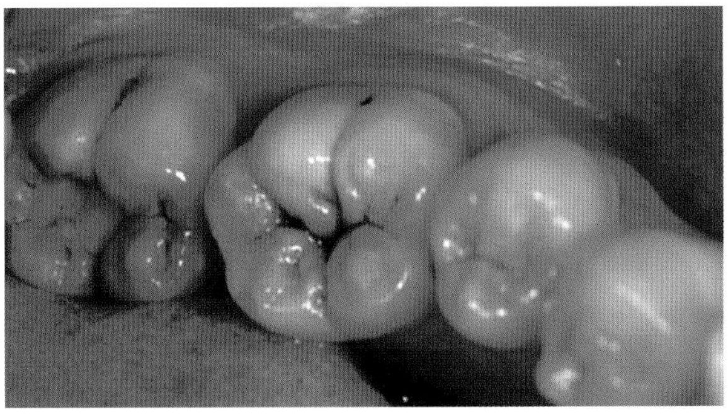

图 1–1　术前口内照片

诊　断

36 浅龋。

• 诊断要点

1. 36𬌗面窝沟、颊面沟釉质龋，色黑，质硬。
2. 龋坏局限于釉质。

治疗计划

36 充填术。

告知患者病情、治疗计划、预后及费用，患者知情同意。

治疗过程

1. 采用登士柏比色板术前比色，选用 A2 色（图 1–2）。

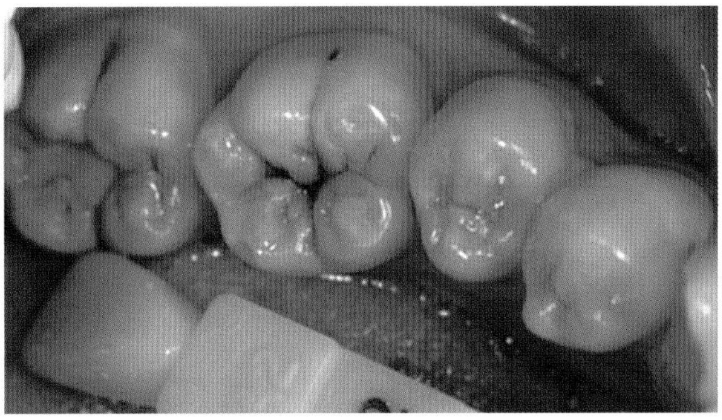

图 1–2　比色

2. 橡皮障隔离，松风 MI–DIA 微创车针去龋（图 1–3）。
3. 涂布龋损指示剂，冲洗，进一步去除着色部位（图 1–4）。

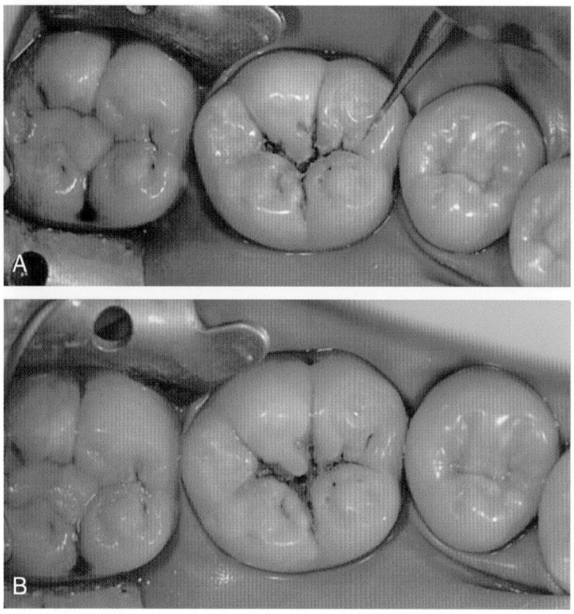

图 1-3　微创去龋过程　A. 松风 MI-DIA 微创车针；B. 微创去龋

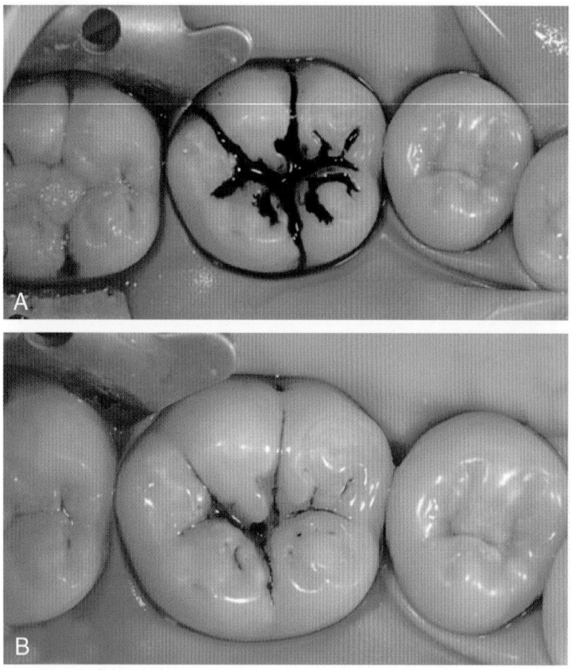

图 1-4　去龋效果检查　A. 涂布龋损指示剂；B. 冲洗后的着色部位

4. 松风树脂抛光头抛光窝洞边缘，修整洞形（图 1-5）。

5. 37% 磷酸选择性酸蚀釉质边缘 30 s，冲洗 10 s，干燥（图 1-6）。

6. 涂布粘接剂，气枪轻吹 5 s，光固化 10 s（图 1-7）。

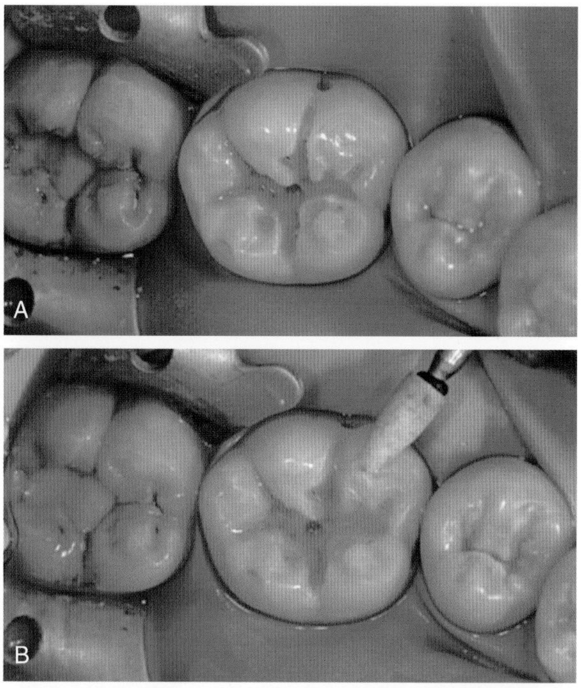

图 1-5　洞形检查　A. 去净着色部位；B. 修整洞形

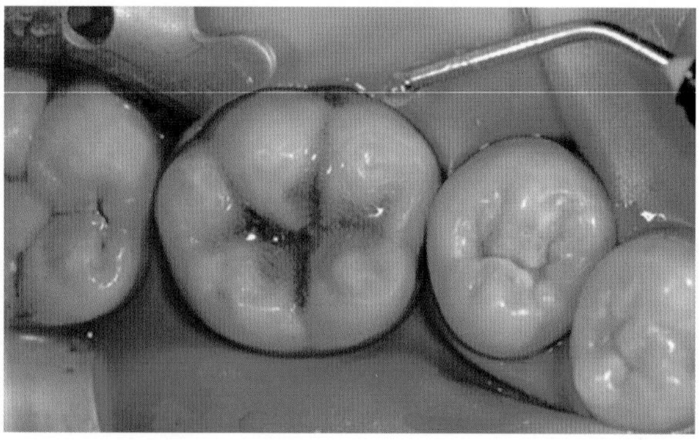

图 1-6　酸蚀

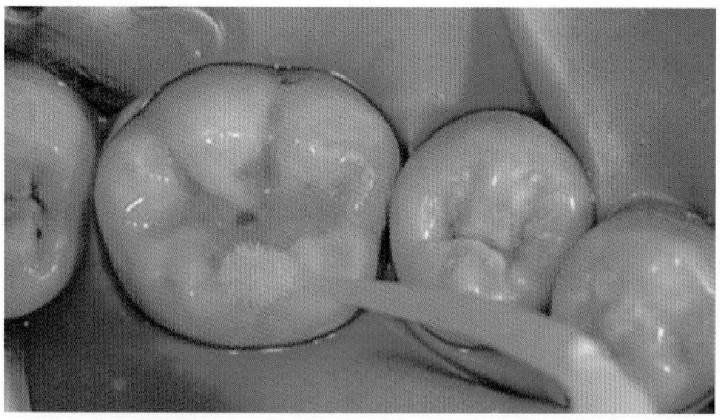

图 1-7　涂粘接剂

7. 松风 Beautiful Flow Plus F00（A2 色）充填修复窝洞（图 1-8）。

8. 调殆，松风树脂抛光套装序列抛光殆面，完成治疗（图 1-9）。

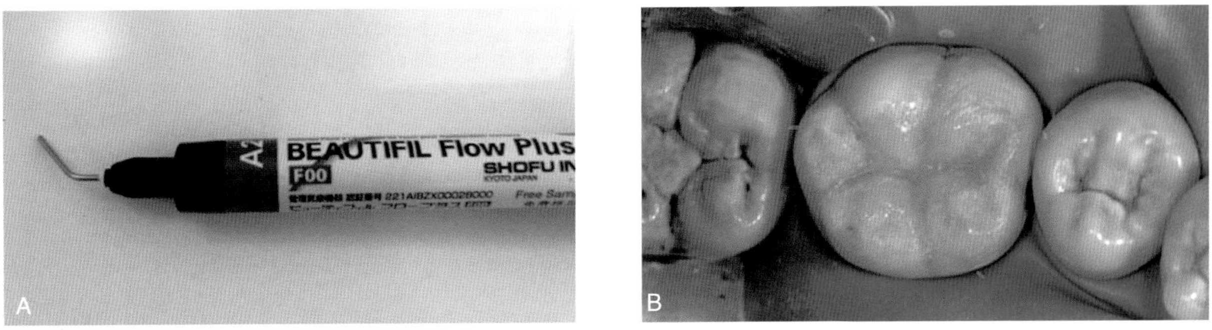

图 1-8　充填过程　A. 松风 Beautiful Flow Plus F00；B. 流动树脂充填

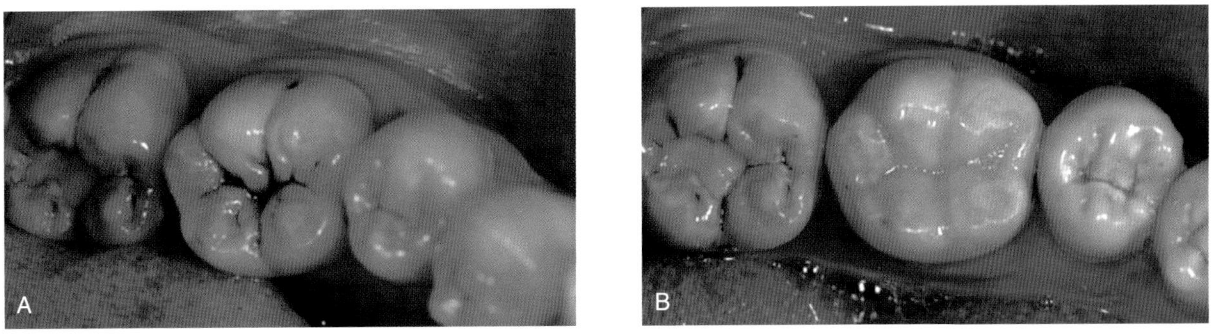

图 1-9　术前、术后对比照片　A. 术前口内照；B. 术后口内照

医　嘱

口腔健康指导，不适随诊。

病例小结

■微创牙体预备

微创牙体预备适用于小面积龋损或龋损未累及牙尖、冠部尚有足量的健康牙体组织的中小龋损，在窝洞预备过程中，尽可能减少对健康牙体组织的磨除，去净腐质即可，而不追求窝洞的底平壁直。在本病例中，36 窝沟浅龋牙体预备时，采用微创球钻（如松风 MICD DIA SET 微创车针套装）去除龋坏组织，窝洞底部的点状龋坏，可涂布龋损指示剂，定位龋损部位，在去龋过程中尽可能地保留健康牙体组织；牙体初步预备后，建议 I 类洞制备洞缘斜面，防止充填后产生洞缘白线。

■高强度流动树脂充填

后牙窝沟浅龋可采用高强度流动树脂充填，利用其流动性，有效封闭窝洞边缘，避免因窝洞保守、传统树脂充填过程中填压不实产生气泡，防止继发龋坏。

（王　灿　王霞霞）

病例 2 中龋（Ⅰ类洞）

患者，女，20 岁。

主　诉

右下后牙发现龋洞 1 周。

病　史

现病史　患者 1 周前发现右下后牙有洞，无疼痛及其他伴随症状，前来我科求治。

既往史　否认全身系统性疾病及药物食物过敏史，否认治疗相关物品过敏史。

家族史　否认家族遗传病史。

检　查

44、45 颊面可见龋洞，深及牙本质中层，探诊敏感，冷热诊正常，叩痛（–），牙髓活力测试正常，正常生理动度。46 颊面可见深着色沟，探诊质硬、稍敏感，冷热诊正常，叩痛（–），牙髓活力测试正常，正常生理动度。覆殆覆盖均正常（图 2–1）。

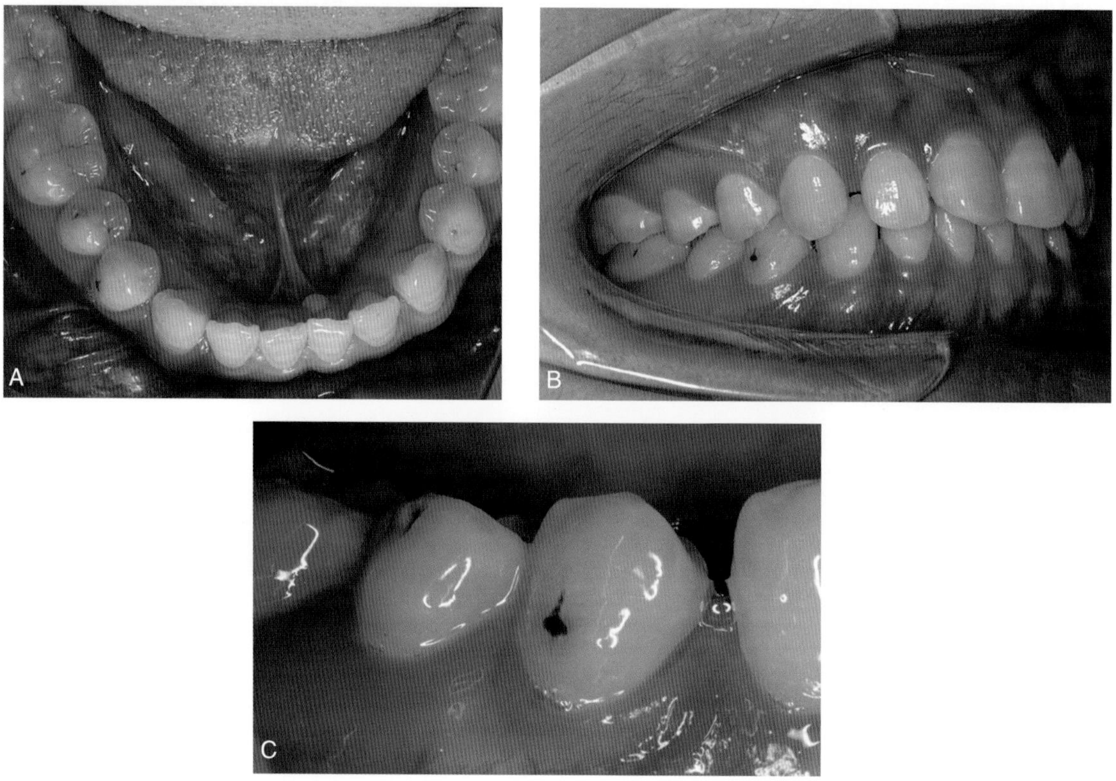

图 2–1　术前口内照片　A. 术前殆面观；B. 术前咬合照片；C. 术前颊面观

诊　断

1. 44、45 中龋。

2. 46 浅龋。

• 诊断要点

44~46 色、形、质改变。

治疗计划

1. 44、45 树脂充填修复。

2. 46 定期随访观察。

告知患者详细治疗计划、所需时间、费用、可能存在的风险，患者知情同意。

治疗过程

1. 44、45 术前采用登士柏比色板进行比色，分别选定 E3 和 E2 色（釉质）（图 2-2）。

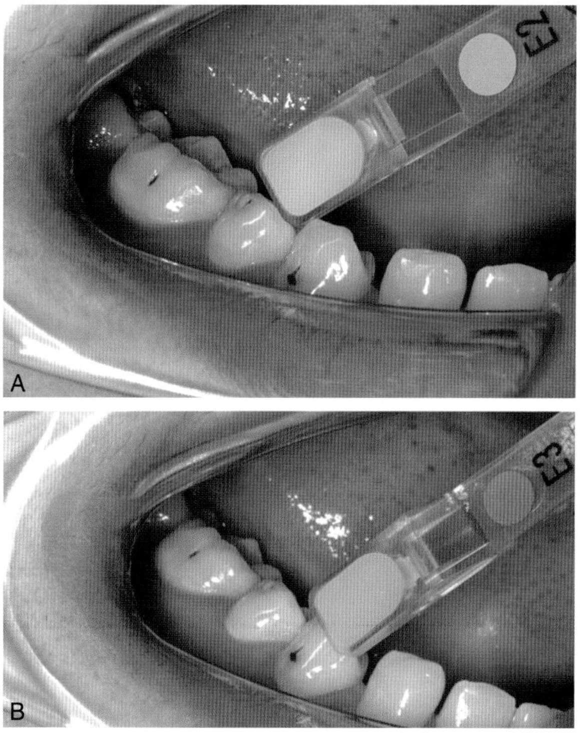

图 2-2　比色　A. 术前 45 比色；B. 术前 44 比色

2. 翼法安装橡皮障，暴露 44~46（图 2-3）。

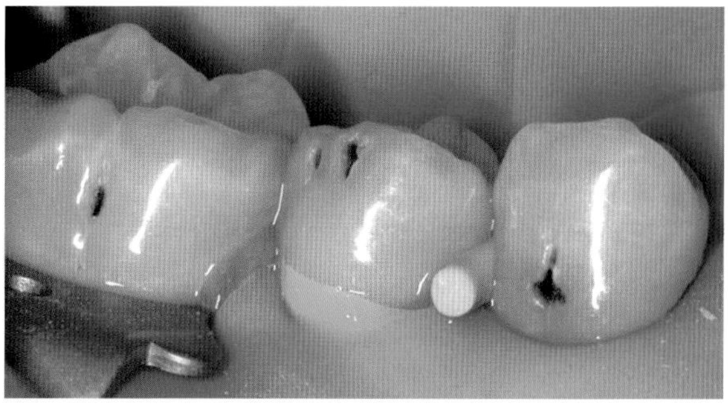

图 2-3　橡皮障隔离患牙

3. 去龋：选用大小适合的球钻去龋，注意首先形成良好的便利形，再结合颜色及硬度去净龋坏（图 2-4）。

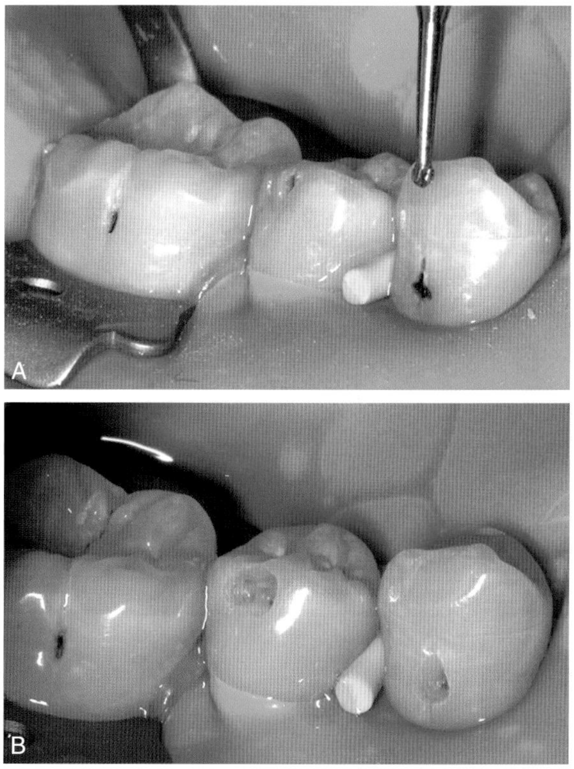

图 2-4　去龋过程　A. 适当的球钻；B. 去龋

4. 备洞：树脂充填的洞形预备可在银汞合金充填标准洞形基础上加以改良，为尽量保存牙体组织，本病例未制备传统箱状洞形。因洞形位于颊面，故制备了釉质短斜面，以增加粘接力，减少微渗漏以及减少洞缘“白线”的形成（图 2-5）。

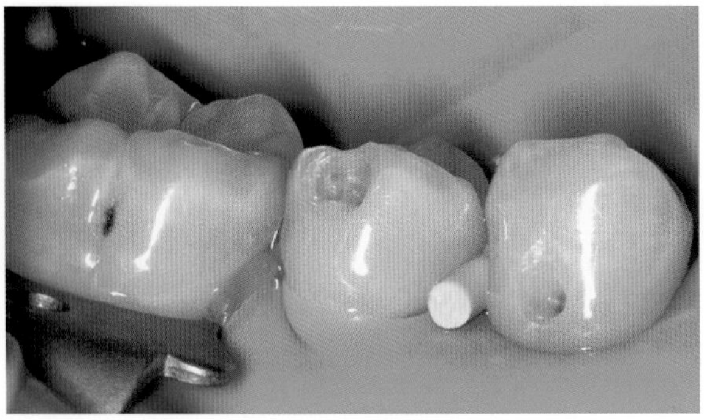

图 2-5　改良 I 类洞形及釉质短斜面

5. 采用全酸蚀体系进行粘接：涂布凝胶状酸蚀剂 30 s，水雾冲洗 1 min，釉质呈白垩色，涂布粘接剂，气枪轻吹后光固化 10 s（图 2-6）。

6. 复合树脂分层充填，每层光固化 40 s（图 2-7）。

7. 咬合检查及抛光：精密咬合纸检查咬合高点，火焰状金刚砂车针消除咬合高点，金刚砂车针粗抛光，Enhance 抛光杯抛光（图 2-8），完成治疗（图 2-9）。

医　嘱

术后口腔卫生指导包括使用软毛牙刷，巴氏刷牙法。

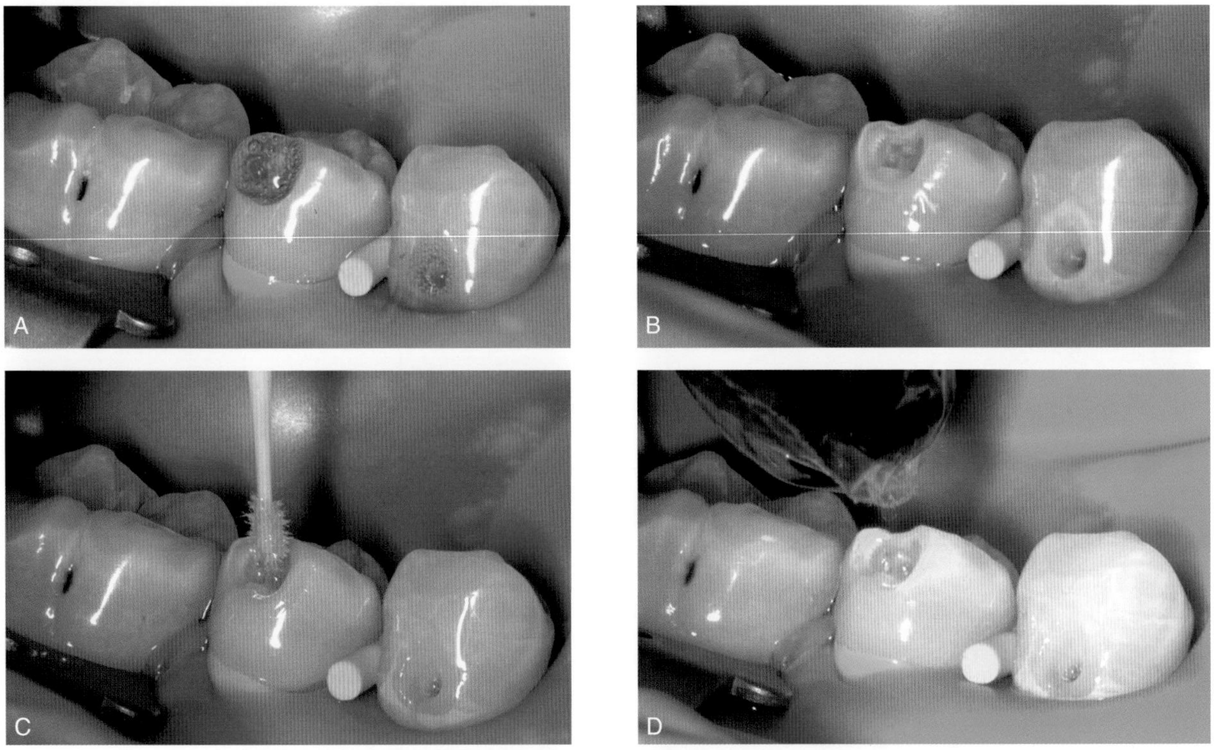

图 2-6　酸蚀、粘接过程　A. 窝洞酸蚀；B. 酸蚀完成后呈白垩色；C. 涂布粘接剂；D. 光照固化

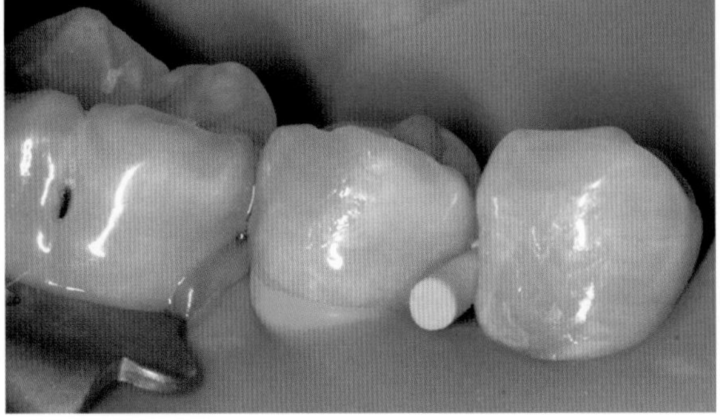

图 2-7　树脂充填完成

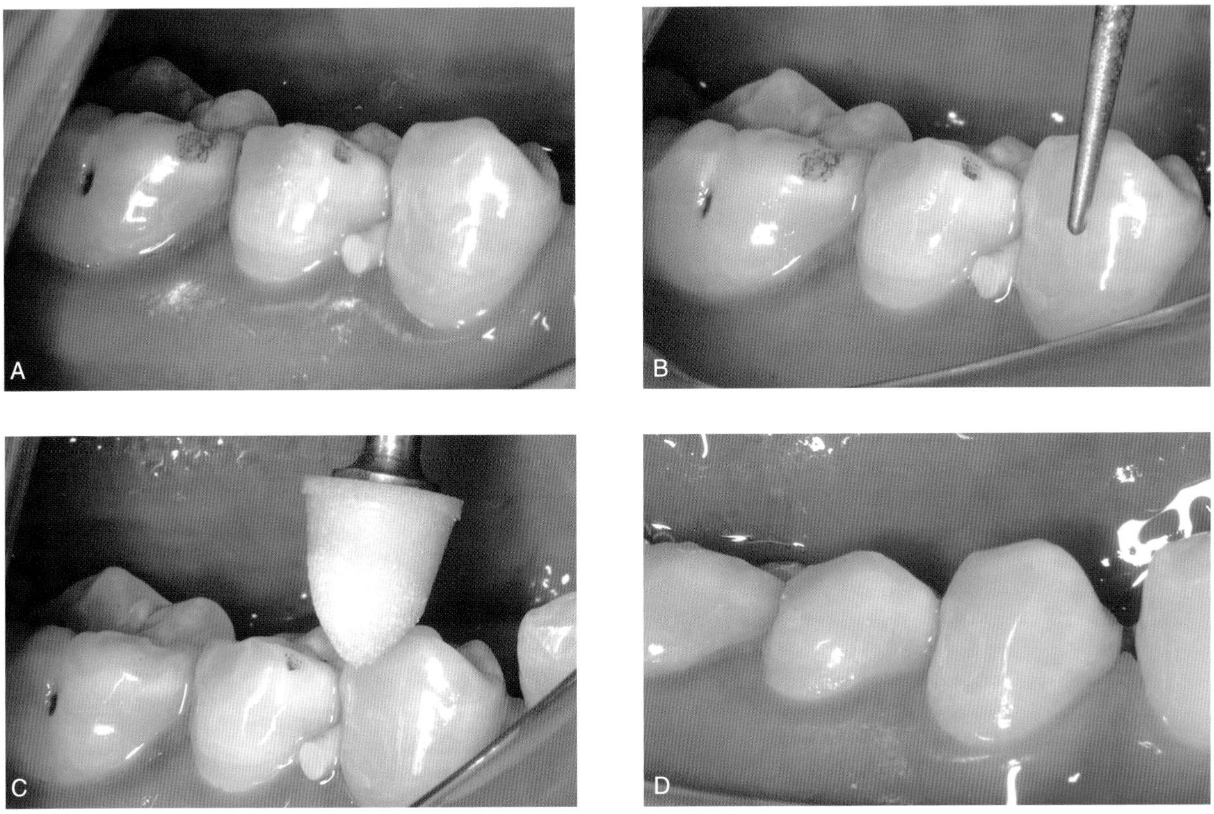

图 2-8　咬合检查与抛光　A. 检查咬合；B. 金刚砂车针粗抛光；C.Enhance 抛光杯抛光；D. 抛光完成

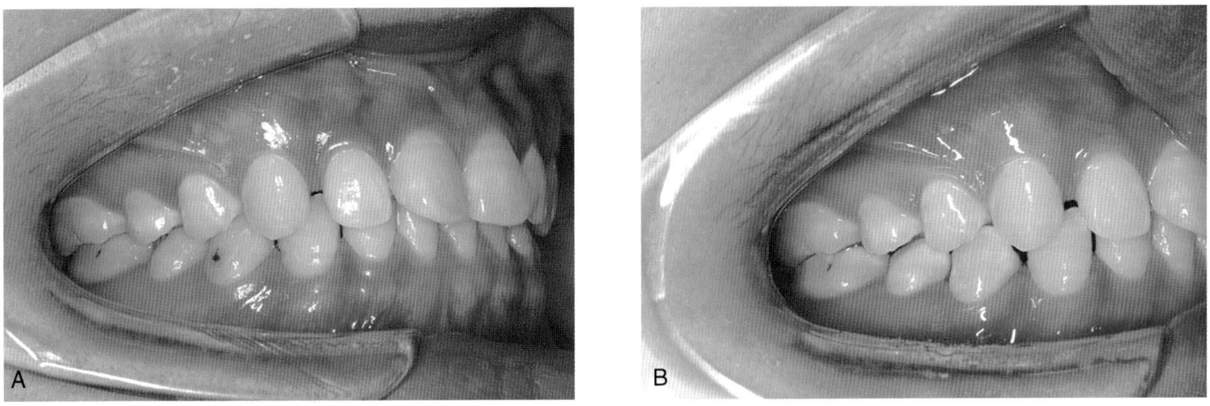

图 2-9　术前、术后对比照片　A. 术前口内咬合照片；B. 术后口内咬合照片

术后随访

术后 3、6、9、12 个月随访：均无不适，未见继发龋及着色（图 2-10）。

病例小结

复合树脂直接充填是龋病治疗中最常用的技术。它主要分为隔湿、去龋及窝洞预备、酸蚀和粘接、充填、修形抛光等步骤。

■橡皮障隔湿

标准化的树脂充填术隔湿应使用橡皮障而非棉球、棉卷等。正确使用橡皮障可以帮助我们隔绝唾液污染，保持粘接界面干燥，从而提高充填修复的强度。橡皮障布应位于橡皮障夹与组织面之间，与牙面紧密接触无缝隙；橡皮障就位后应彻底暴露操作部位；若需隔离多个

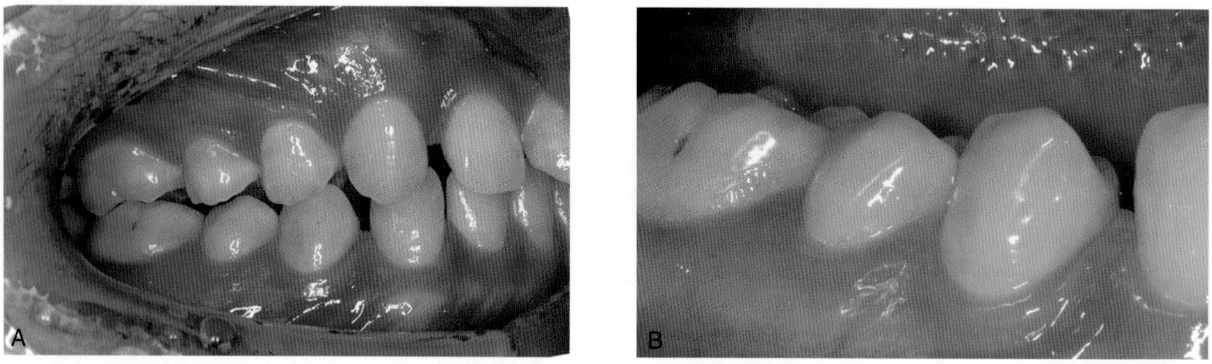

图 2-10 随访口内照片 A. 6个月后随访咬合照片；B. 6个月后随访颊面观

牙齿，橡皮障布应位于邻面接触点以下，可配合使用牙线和楔线将橡皮障布就位及固定；橡皮障夹可放置于非治疗牙位，便于操作。

■去龋的顺序

初学者去龋常常先探索龋洞的深度，而忽视形成良好的便利形，这样会增加操作难度，近髓的部分也容易因视野不够清晰而导致意外穿髓等，所以在去龋时可以首先分析哪些釉质是备洞后确定不能保留的，可以先去除这部分釉质，进而由浅入深地去龋，达到事半功倍的效果。去龋的原则应结合颜色与硬度的标准执行。

■复合树脂修复术的窝洞制备

复合树脂充填技术的窝洞预备原则是微创，尽可能地保留健康牙体组织，保护牙髓。窝洞预备不再追求 G. V. Black 所倡导的传统洞形标准。在洞形设计上，对于牙面窝沟点隙处的窝洞，要尽可能维持原有洞形，不做预防性扩展，也不必做特殊机械固位形。

■树脂充填体的抛光

有效地抛光可充分发挥复合树脂的美学特性，通过影响树脂表面粗糙度来减少细菌黏附，延长树脂充填的使用寿命。抛光的工具多种多样，如抛光杯、抛光轮、抛光刷、抛光条等，通常根据粗糙度的不同有多种规格。应在确认无咬合高点后再进行抛光；抛光的原则是由粗到细，各种抛光工具联合使用（如抛光杯抛光颊、舌、𬌗面，抛光条抛光邻面）。在操作过程中动作幅度要大，应由树脂向牙面方向进行，并注意慢速手机的旋转方向。

隔湿和抛光对树脂充填效果具有重要影响，而实际操作却常常忽视这两个步骤的重要性，应引起临床医生注意。

（伍 妍）

病例 3 深龋（I 类洞）

患者，女，29 岁。

主　诉

左上后牙有洞 1 周余。

病　史

现病史　患者 1 周前体检时发现左上后牙龋洞，偶有刷牙时牙龈出血，牙齿无自发痛，无冷热刺激痛，现要求牙齿充填修复。

既往史　否认全身系统性疾病及与牙科治疗相关的过敏史。否认药物过敏史。

家族史　否认家族遗传病史。

检　查

26 㪅面及腭侧窝沟龋坏近髓，探诊正常，冷诊一过性敏感，叩痛（-），正常生理动度（图 3-1）。全口牙结石 1~2 度，牙龈探诊出血 1~2 度。

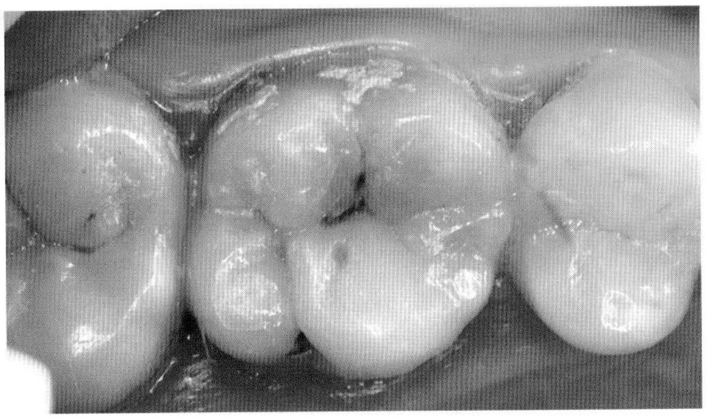

图 3-1　26 窝沟龋术前口内照

诊　断

1. 26 㪅面及腭侧窝沟深龋。
2. 慢性龈炎。

• 诊断要点

1. 26 色、形、质的改变。
2. 冷诊一过性敏感。
3. 全口牙结石 1~2 度，牙龈探诊出血 1~2 度。

治疗计划

1. 26 试行活髓保存术。
2. 牙周系统治疗、口腔健康宣教。

告知患者：26 龋坏近髓，先试行活髓保存术，若术后出现自发痛、夜间痛、牙床肿痛等症状及时复诊，行根管治疗术，患者知情同意并签字。

治疗过程

1. 向患者宣传口腔预防及口腔卫生保健相关知识，并行牙周龈上洁治术。

2. 患牙㪅面窝沟深龋，但㪅面形态保留完好，用局部托盘、硅橡胶取咬合面模型，复制咬合面天然窝沟、牙尖嵴及边缘嵴形态（图 3-2）。

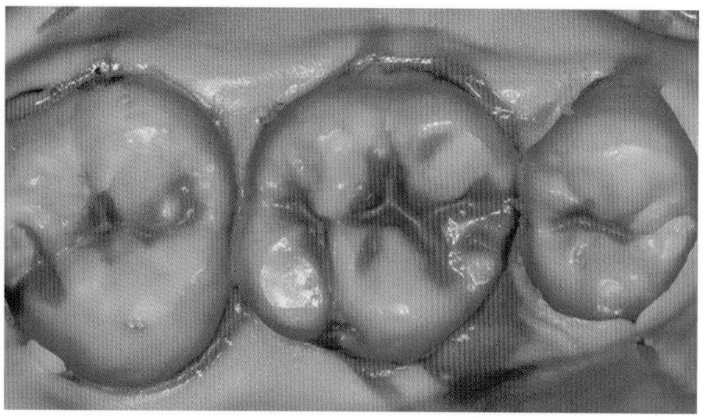

图 3-2　咬合面形态硅橡胶阴模

3. 去龋：橡皮障隔湿后，先去除𬌗面龋坏部位釉质，暴露龋洞，保证洞缘釉质的龋坏已去尽（图 3-3）。去除软化牙本质，此后采取化学去龋法，溶解感染牙本质，采用手工器械，去除髓壁感染牙本质（图 3-4）。去龋止点为质地坚硬的硬化牙本质，可保留部分变色的受累牙本质。

4. 近髓点采用氢氧化钙间接盖髓(图 3-5)。

5. 采用选择性酸蚀 - 自酸蚀粘接系统进行粘接面处理（图 3-6）。

6. 分层斜向充填法充填牙本质层（图 3-7）。

7. 低流动性流动树脂充填釉质层，放置硅橡胶阴模于𬌗面复制𬌗面形态，光固化（图 3-8）。

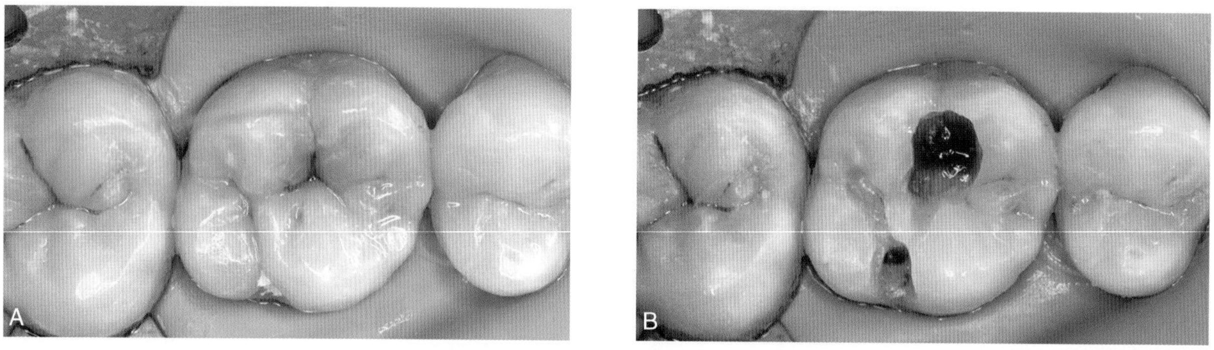

图 3-3　放置橡皮障、暴露龋洞　A. 橡皮障隔湿；B. 去尽釉质龋

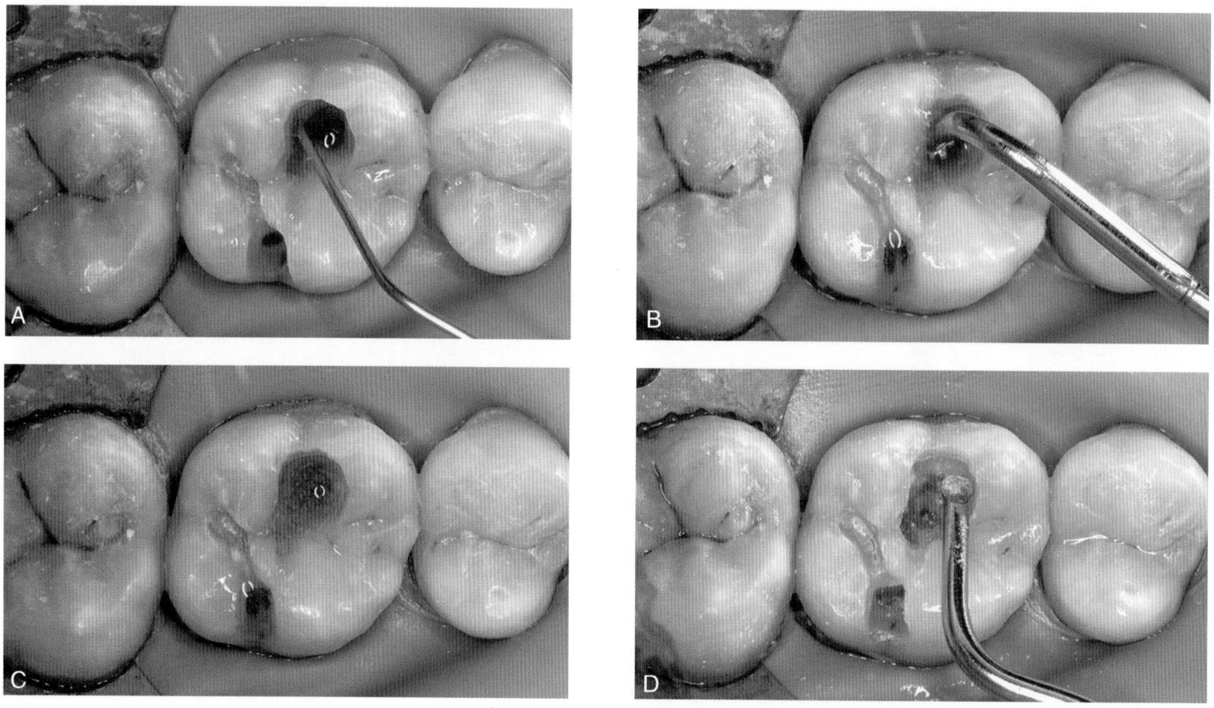

图 3-4　化学及手工器械去龋　A. 化学去龋溶解感染牙本质；B. 手工器械去除近髓感染牙本质；C. 观察牙本质颜色和质地；D. 去龋止点为质地坚硬的硬化牙本质，可保留部分变色的受累牙本质

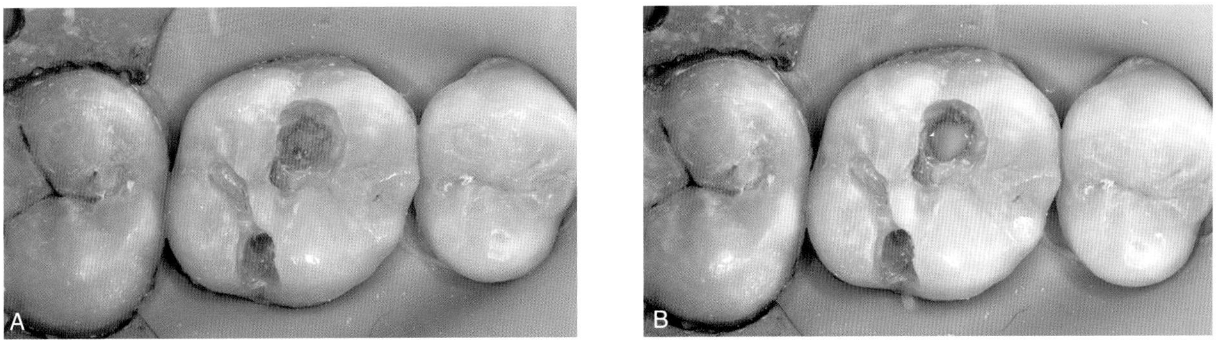

图 3-5　近髓点盖髓　A. 近髓点；B. 近髓点行光敏氢氧化钙间接盖髓

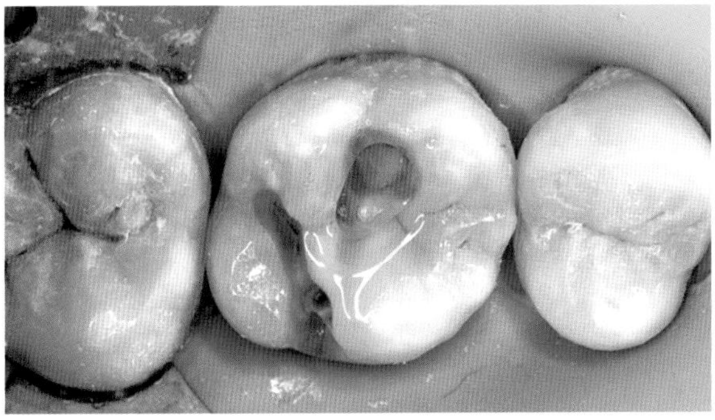

图 3-6　选择性酸蚀 - 自酸蚀粘接

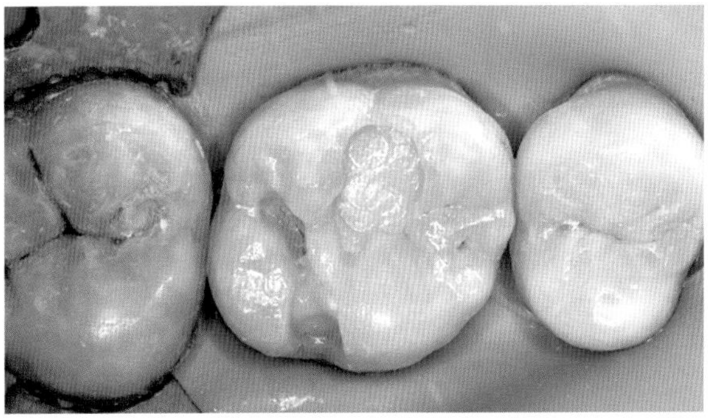

图 3-7　充填牙本质层

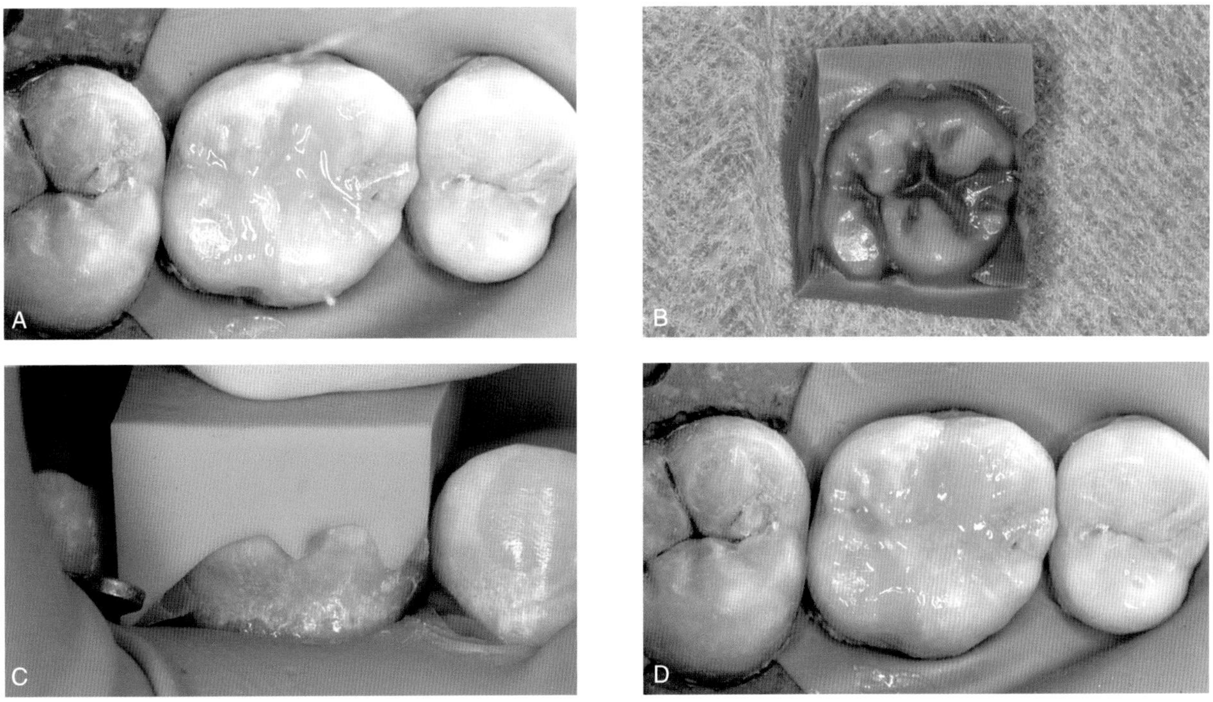

图 3-8　印章法树脂修复　A. 低流动性流动树脂充填釉质层；B. 硅橡胶阴模；C. 放置硅橡胶阴模于𬌗面；D. 光固化后形态

8. 取下橡皮障进行咬合调整及树脂抛光（图 3–9）。

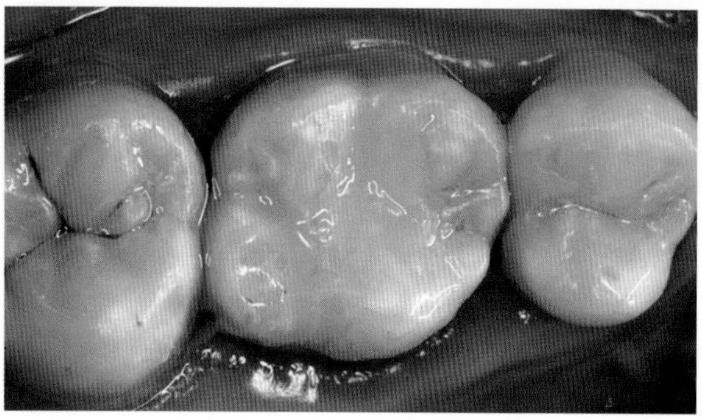

图 3–9　术后口内照片

医　嘱

26 试行保髓治疗，术后数月遇冷热、咬合酸痛属于正常术后反应，若出现自发痛、夜间痛、牙床肿痛等症状及时复诊行根管治疗术。

术后随访

手术 6 个月后随访：26 无不适，未见继发龋及着色（图 3–10）。

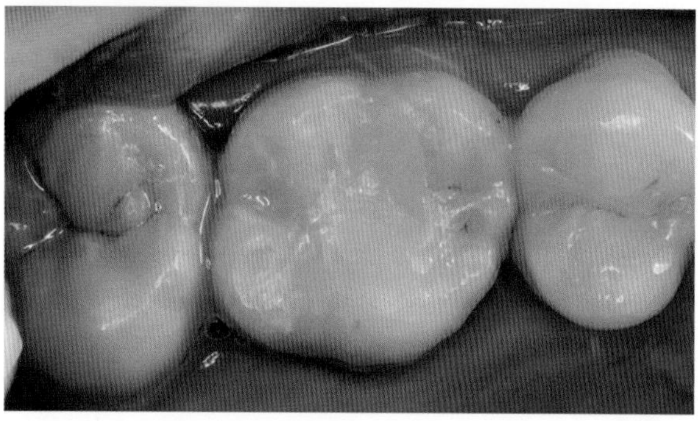

图 3–10　术后 6 个月随访口内照片

病例小结

■化学法微创去龋

随着牙本质粘接技术的发展和微创修复概念的提出，传统龋病治疗的观念受到挑战。临床研究显示没有必要去除所有龋坏牙本质，密封后的龋坏牙本质比传统去龋产生感染的概率更小。窝洞边缘良好的密封，可以隔绝残留微生物的营养，减少残留微生物的活力和致龋性，保证粘接修复的长期生存，终止龋病的进程。

如果牙本质龋不需要完全去除干净，那么去龋的终点在哪里呢？去龋的标准又是什么呢？龋坏牙本质可分为感染牙本质与受累牙本质，感染牙本质是龋损表层受细菌感染的牙本质，高度脱矿，质地较软，胶原纤维崩解，生理上不可再矿化。受累牙本质是龋损深层的牙本质，其细菌含量较少，部分脱矿，虽有着色，但质地相对较硬，且可以再矿化。在髓壁，近髓点附近，去龋仅需去至感染牙本质，为了保护牙髓活性，受累牙本质可以保留。

牙本质的去除与保留不是通过颜色，而是通过硬度进行判断。陈智等在 2016 年《中华口腔医学杂志》发表龋损管理：龋坏组织去除的专家共识，其中提出了去龋的标准，见表 3–1。

表 3–1　选择性去龋法

龋洞深度	去龋止点		
	洞缘	侧壁	髓壁
浅 & 中龋	健康牙釉质	硬化牙本质	硬化牙本质
深龋	健康牙釉质	硬化牙本质	韧化（皮革化）牙本质

化学去龋法的原理是其主要成分氯胺 T 可通过释放出次氯酸钠产生氯代作用，可软化龋坏牙本质，分解部分龋坏胶原蛋白，同时有杀菌、消毒作用。另外，其中的木瓜蛋白酶可分解龋坏胶原纤维崩解的感染牙本质，溶解坏死细胞，并可清除纤维蛋白被膜，这种选择性水解作用仅作用于龋坏的牙体组织，对正常的牙本质没有溶解作用，因此可用来选择性去龋。

■后牙树脂美学修复

（1）后牙树脂粘接可采用酸蚀 – 粘接系统或自酸蚀粘接系统，采用自酸蚀粘接系统前可以进行釉质选择性酸蚀，以提高釉质粘接性能。良好的釉质粘接能为树脂修复体提供良好的釉质封闭，降低树脂继发龋发生的可能性。

（2）后牙印章法树脂修复技术。术前取硅橡胶阴模，在窝洞充填的最后一层、流动树脂固化前、将硅橡胶阴模像印章一样按压在牙面上，复制出牙齿的原始生理形态，称为后牙印章法树脂修复技术。该方法适用于牙体组织没有明显缺损、𬌗面形态较完整的窝沟点隙龋坏，具有省时、美观、可最大限度地保留原有牙齿的𬌗面形态及咬合关系的优点。进行树脂美学修复时，先用牙本质色树脂采取传统的分层斜向充填法修复缺失的牙本质部分，并进行分层光固化。最后用低流动性流动树脂初步充填窝沟及牙尖嵴，先不要光固化！修整硅橡胶阴模，将阴模在𬌗面复位并按压，使流动树脂复制出患牙原始的𬌗面形态，仔细去除被挤压出的、多余的流动树脂，然后再进行光照固化。这样即可以使患牙得到良好的咬合面形态、减少咬合调整的调磨量，又不会改变其原有的咬合关系。

（陈杨曦）

病例 4 深龋（II类洞）

患者，女，24 岁。

主 诉

右下后牙 3 d 前咬硬物后缺损。

病 史

现病史 患者 3 d 前右下后牙咬硬物后缺损，无自发痛，自觉食物嵌塞，偶有冷热刺激敏感。

既往史 否认全身系统性疾病及与牙科治疗相关的过敏史。否认药物过敏史。

家族史 否认家族遗传病史。

检 查

46 远颊𬌗面龋坏近髓，探诊稍敏感，冷诊一过性敏感，叩痛（-），正常生理动度（图 4-1、图 4-2）。

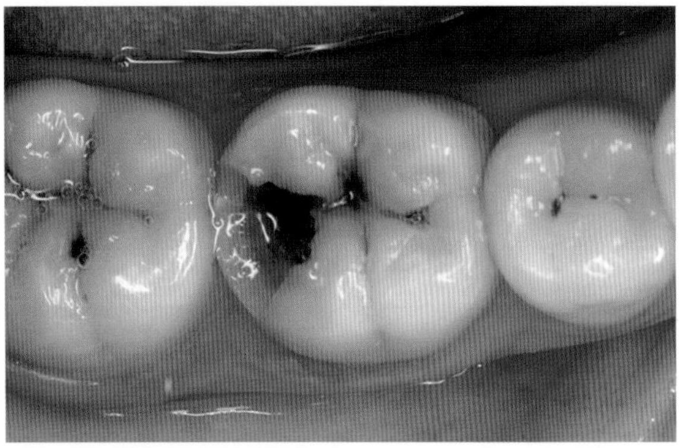

图 4-1 46 术前𬌗面观

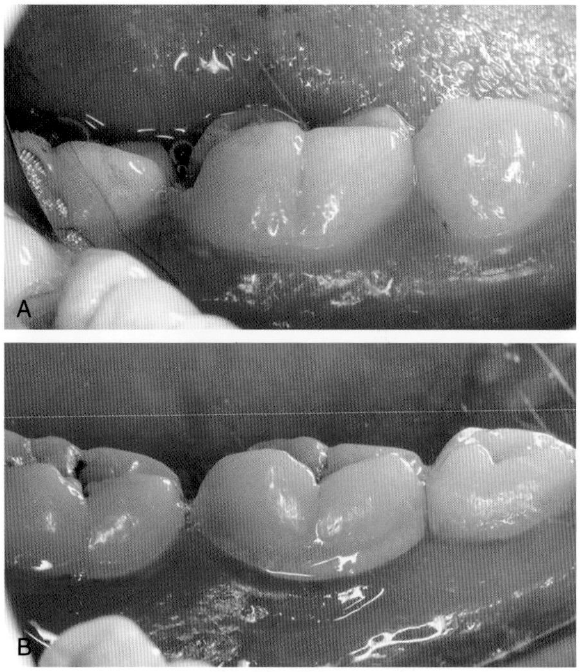

图 4-2 术前侧面观 A. 术前颊面照片；B. 术前舌面照片

• 影像学检查

X 线片示：46 远中邻𬌗面暗影，未近髓，牙周膜宽度正常，根尖未见透射影像（图 4-3）。

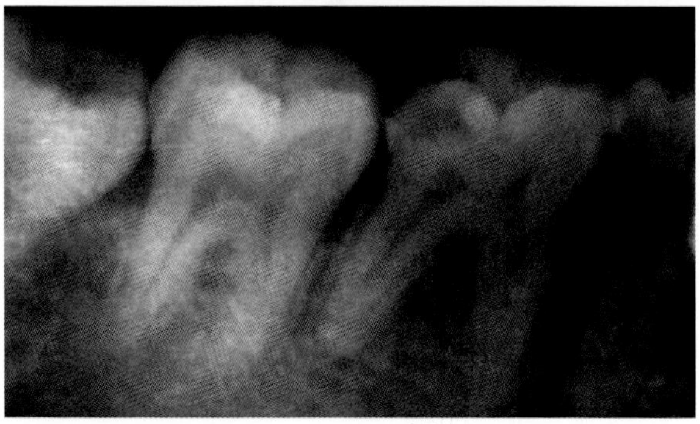

图 4-3 术前 X 线片

诊　断

46 远颊𬌗深龋。

• **诊断要点**

1. 46 远颊𬌗面龋坏近髓。
2. 探诊稍敏感，冷诊一过性敏感。
3. X 线示：46 远中邻𬌗面暗影。

治疗计划

46 试行活髓保存术。

告知患者：46 龋坏近髓，先试行活髓保存术，若术后出现自发痛、夜间痛、牙床肿痛等症状及时复诊行根管治疗术。患者知情同意并签字。

治疗过程

1. 向患者宣传口腔预防及口腔卫生保健相关知识。行 46 保髓及树脂充填治疗，患者能理解并接受复合树脂修复的术后注意事项。

2. 橡皮障暴露 41~47（图 4-4）。

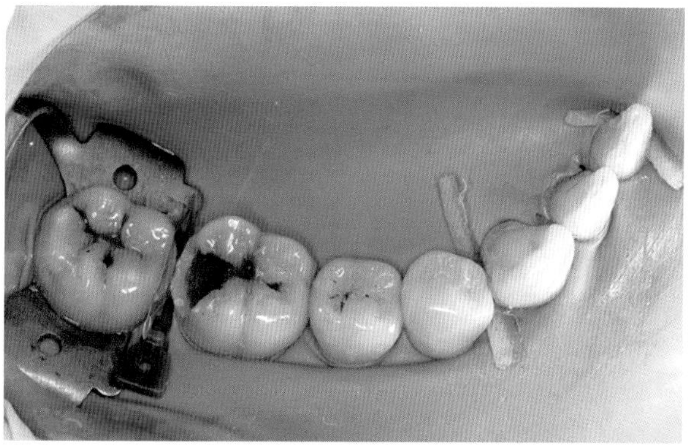

图 4-4　上橡皮障

3. 邻面洞在进行去龋和牙体预备前，邻间隙置入邻面护板保护邻牙，以免高速车针误伤邻牙（图 4-5）。

4. 去龋，根据硬度去净软龋（图 4-6）。

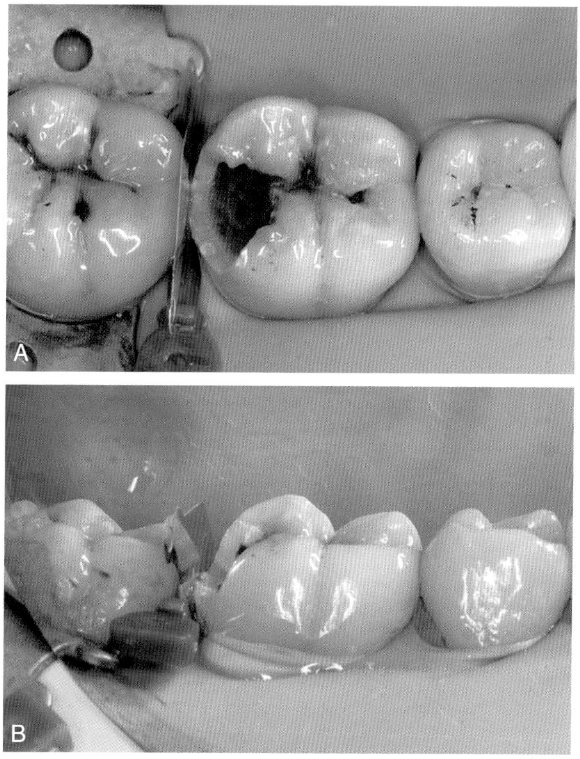

图 4-5　保护邻牙　A. 46 远中置入邻面护板𬌗面观；B. 46 远中置入邻面护板颊面观

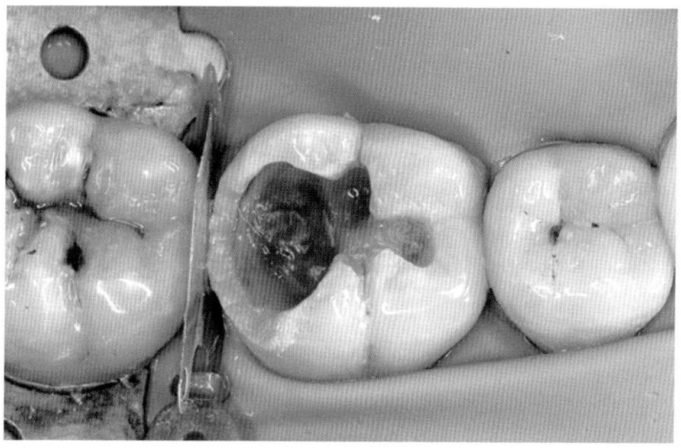

图 4-6　去龋

5. 后牙邻面树脂充填宜选用片段式金属成形片，将成形片插入治疗牙与邻牙之间；将楔子插入邻牙与成型片之间，用固位圈撑开钳将固位圈撑开并就位（图 4-7）。

6. 后牙邻面洞行树脂充填时也应采用选择性酸蚀牙釉质 - 自酸蚀粘接系统，在获得良好的釉质封闭和牙髓保护的同时也保证了操作的便捷。近髓处氢氧化钙间接盖髓（图 4-8）。

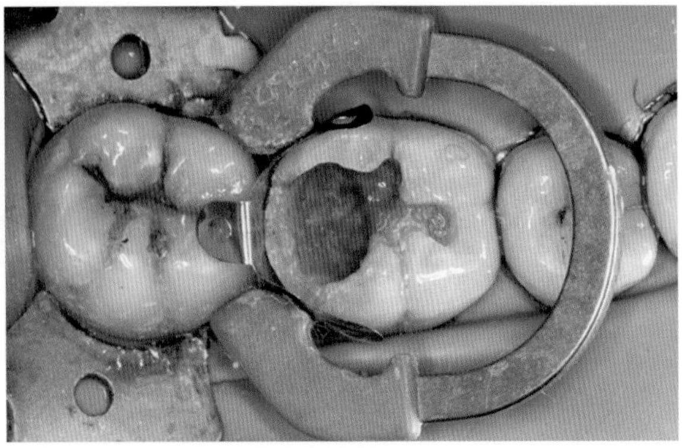

图 4-7　放置片段式成形片系统

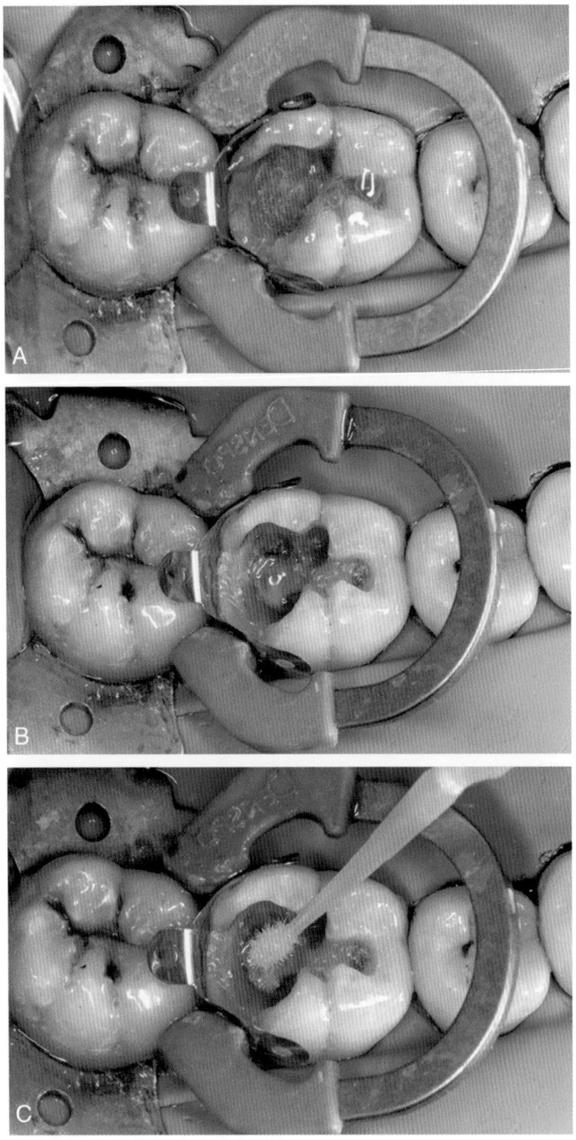

图 4-8　酸蚀、盖髓、粘接　A. 选择性酸蚀牙釉质；B. 光敏氢氧化钙间接盖髓；C. 自酸蚀粘接

7. 后牙邻面洞树脂充填时，可先用薄层树脂恢复邻面，宽度不超过 1 mm，高度参考邻牙边缘嵴，不要充填得过高过厚。在堆塑时向里面加压，保证树脂修复体与邻牙形成良好的邻面接触区。堆塑好邻面壁后，Ⅱ类洞就转化为操作难度较低的Ⅰ类洞，此时可去除邻面成形片，方便𬌗面塑形（图 4-9）。

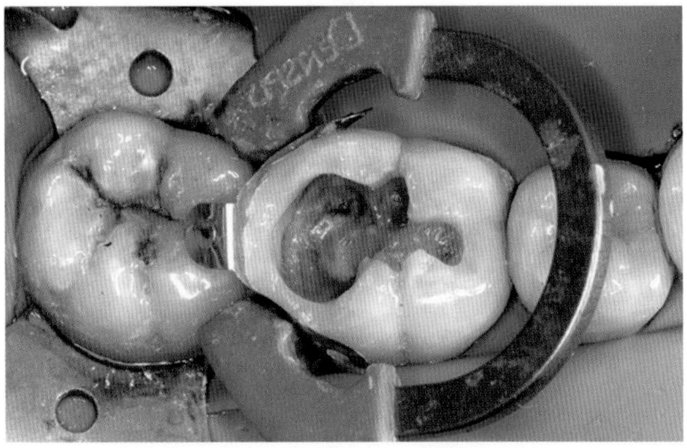

图 4-9　形成远中邻面壁

8. 分层充填窝洞，堆塑𬌗面形态（图 4-10）。

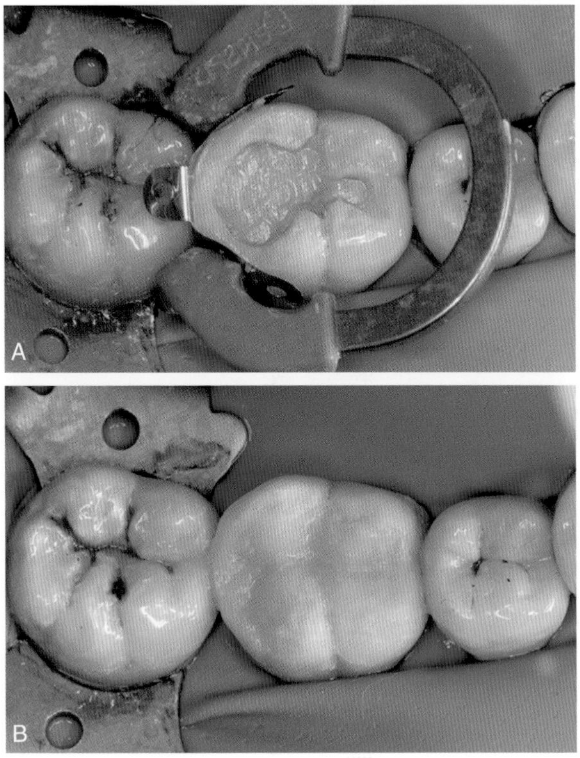

图 4-10　树脂塑形　A. 邻面塑形完成；B. 𬌗面塑形完成

9. 调整咬合，抛光（图 4-11）。

10. 完成治疗（图 4-12）。

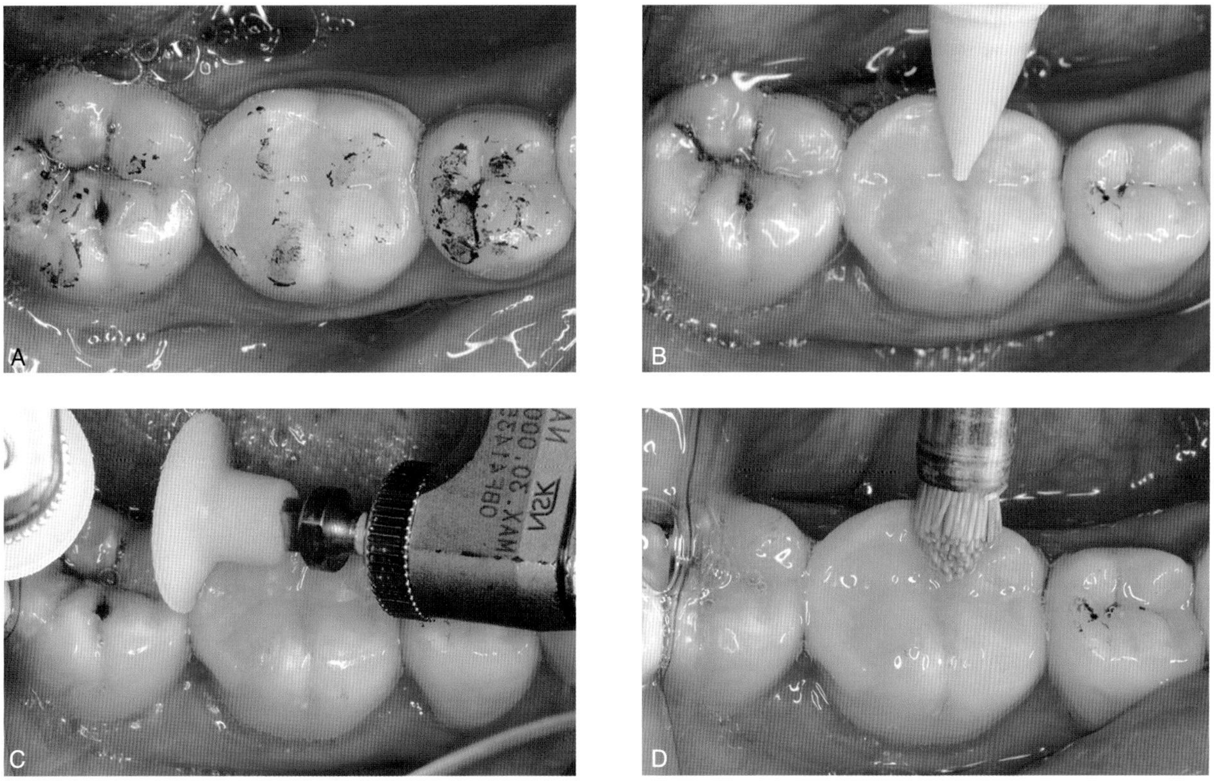

图 4-11　调整咬合，抛光　A. 检查咬合高点；B. 抛光轮抛光；C. 抛光碟抛光；D. 抛光刷抛光

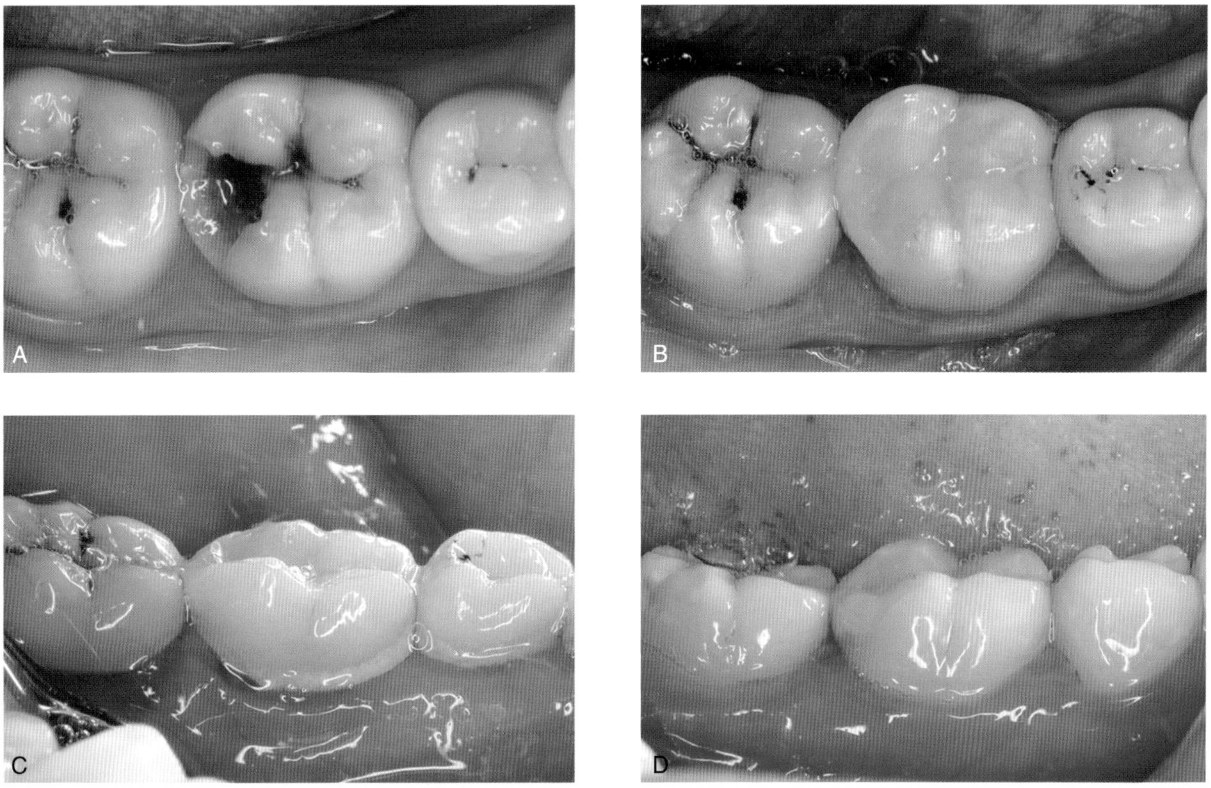

图 4-12　术前、术后对比照片　A. 术前𬌗面观；B. 术后𬌗面观；C. 术后舌面观；D. 术后颊面观

医嘱

46试行保髓治疗，术后数月遇冷热、咬合酸痛属于正常术后反应，若出现自发痛、夜间痛、牙床肿痛等症状及时复诊行根管治疗术。

病例小结

■隔湿

树脂修复过程中隔湿尤为重要，唾液污染对树脂修复质量有极大的影响。因此在进行口内操作前，需先安放橡皮障保证隔湿效果。与根管治疗时橡皮障仅需隔离单颗牙不同，进行单个后牙树脂美学修复时，需要暴露同侧多颗牙，以参考其颜色、形态及咬合关系。进行后牙美学修复，手术区为前磨牙时，隔离范围远中包括两个邻牙，近中延伸到同侧中切牙；手术区为磨牙时，隔离范围远中尽可能远，近中到同侧中切牙。

■后牙Ⅱ类洞树脂充填的技术难点

难点在于邻面形态的把握和对继发龋的预防。各牙科器械公司均推出了自己的邻面成形系统，其原理大同小异，可以按照自己的喜好进行选择，良好的邻面成形能避免悬突的产生，形成良好的邻面接触，并形成良好的外展隙，预防食物嵌塞及菌斑沉积。后牙树脂充填必须选用树脂专用的邻面成形片，宜选用片段式金属成形片。片段式金属成形片系统包括可预弯且带一定凸度的金属成形片、楔子以及辅助固定的固位圈。首先选择高度合适的成形片，保证成形片下方低于邻面洞缘，上方略高于邻牙边缘嵴；其次，将成形片插入治疗牙与邻牙之间；第三，将楔子插入邻牙与成形片之间，将成形片推挤紧贴治疗牙；第四，用固位圈撑开钳将固位圈撑开并就位，使固位臂位于颊舌外展隙，与成形片紧密接触；最后，移走撑开钳，用器械将成形片从窝洞内向邻牙方向轻压，与邻牙的邻面紧密接触。

■修复体的邻面抛光

除此以外，邻面抛光也是预防生物膜形成、牙菌斑堆积的重要环节，良好的抛光对预防继发龋的产生有重要作用。涉及邻面的充填必须使用抛光条进行邻面抛光。抛光条在后牙邻面的使用方法是将抛光条中部没有抛光颗粒的光滑部分从后牙远中向邻面放置，抛光条下端需位于邻面龈壁以下。C形包绕后牙远中，从腭侧拉动将抛光条抽出，从而完成腭侧邻面及外展隙的抛光，颊侧也以同样的方式进行抛光。切忌来回拉动，这样会破坏邻面接触点，造成邻面间隙过大、食物嵌塞。抛光条一般还分有粗抛和细抛，先粗抛，后细抛，使邻面没有悬突，使外展隙区足够光洁，减少菌斑的附着和对牙龈的刺激。

（陈杨曦）

病例 5 深龋（Ⅲ类洞）

患者，女，32 岁。

主　诉

上前牙有洞伴冷热刺激敏感 2 个月。

病　史

现病史　患者 2 个月前发现上前牙有黑洞，偶有冷热刺激敏感，无自发痛、夜间痛，今来我院就诊。

既往史　否认全身系统性疾病史，否认药物过敏史。

家族史　否认家族遗传病史。

检　查

11、21 唇倾 2 mm。11~22 均近邻腭面龋坏近髓、色黑、质软，唇面可见黑色透出的轮廓。11~22 均探诊、冷诊敏感，叩痛（–），正常生理动度，牙龈未见明显异常（图 5–1 至图 5–3）。

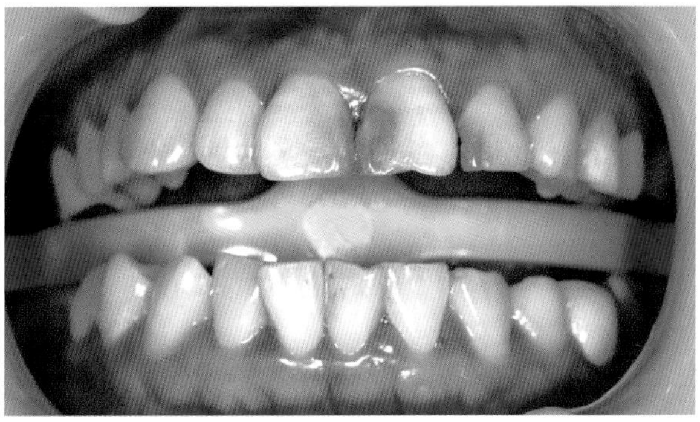

图 5–1　术前唇面观

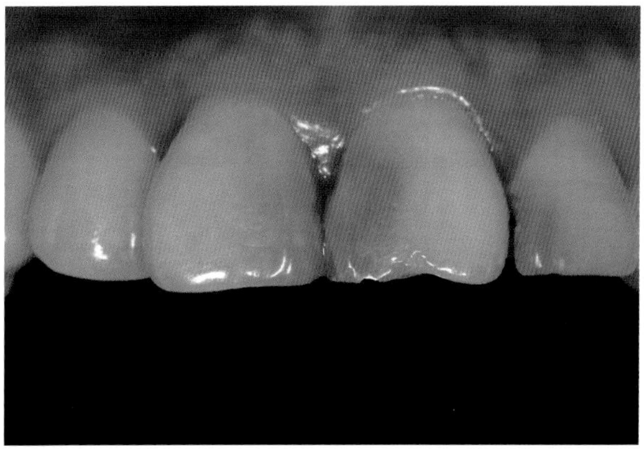

图 5–2　术前唇面观（黑色背板下）

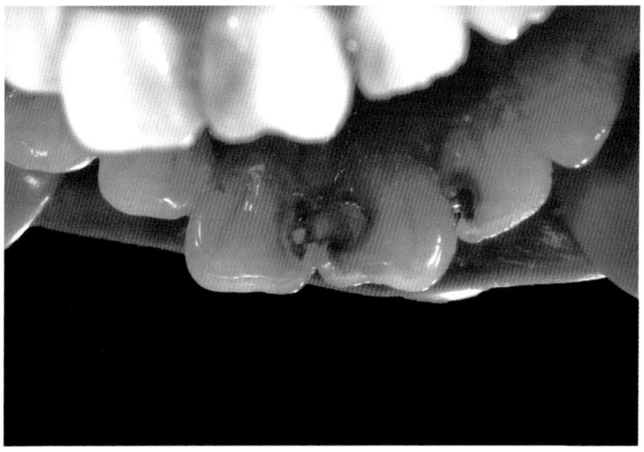

图 5–3　术前腭面观

诊　断

11~22 深龋。

• 诊断要点

1. 11~22 有洞，色黑，冷热刺激敏感。

2. 11~22 色、形、质改变，龋坏近髓，均探诊、冷诊敏感。

治疗计划

11~22 试行活髓保存术。

告知患者：11~22 龋坏近髓，先试行保髓治疗，有保髓失败的风险，若术后出现自发痛、夜间痛、牙床肿痛、牙变色等及时复诊行根管治疗术。患者同意试治并签字。

治疗过程

1. 11~22 必兰麻局部浸润麻醉，12~22 上 Kerr 3D 橡皮障，比色（图 5-4）。

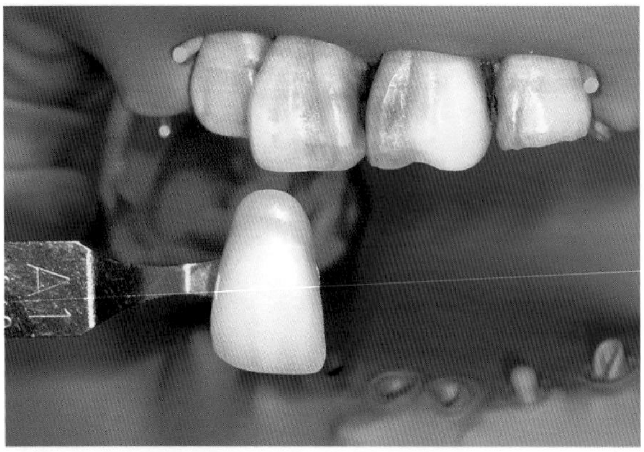

图 5-4　上 Kerr 3D 橡皮障，比色

2. 11~22 去龋，近髓处均可探及少许质硬、着色牙本质（图 5-5），为避免露髓，尽可能去除靠近唇侧的着色牙本质。

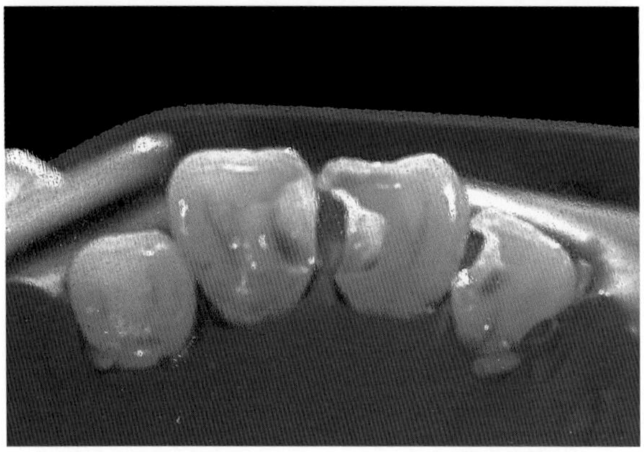

图 5-5　近髓处均可探及少许质硬、着色牙本质

3. 11~22 唇侧洞缘制备长斜面、腭侧洞缘制备短斜面，干燥窝洞，自凝氢氧化钙盖髓、Kerr 自酸蚀流动树脂垫底（图 5-6）。

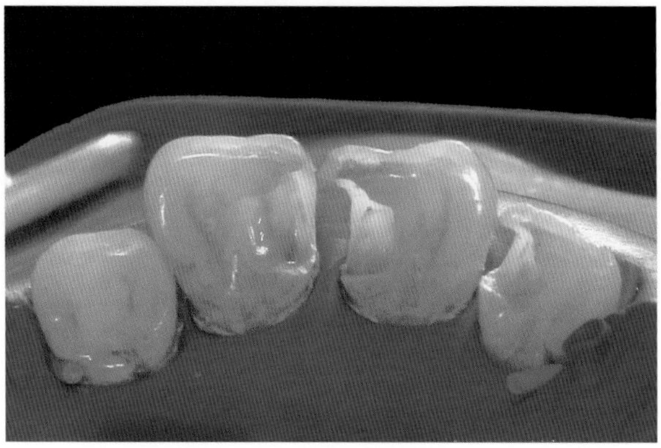

图 5-6　制备洞缘斜面，自凝氢氧化钙盖髓、Kerr 自酸蚀流动树脂垫底

4. 酸蚀（图 5-7），冲洗，干燥，涂布粘接剂（图 5-8），光照固化。

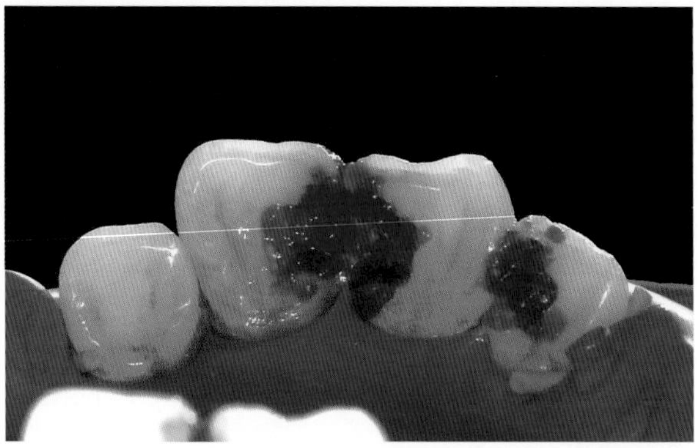

图 5-7　11~22 酸蚀

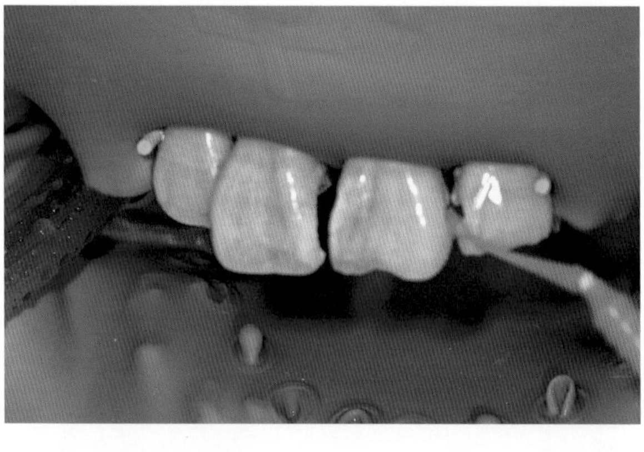

图 5-8　涂布粘接剂

5. 22 远中邻面上 Kerr 3D 成形片、小号楔子固定（图 5-9）。

6. 3M350A1 纳米树脂分层充填 11~22（图 5-10）。

7. 卸除橡皮障，调整咬合，修形，序列抛光（见图 5-11 至图 5-14）。

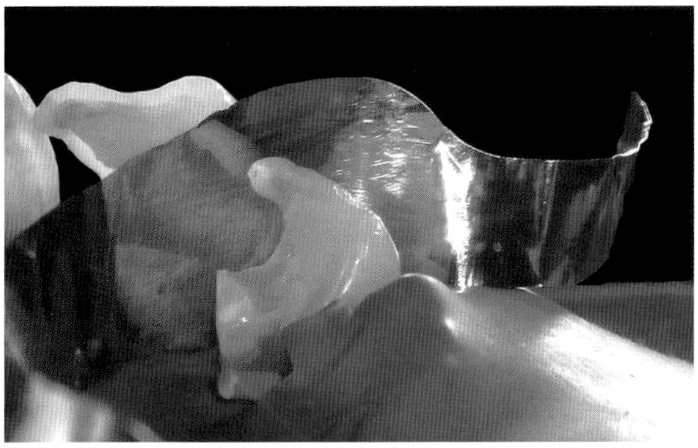

图 5-9　上 Kerr 3D 成形片、楔子

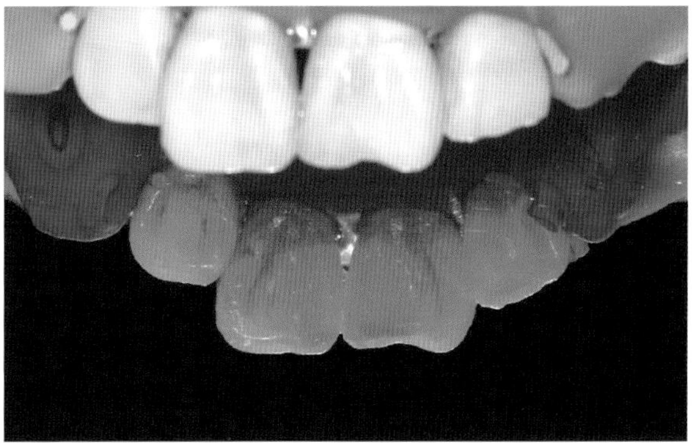

图 5-10　术后即刻唇、腭面观

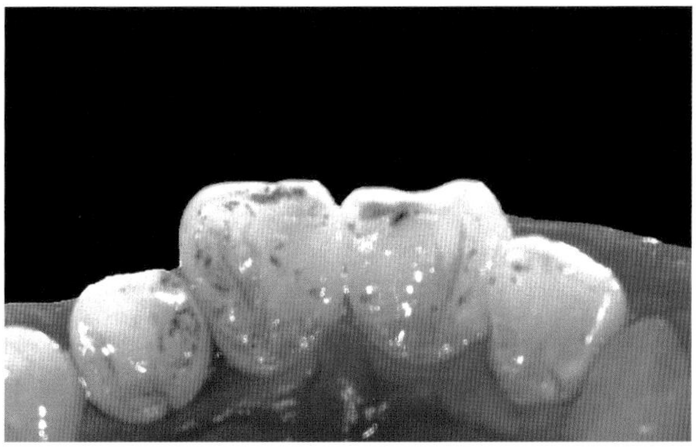

图 5-11　试咬合

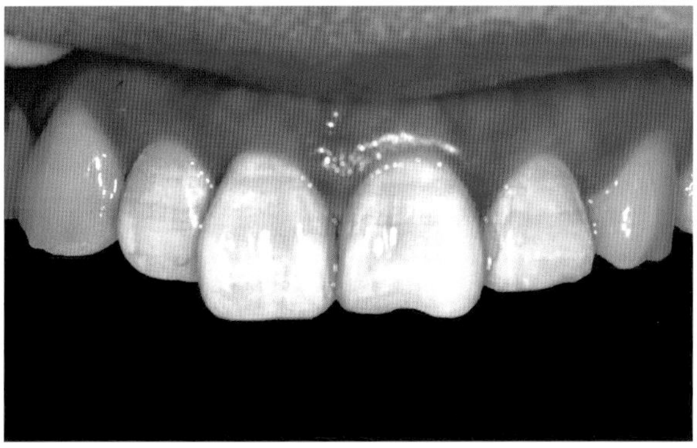

图 5-12　修复后即刻唇面观

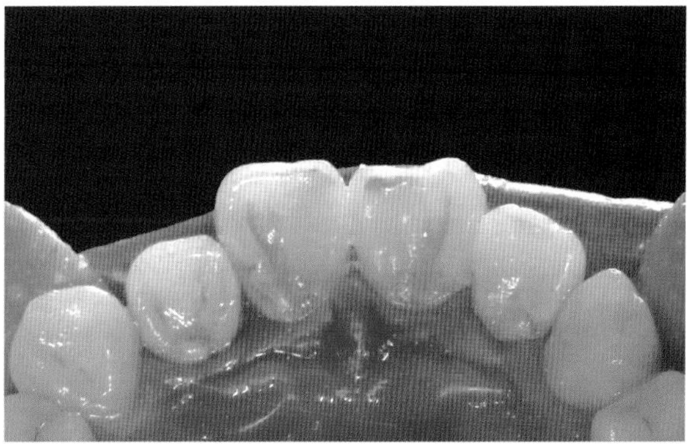

图 5-13　修复后即刻腭面观

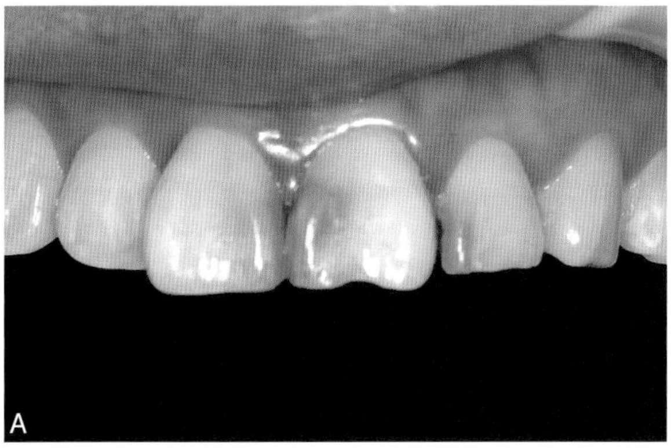

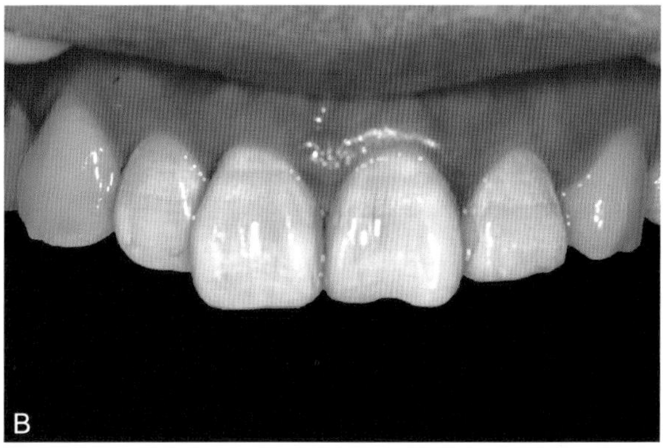

图 5-14　术前、术后即刻对比照片　A. 术前唇面观；B. 术后即刻唇面观

医　嘱

1. 11~22 麻药作用消失前勿进食。

2. 11~22 试行活髓保存术，数月内冷热、咬合酸痛属于正常术后反应，若出现自发痛、夜间痛、牙床肿痛、牙变色等症状则表明保髓失败，应及时复诊行根管治疗术。

3. 1 个月内食用无色、白色的食物、饮料。

4. 采用巴氏刷牙法饭后清洁牙齿。

5. 每年定期复查。

病例小结

■深龋

指龋病进展到牙本质深层，临床检查一般可见牙齿的色、形、质改变，龋坏近髓，患者对冷热、酸甜和机械刺激敏感或有明显的激发性疼痛，但刺激去除后，症状立即消失。也有部分患者无明显刺激症状，仅因有洞、食物嵌塞就诊。

■未去净着色硬化牙本质的影响

前牙牙体组织量少，本病例近髓处着色硬化牙本质的保留对前牙美容修复效果有影响，这一点必须向患者告知，以避免术后医患纠纷。在无保髓风险及不涉及保髓的病例中，前牙美容树脂修复术应尽可能去净着色硬化的牙本质或靠近唇面的着色硬化牙本质，以避免产生下面病例中对美学效果的影响，如 11 修复后唇面仍可见修复材料与洞壁交界处有灰色影透出（图 5-15）。

■比色时间的选择

前牙美容修复的比色应在上橡皮障之前，排除周围杂色的干扰，以获得最准确的比色结

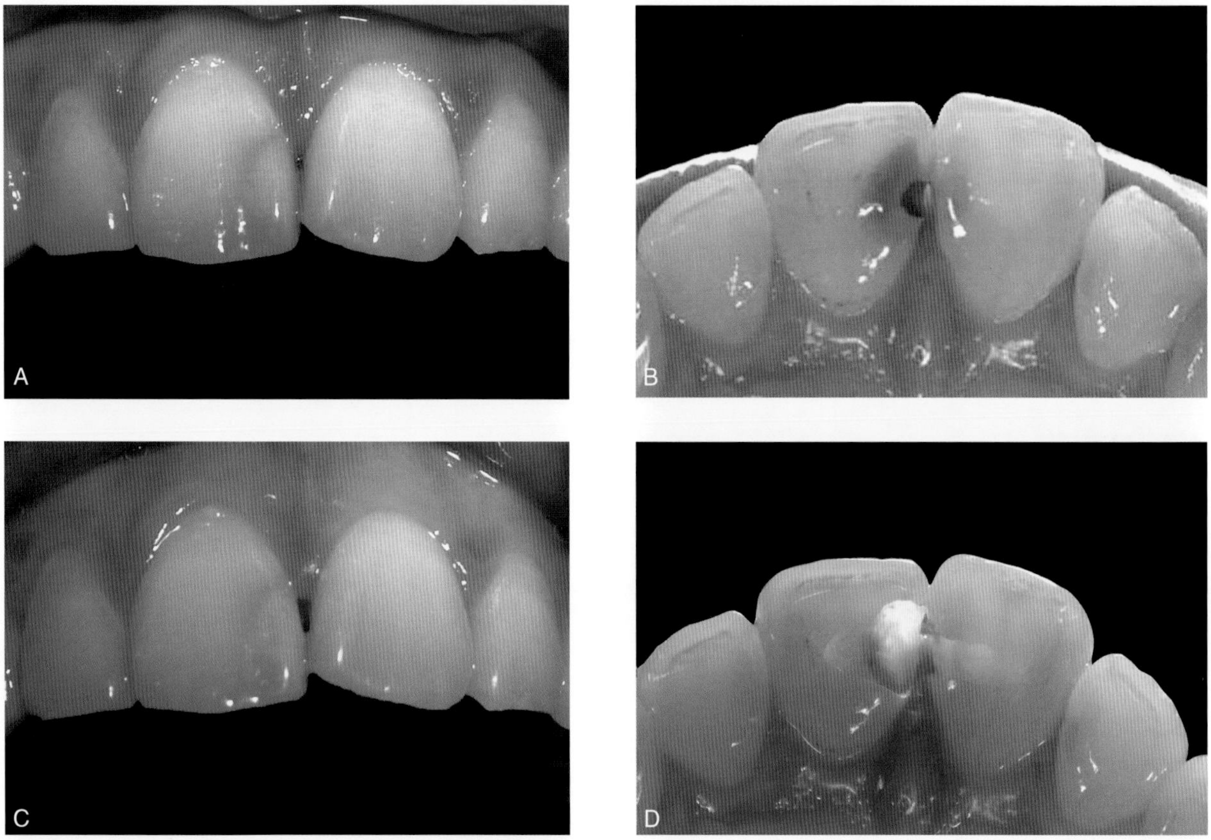

图 5-15　术前、术后对比照片　A. 术前唇面观；B. 术前舌面观；C. 去龋后唇面观；D. 去龋后舌面观；E. 树脂修复后唇面观，仍可见着色牙本质透出，影响美观；F. 树脂修复术后舌面观

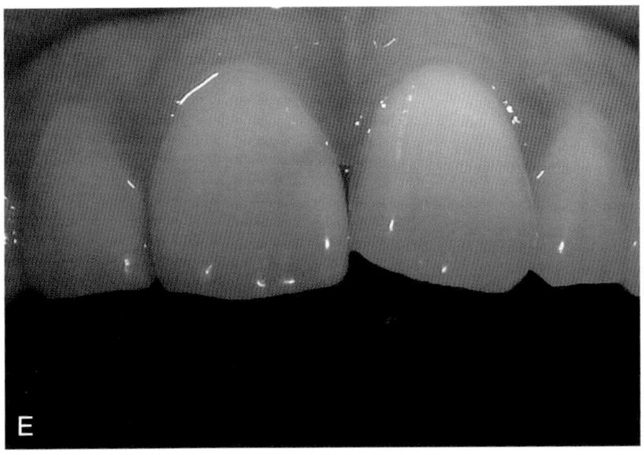

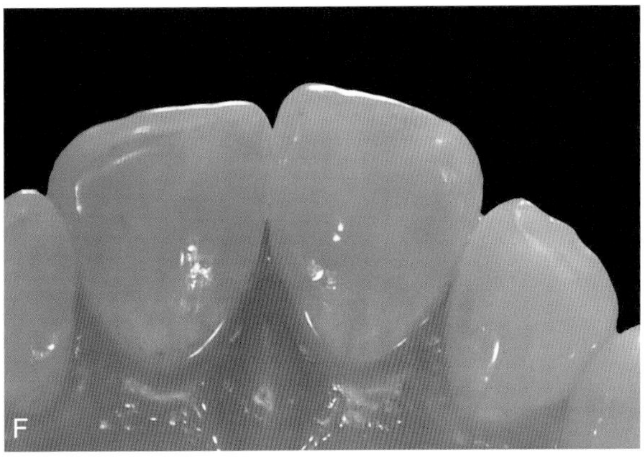

图 5-15（续）

果。这是本病例的不足之处。

■邻腭面缺损与单色选择

本病例 11~22 均存在邻腭面缺损，制备Ⅲ类洞，故采用对美观要求不高的单色技术。

（蒋月桂　冯　睿）

病例 6 充填物脱落

患者，女，24 岁。

主　诉

右下后牙充填物脱落 3 d。

病　史

现病史　患者 3 d 前后牙咀嚼时充填物脱落，有食物嵌塞，无自发痛。曾于 1 年前于外院行该患牙“充填术”，具体过程不详。

既往史　否认全身系统性疾病及与牙科治疗相关的过敏史。否认药物过敏史。

家族史　否认家族遗传病史。

检　查

46 远中邻𬌗面缺损，深及牙本质深层，无明显继发龋，探诊正常，冷诊一过性敏感，叩痛（-），正常生理动度（图 6-1）。

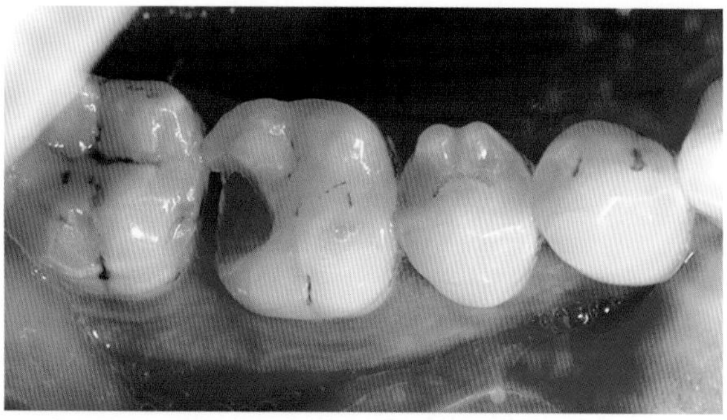

图 6-1　右下第一磨牙远中邻𬌗面缺损

诊　断

46 充填物脱落。

• 诊断要点

1. 46 充填术治疗、脱落病史。
2. 46 远中邻𬌗面缺损，冷诊一过性敏感。

治疗计划

46 间接盖髓术。

告知患者病情、治疗计划、预后及费用，患者知情同意。

治疗过程

1. 向患者宣传口腔预防及口腔卫生保健相关知识。行树脂充填治疗，患者能理解并接受复合树脂修复的术后注意事项。

2. 比色：采用自制比色板进行比色，选定颜色为 A3（图 6-2）。

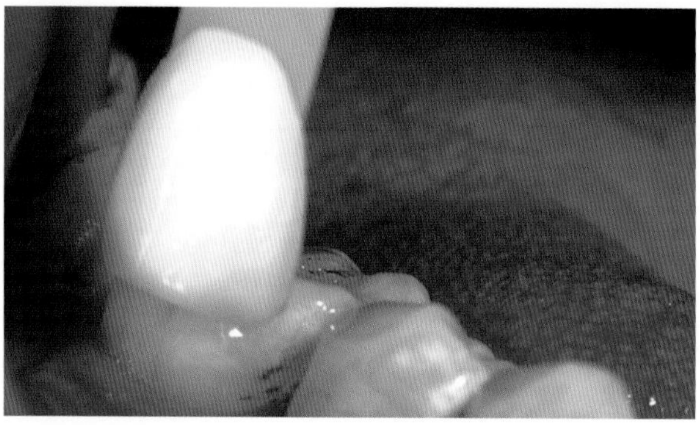

图 6-2　比色

3. 翼法安装橡皮障，暴露 45~47。

4. 修整洞形：分析原洞形制备的缺陷，主要包括以下两点：舌侧外展未达自洁区；龈壁有白垩色脱矿釉质。修整洞形达到如下要求：舌侧洞形外展至自洁区；去除龈壁白垩色脱矿釉质至光亮（图 6-3）。

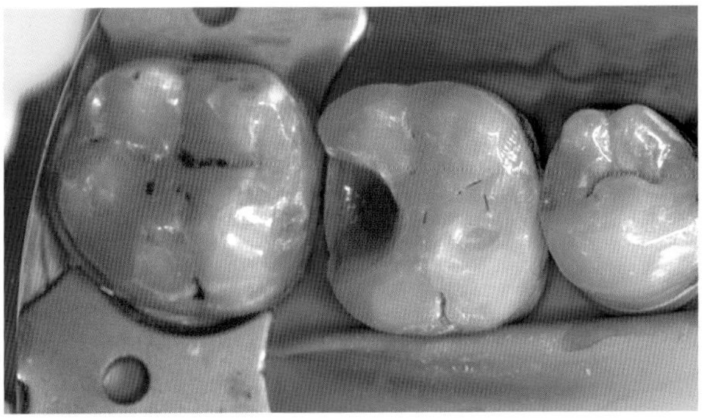

图 6-3　修整洞形

5. 近髓处光凝氢氧化钙间接盖髓（图 6-4）。

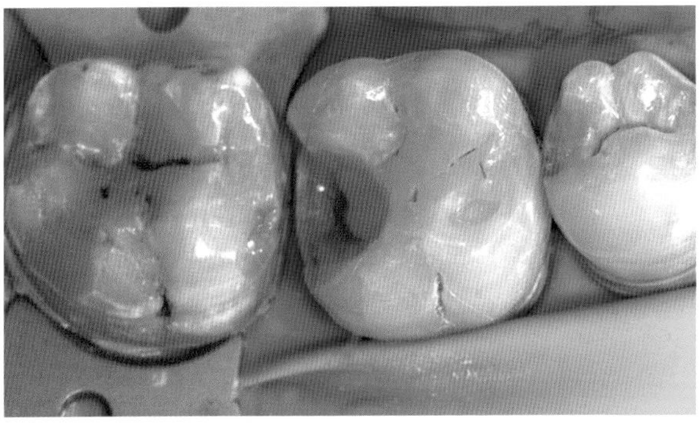

图 6-4　间接盖髓

6. 选用片段式金属成形片，将成形片插入治疗牙与邻牙之间，用固位圈撑开钳将固位圈撑开，调整成形片形态与邻面牙体尽量贴合（图 6-5）。

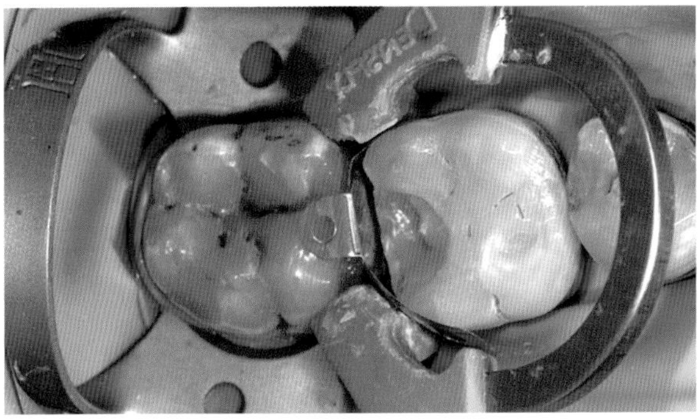

图 6-5　放置成形片

7. 采用自酸蚀系统完成粘接面处理，分层充填窝洞，堆塑𬌗面形态图（6-6）。

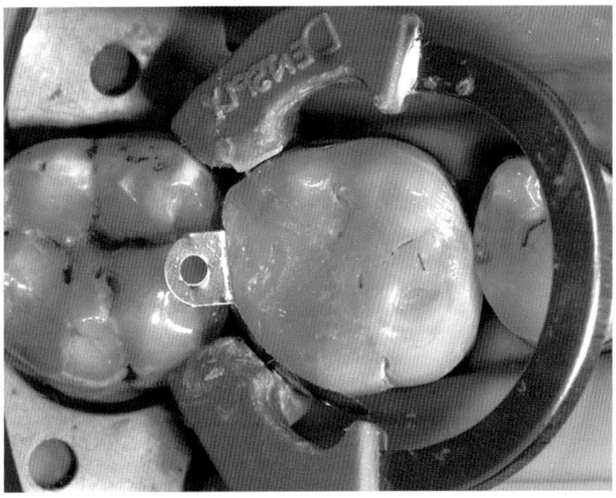

图 6-6　分层充填

8. 调整咬合，Enhance 抛光杯抛光𬌗面，Enhance 抛光尖抛光外展隙，抛光条抛光邻面（图 6-7）。

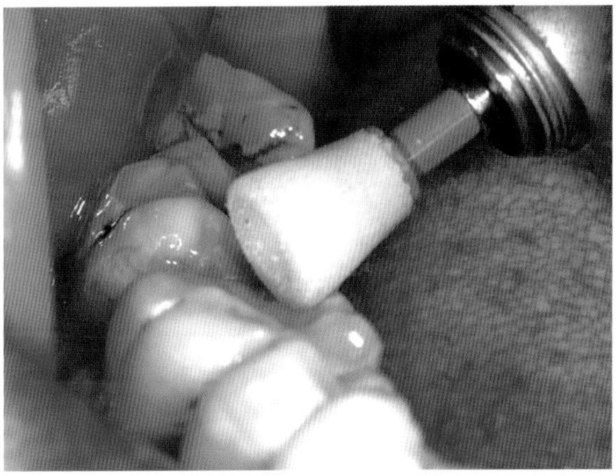

图 6-7　充填体抛光

9. 完成治疗（图 6-8）。

医　嘱

46 如出现自发痛或牙床肿痛，需及时复诊，必要时行根管治疗。

病例小结

■分析充填物脱落原因

充填物脱落是临床上常见的充填术后并发

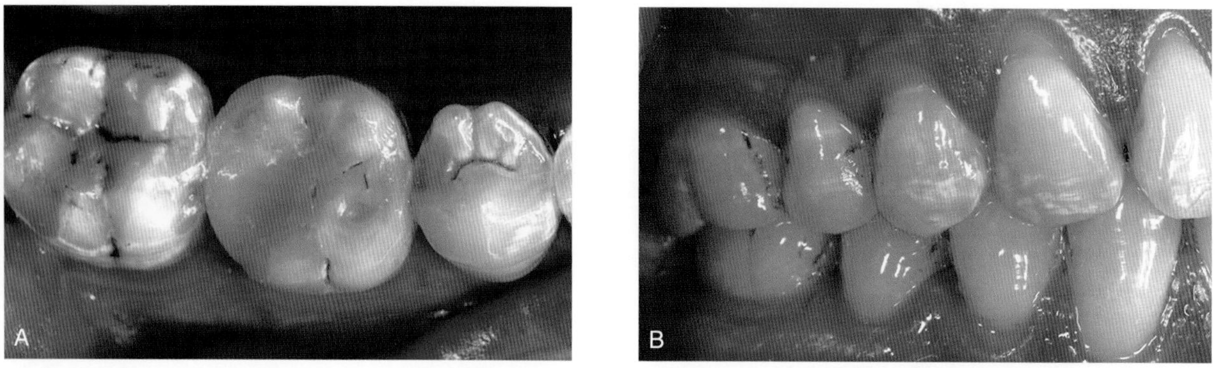

图 6–8　术前、术后对比照片　A. 术后殆面观；B. 术后咬合照片

症，进行再次充填时应分析原充填物脱落原因。常见的原因包括固位形不佳，产生继发龋以及粘接失败等，本病例在术后 1 年即脱落，未见明显继发龋，固位形设计有瑕疵，分析可能因龈壁平龈、有组织液影响粘接，加之该患者唾液分泌旺盛，故应格外注意隔湿效果，本病例采用橡皮障隔湿。

■再次充填时纠正以往洞形的不足

本病例原洞形在舌侧外展不足，未到达自洁区。需要说明的是，改良Ⅱ类洞与经典 G. V. Black Ⅱ类洞的差别很多，比如不强行制作鸠尾，不刻意追求邻面梯形结构等，但颊舌侧壁外展至可洁区却不应被“改良”，原因是将充填物边缘位于接触区内会增加继发龋发生的风险，因此本病例对其给予纠正，另外龈壁也是继发龋常发生的部位，对于呈白垩色的龈壁釉质应全部去除至“光亮”。

■邻面塑形

邻面的形态主要依靠成形片，所以在充填Ⅱ类洞时应选取尽可能薄且易塑形的成形片，加之楔子的使用，使成形片龈方紧贴龈壁，殆方紧贴邻牙。

■间接盖髓术

间接盖髓时，常使用半流动性的材料覆盖于近髓区域，因操作精细，初学者常常在转移材料时碰触侧壁，因材料难以清洁而影响粘接效果。笔者的经验是使用探诊等器械的尖端垂直蘸取材料，使其在尖端形成球状，保持手部稳定，直接将盖髓剂放置于近髓处并轻轻划动，使其铺展于全部近髓处。如需多次转移，应使用酒精棉球擦净器械，再次重复以上操作。

（董茜茜）

第二部分

牙体硬组织非龋性疾病

病例 7 简单冠折 1

患者，女，23 岁。

主　诉

上前牙因外伤缺损 2 年。

病　史

现病史　患者 2 年前在家摔伤，导致上前牙缺损，当时未行牙科治疗，2 年来无自发痛，无冷热刺激敏感。现自觉影响美观，要求治疗。

既往史　否认系统性疾病史及与牙科治疗相关的过敏史。否认药物过敏史。

家族史　否认家族病史。

检　查

11 近中切角缺损；21 切 1/3 牙体缺损；22 近中切角缺损，11~22 均探诊正常，叩痛（－），冷诊稍敏感，正常生理动度（图 7-1、图 7-2）。

咬合检查：前牙轻度深覆盖。

诊　断

11~22 简单冠折。

• 诊断要点

1. 外伤史。
2. 11、21、22 缺损未露髓。

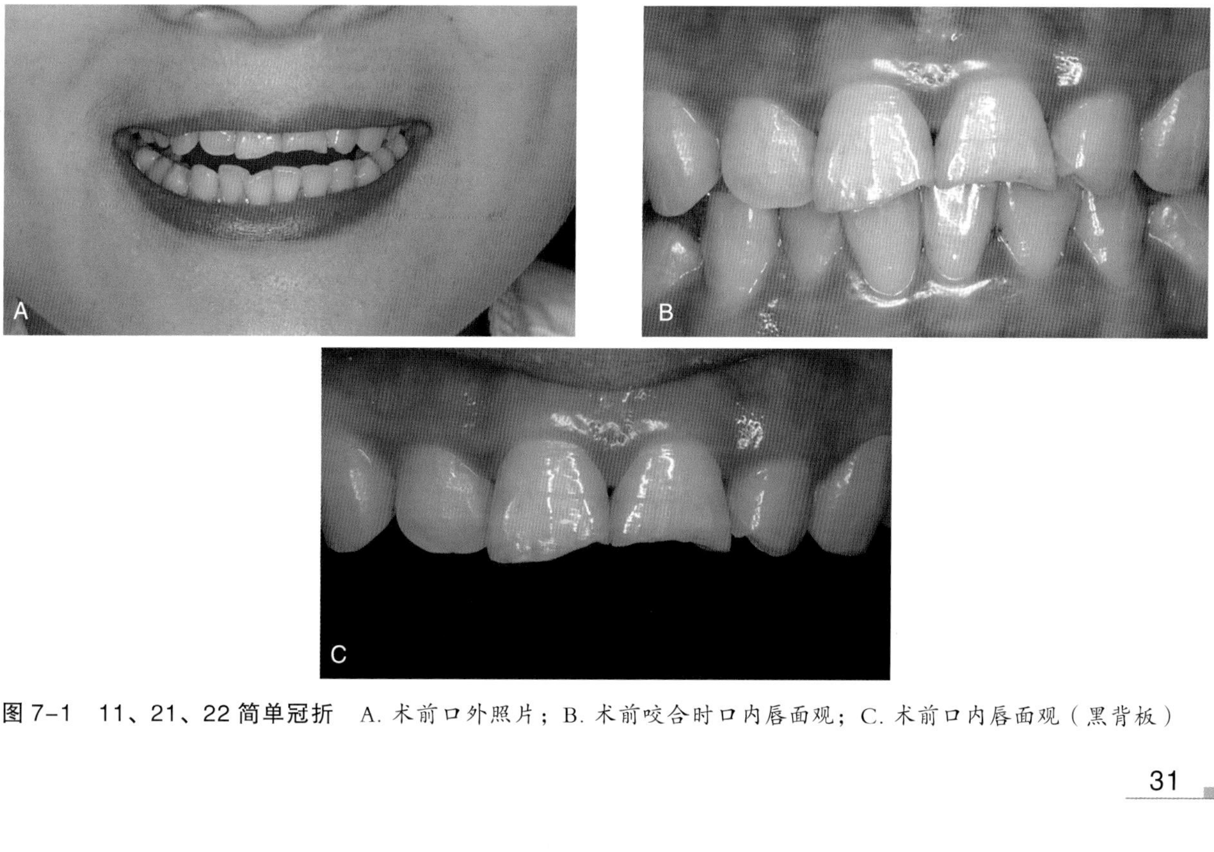

图 7-1　11、21、22 简单冠折　A. 术前口外照片；B. 术前咬合时口内唇面观；C. 术前口内唇面观（黑背板）

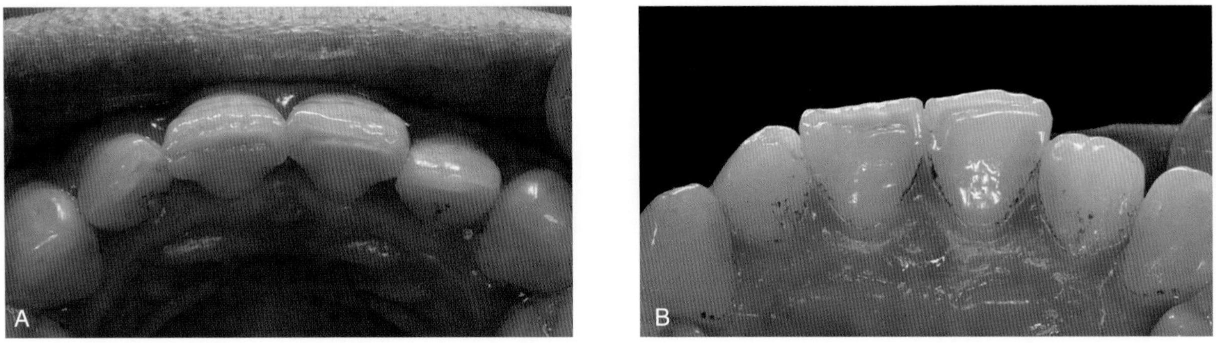

图 7-2　术前口内观　A. 术前切端观；B. 术前腭面观

治疗计划

11~22 前牙复合树脂美学修复术。

告知患者：11~22 轻度牙体缺损，缺损范围小，树脂修复可满足患者对美观的要求，且患者咬合关系为前牙轻度深覆盖，上下前牙的咬合接触区不位于树脂修复体和粘接区，因此，在与患者充分沟通树脂修复的局限性和注意事项后，首选使用复合树脂进行前牙美学修复，患者知情同意。

治疗过程

1. 告知患者复合树脂修复的局限性，并向患者宣传口腔预防及口腔卫生保健相关知识，患者能理解并接受复合树脂修复的术后注意事项。

2. 自然光下进行比色，选择合适的牙本质及牙釉质树脂（图 7-3）。

3. 制作腭侧硅橡胶导板。

（1）上颌取硅橡胶模型（图 7-4），翻制超硬石膏上前牙模型（图 7-5）。

（2）在石膏模型上进行树脂体外堆塑，恢复 11、21 唇侧及腭侧形态（图 7-6）。

（3）使用硅橡胶翻制腭侧形态，制作腭侧导板，注意保留腭侧牙体、外展隙及切端形态（图 7-7）。

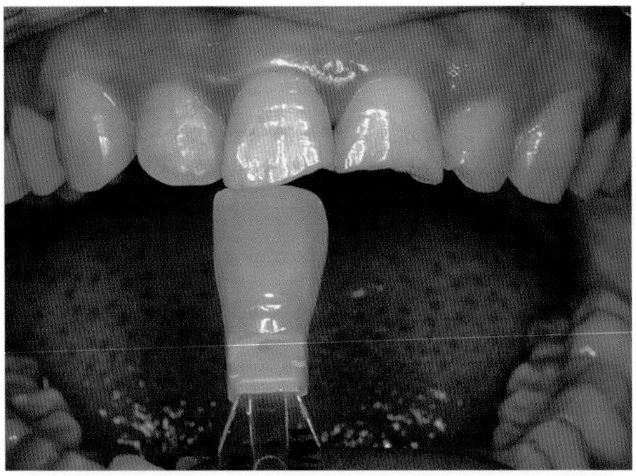

图 7-3　比色

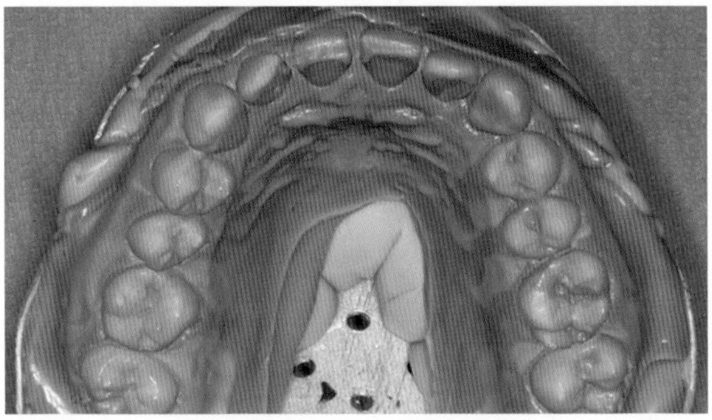

图 7-4　上颌硅橡胶模型

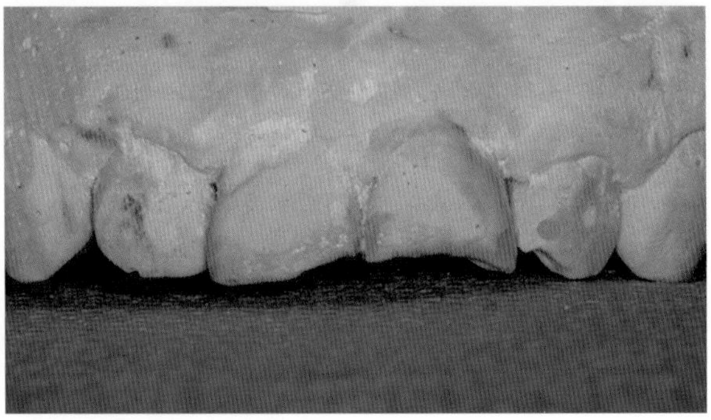

图 7-5　石膏模型

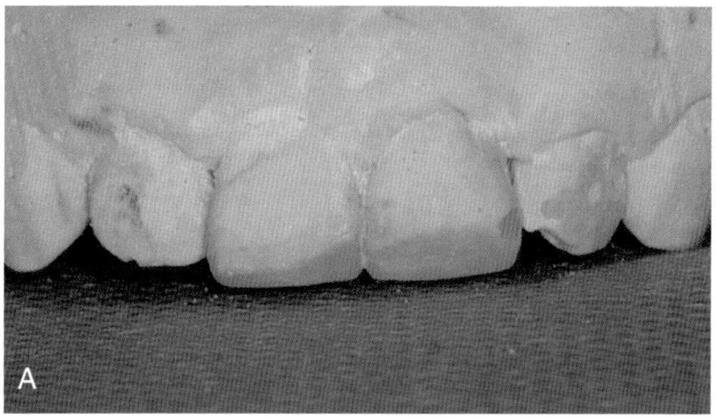

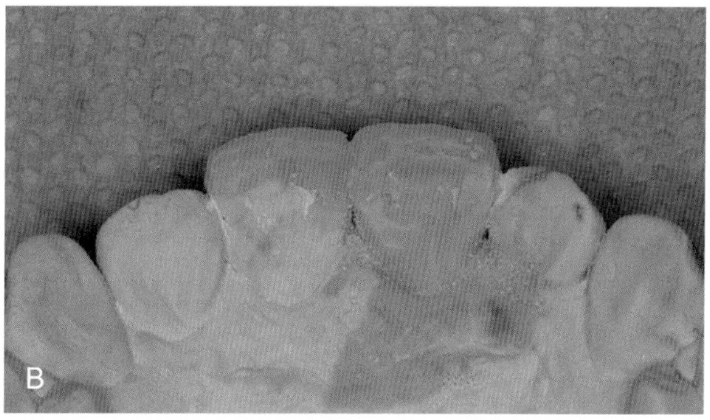

图 7-6　在石膏模型上进行树脂体外堆塑　A. 唇面观；B. 腭面观

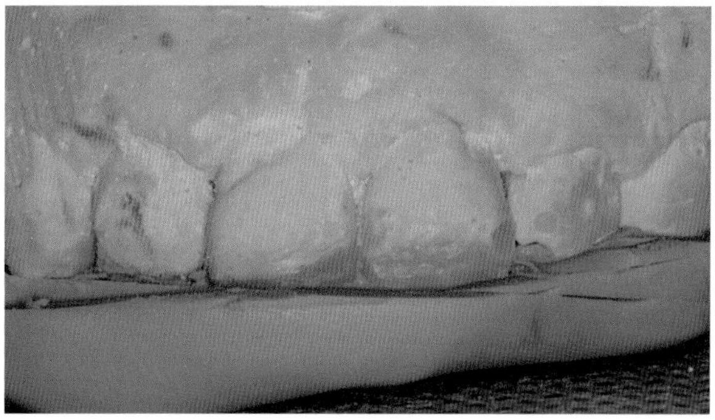

图 7-7　制取腭侧硅橡胶导板

4. 腭侧导板指导下进行上前牙树脂美学修复。

（1）树脂修复过程中隔湿尤为重要，在进行口内操作前需先安放橡皮障保证隔湿效果。与根管治疗时橡皮障仅需隔离单颗牙不同，进行上前牙树脂美学修复时，需暴露整个上前牙美学区，即右上第一前磨牙至左上第一前磨牙。这样做的优点是，在修复过程中，操作者能随时掌握患牙和邻牙的颜色、形态及咬合关系，这些都是影响前牙美学修复效果的重要因素。因此，进行前牙美学修复时，无论是一颗还是多颗牙，只要修复区位于右上尖牙至左上尖牙之间，橡皮障隔湿均需自右上第一前磨牙暴露至左上第一前磨牙（图 7-8）。

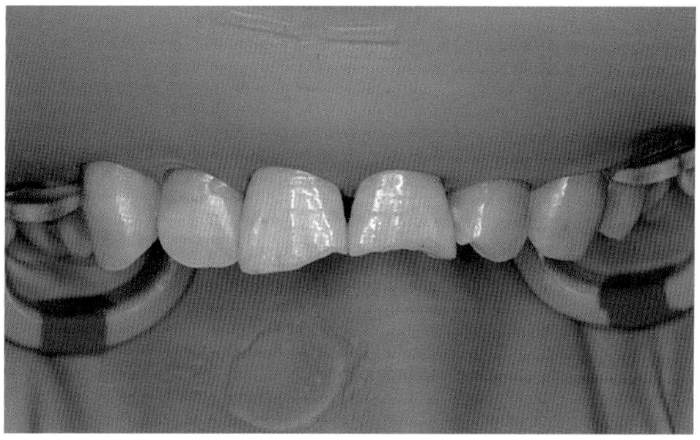

图 7-8　前牙美学修复的橡皮障隔离范围

（2）橡皮障隔离后，进行微创牙体预备。对于小范围的前牙缺损，没有必要进行过多的牙体预备，仅在唇侧预备宽约 2 mm、呈 45° 的小斜面即可（图 7-9）。

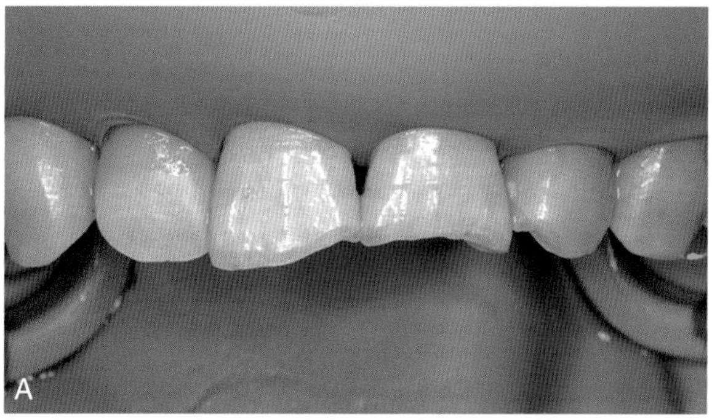

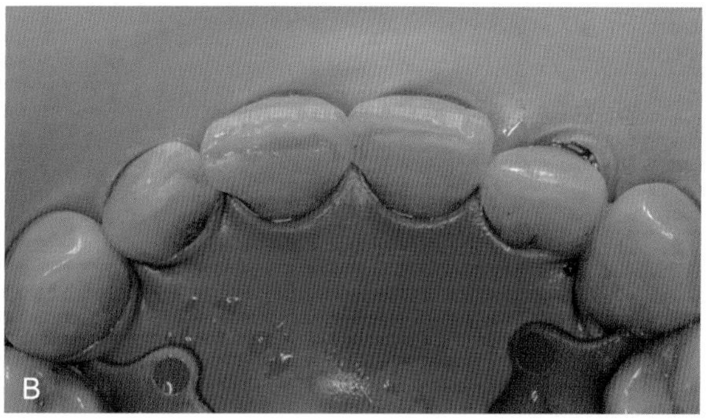

图 7-9　微创牙体预备　A. 唇面观；B. 切端观

（3）对釉质进行常规的酸蚀、冲洗（图 7-10），粘接、固化（图 7-11）。

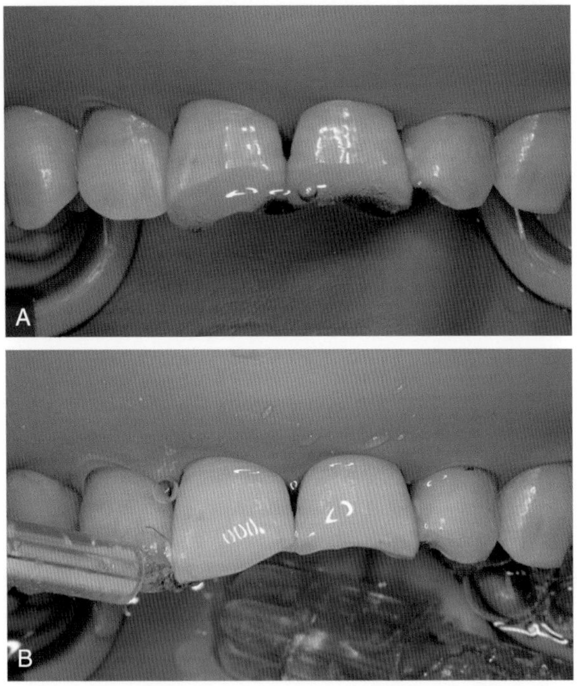

图 7-10　对釉质酸蚀、冲洗　A. 酸蚀；B. 冲洗

（4）放置硅橡胶导板，注意硅橡胶导板需要完全复位。可以使用流动树脂来形成腭侧背板，利用流动树脂的流动性，引导流动树脂填满导板与牙体之间的间隙，使修复体与腭侧牙体之间平滑过渡，不产生台阶。注意恢复切端长度，但邻面暂不恢复。腭侧树脂背板光固化成形后，即可移开硅橡胶导板（图 7-12）。

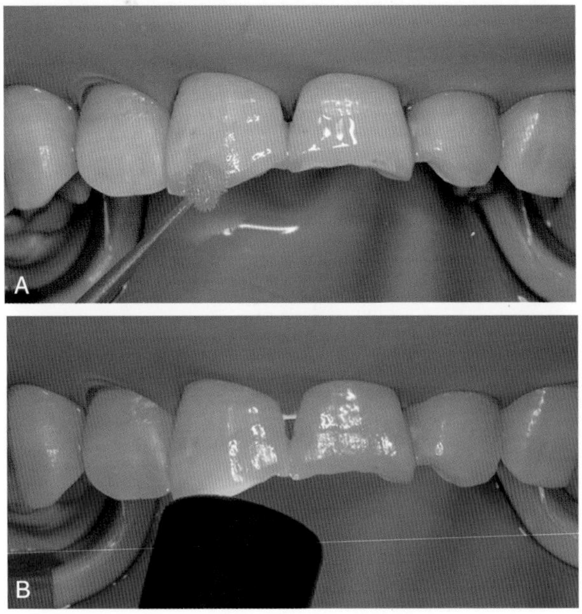

图 7-11　粘接、光固化　A. 涂布粘接剂；B. 轻吹后进行光固化

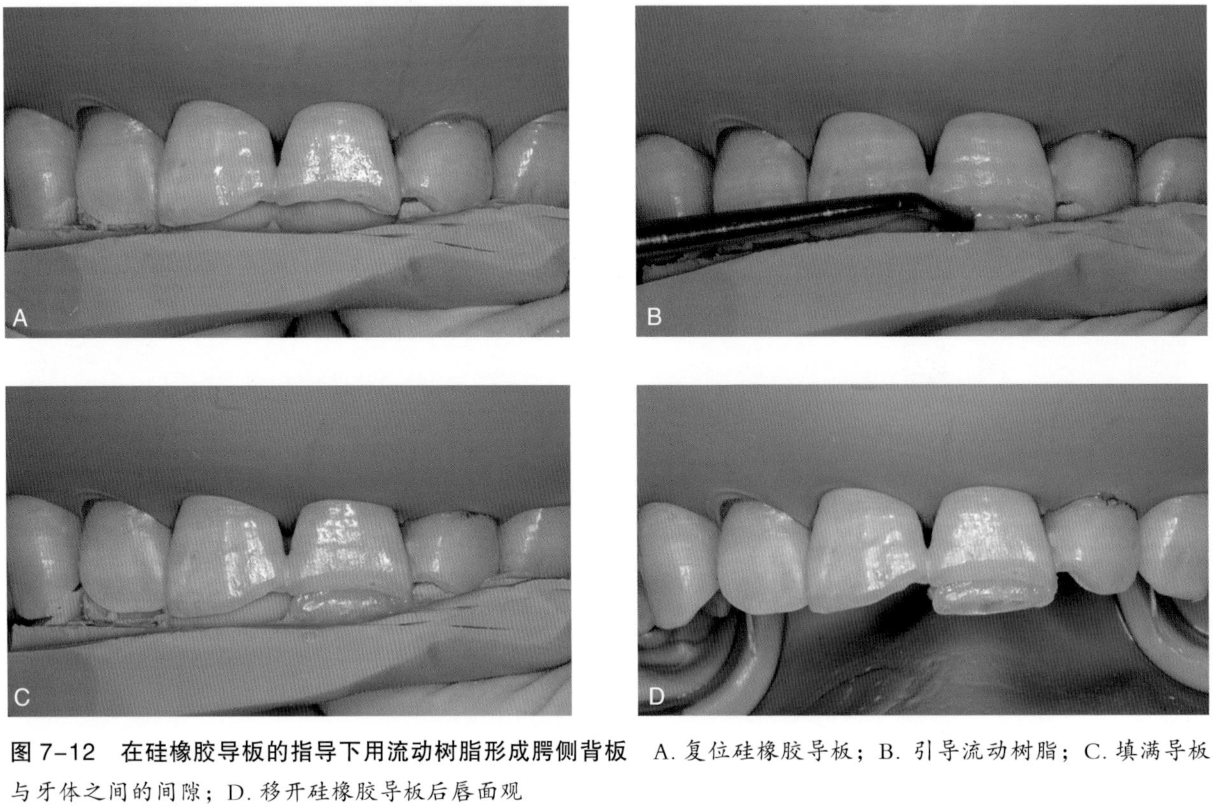

图 7-12　在硅橡胶导板的指导下用流动树脂形成腭侧背板　A. 复位硅橡胶导板；B. 引导流动树脂；C. 填满导板与牙体之间的间隙；D. 移开硅橡胶导板后唇面观

（5）腭侧背板形成后，分层堆塑，以恢复前牙牙体形态。首先使用牙本质色树脂堆塑牙本质层，在切端形成发育叶的形态（图 7-13）。放置片段式成形片，恢复邻面形态（图 7-14）。唇侧预留约 1 mm 的厚度，堆塑预选的釉质树脂。可选用小毛刷或硅胶刷，轻刷表层树脂，使树脂与牙体衔接密合，过渡平滑。选择使用少量透明色釉质树脂（图 7-15）。去除多余釉质菲边（图 7-16）。

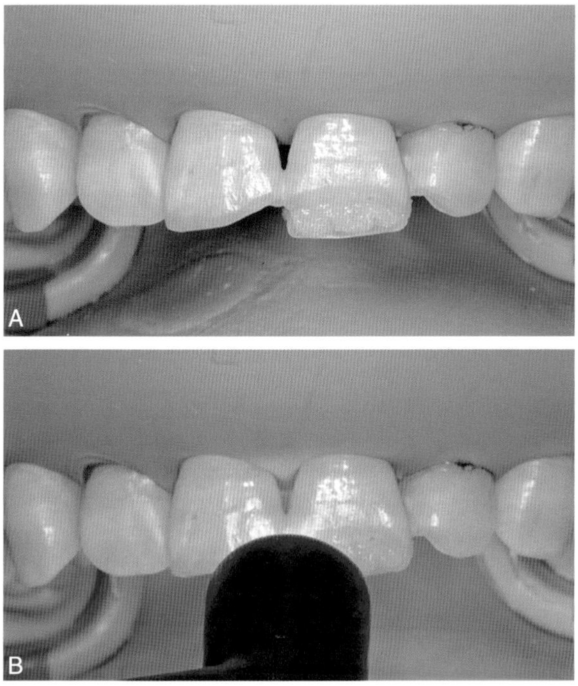

图 7-13　牙本质层的修复　A. 堆塑牙本质层，并在切端形成发育叶的形态；B. 牙本质层树脂的光固化

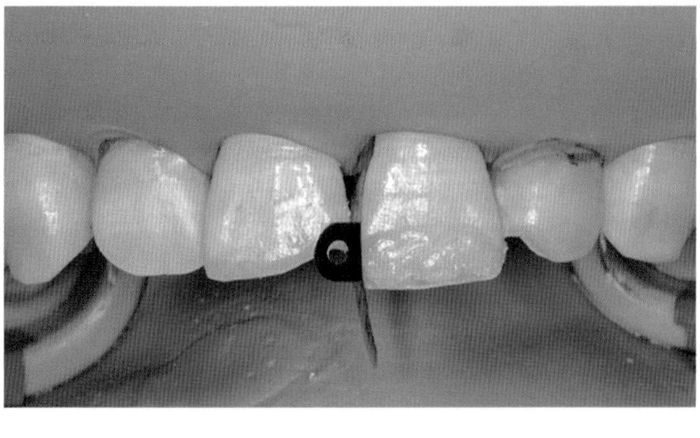
图 7-14　置入片段式成形片，形成邻面

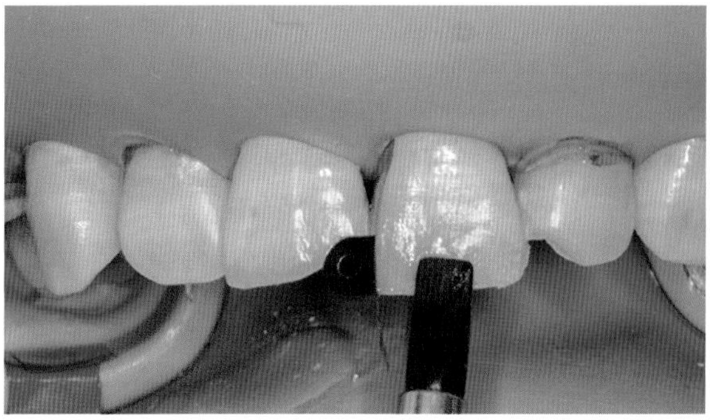
图 7-15　堆塑釉质层

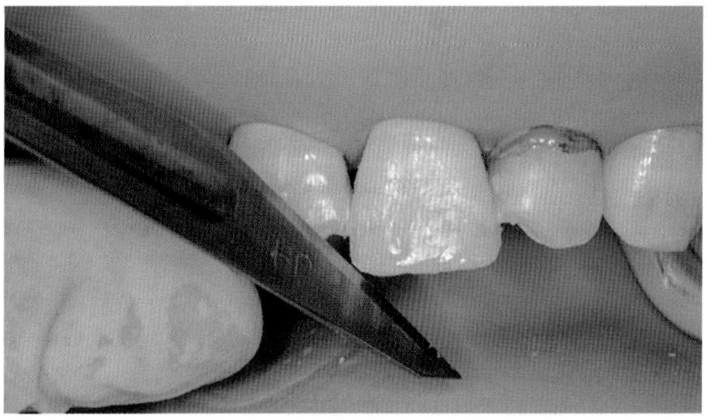
图 7-16　基本修整

（6）同样过程恢复 11 形态（图 7-17）。

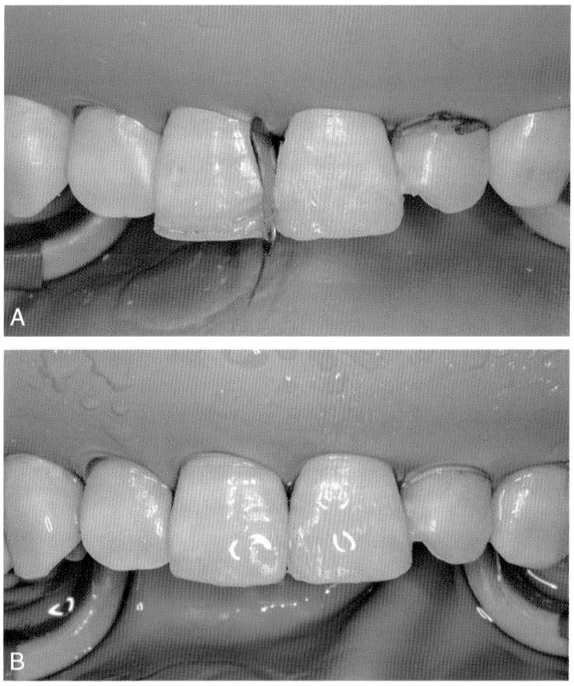

图 7-17　11 修复　A. 置入片段式成形片；B. 堆塑完成

（7）该患者前牙有较明显的发育叶纹理，因此可以用铅笔描画发育叶凹陷，用慢速车针或者钨钢修形车针制备表面纹理。修复22近中切角（图7–18、图7–19）。

5. 修形和抛光：拆除橡皮障后进行精细的修形和抛光(图7–20、图7–21)。值得注意的是，涉及邻面的树脂修复进行邻面抛光非常重要，可以使用邻面抛光条对邻面进行抛光。注意邻面抛光条应S形包绕前牙，左右拉动抛光条对邻面及外展隙进行抛光，而不是C形包绕，采用C形包绕不仅不能对外展隙进行抛光，还有可能破坏修复时建立的邻面接触点。

6. 完成治疗（图7–22、图7–23）。

医 嘱

患牙勿咀嚼硬物，定期随访。

术后随访

患者术后6个月回访，无不适，充填物无变色，无继发龋产生（图7–24、图7–25）。

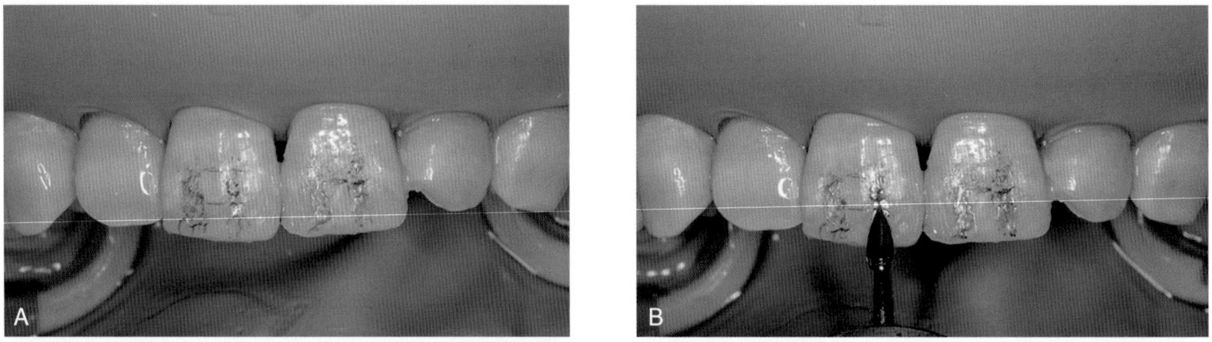

图7–18 修形 A. 铅笔描画发育叶凹陷；B. 钨钢修形车针预备表面纹理

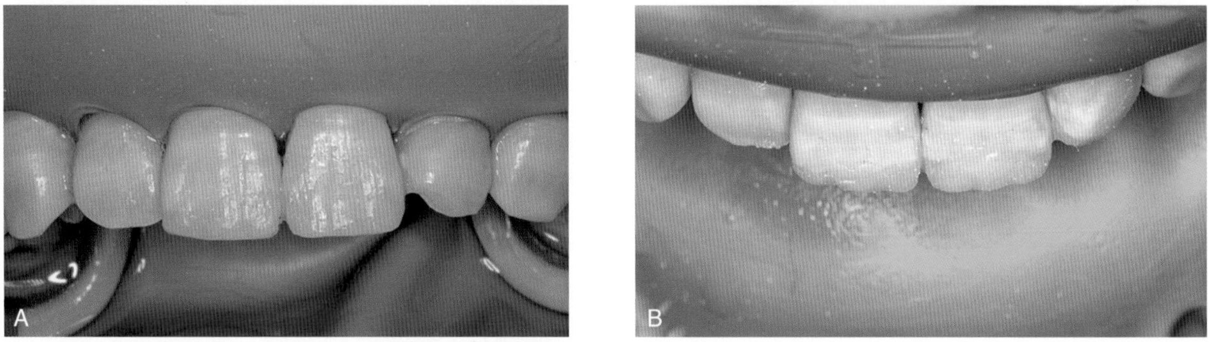

图7–19 修形后形态 A. 修形后唇面形态；B. 修形后发育叶形态

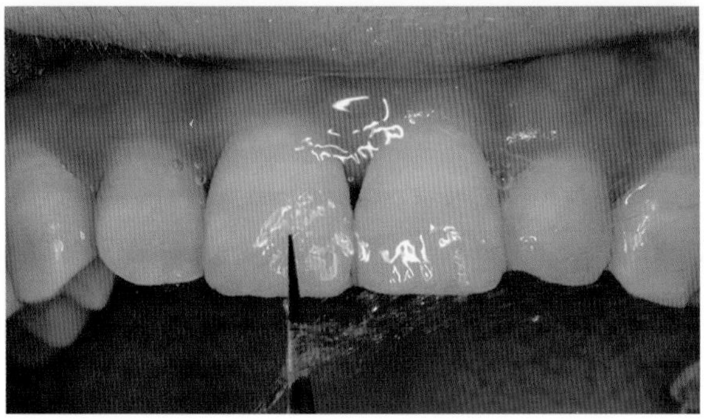

图7–20 精细修形

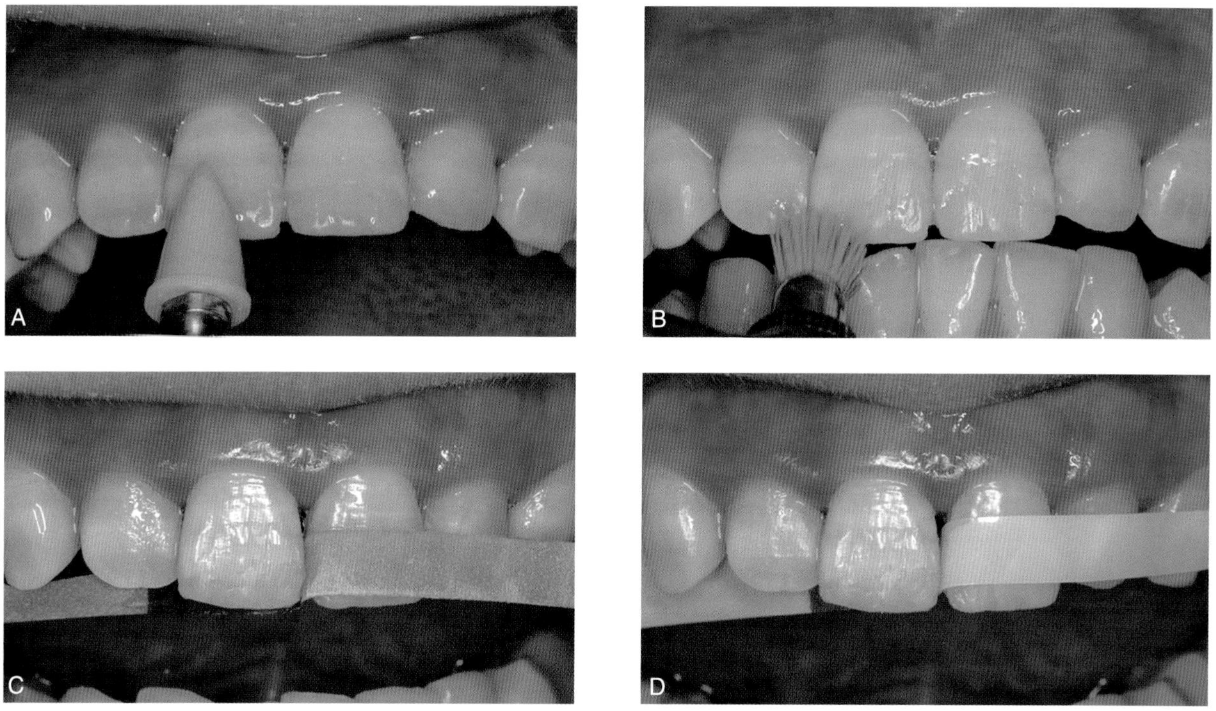

图 7–21　**抛光**　A、B. 唇腭侧抛光；C、D. 邻面抛光

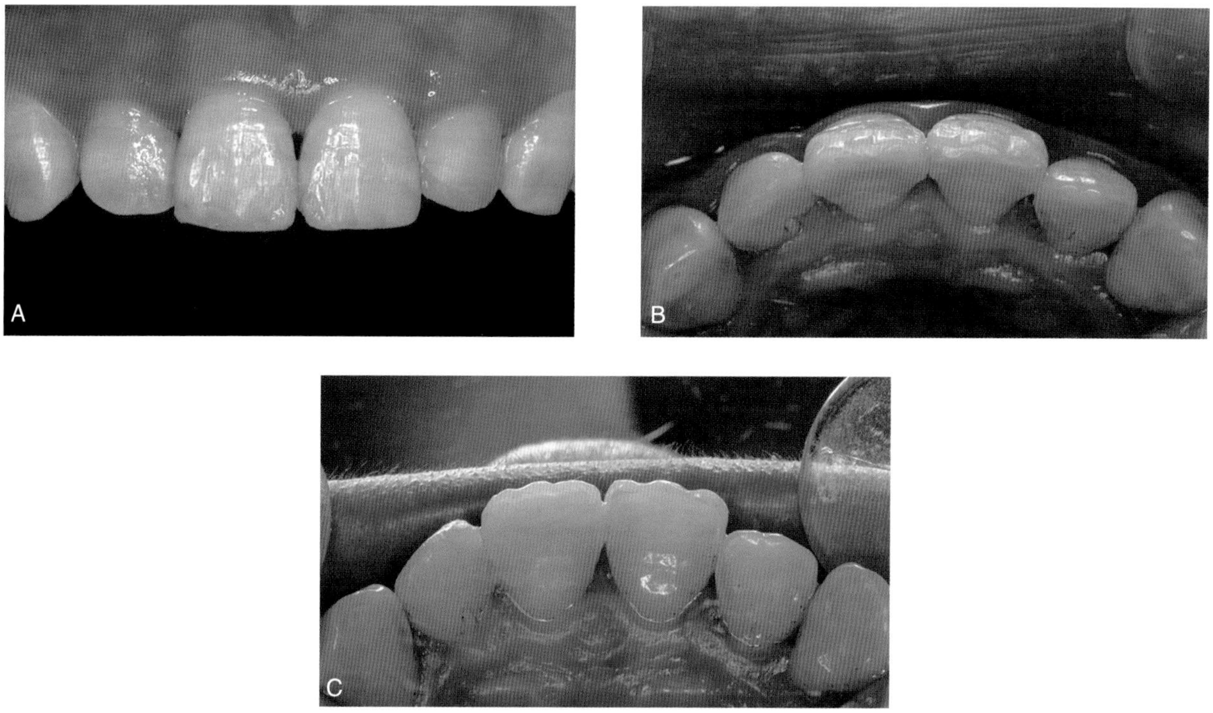

图 7–22　**术后口内照片**　A. 唇面观；B. 切端观；C. 腭面观

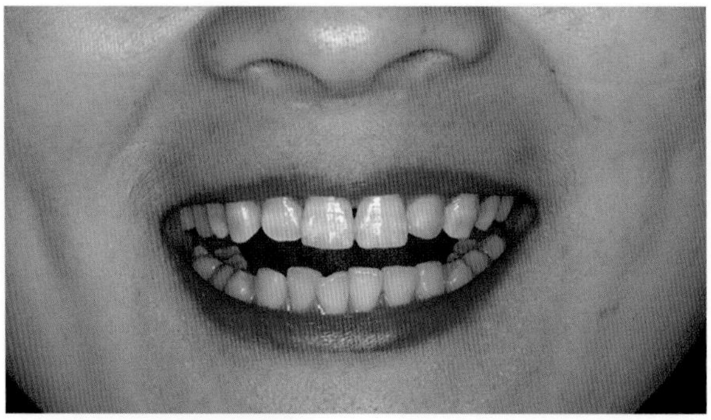

图 7-23　术后口外照片

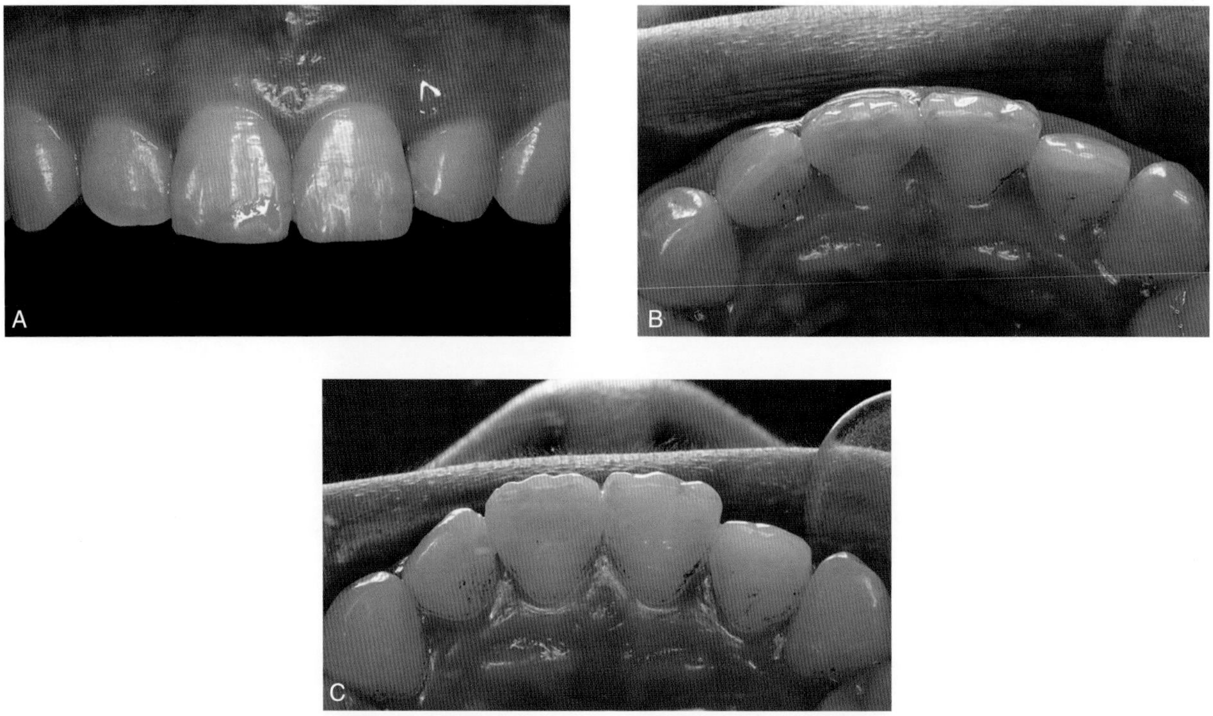

图 7-24　术后 6 个月回访口内照片　A. 唇面观；B. 切端观；C. 腭面观

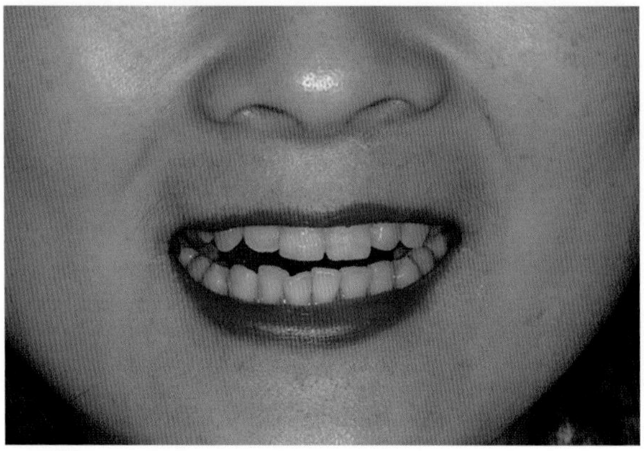

图 7-25　术后 6 个月回访口外照片

病例小结

外伤导致的牙体缺损有多种修复方式，对于未累及牙髓的缺损，复合树脂直接充填是一种简单而微创的修复方式。近数十年充填技术和材料性能不断发展，现代的混合型填料的复合树脂和纳米树脂均可以获得与牙釉质相似的表面光学特征。不同复合树脂层的分层堆塑可以复制出逼真的牙体结构。虽然美学效果毋庸置疑，但是复合树脂材料的粘接性能往往遭人诟病。其实随着粘接材料的发展，对于以釉质粘接为主的前牙修复，第六和第七代自酸蚀粘接剂已能提高粘接效果，满足临床需求。

如何提高前牙树脂修复体的寿命？如何建立和维持前牙树脂修复体良好的美观与功能？这里分享一些小技巧。

■适应证的选择

前牙切端缺损并不是树脂修复的禁忌证，但是，在进行前牙切端缺损修复前，必须进行充分的临床检查，确认无咬合创伤，缺损面积不大，有足够的釉质粘接。制作诊断蜡型后需确认蜡型无咬合干扰，树脂与牙体的粘接界面不在前牙咬合点上。

■橡皮障隔湿

前牙树脂美学修复时必须使用橡皮障，且暴露范围应为左上第一前磨牙至右上第一前磨牙，充分暴露美学区域，为前牙的塑形与选色提供参考。使用橡皮障可以建立一个干燥的环境，对于保证粘接力非常重要。

■足够的釉质粘接

釉质粘接性能较牙本质强得多，充分利用釉质粘接能极大地提升整个树脂修复的粘接力和抗剪切力。因此可以适当制备短斜面以提供更多的釉质粘接，在微创的大原则下，短斜面一般不超过 2 mm。在涂布自酸蚀粘接剂之前进行釉质的选择性酸蚀，也能提供更好的釉质粘接。

■硅橡胶腭侧导板

只要是涉及腭侧面树脂恢复的牙体缺损，都可以在制作诊断蜡型后采用硅橡胶翻制腭侧导板，在导板的指导下进行充填和塑形。使用导板技术最重要的是恢复腭侧壁，为保证牙体与修复体直接过渡自然、密合、有良好的边缘适合性，可采用流动树脂恢复腭侧壁。在恢复腭侧壁的同时，也定位了邻面壁和切端的位置，保证树脂修复体具有良好的形态、方向和密合程度。

（陈杨曦）

病例 8 简单冠折 2

患者，男，20 岁。

主　诉

上前牙外伤致牙齿折断 3 d。

病　史

现病史　3 d 前患者因意外摔倒致上前牙折断，伴有冷热刺激敏感，无头痛昏迷史，未行任何治疗，今来我院就诊。

既往史　否认心脏病、高血压等系统性疾病史，否认药物及食物过敏史。

家族史　否认家族遗传病史。

检　查

21、22 均冠部切 1/3 缺损，未露髓，探诊敏感，冷诊一过性敏感，叩痛（-），正常生理动度，牙龈颜色正常，21 电活力读数 19；22 电活力读数 16；11 电活力读数 14（图 8-1）。

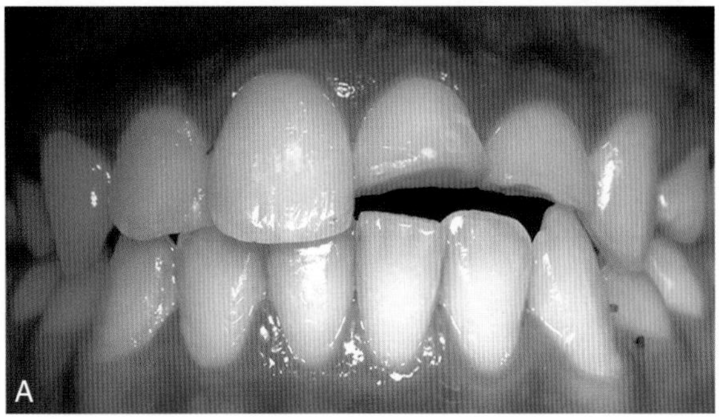

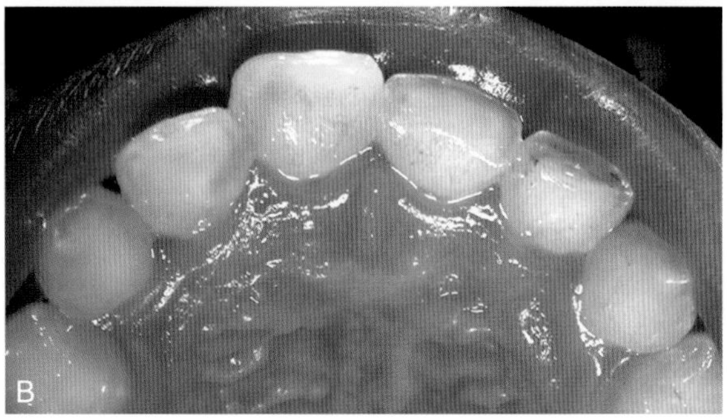

图 8-1　术前口内照片　A. 术前唇面观；B. 术前腭面观

• 影像学检查

X 线片示：21、22 切 1/3 缺损影像，未见根折影像，根尖未见异常，牙周膜间隙正常。

诊　断

21、22 简单冠折。

• 诊断要点

1. 上前牙外伤史。

2. 21、22 冠部切 1/3 缺损，未露髓，探诊敏感，冷诊一过性敏感。牙髓活力正常。

3. 排除根折，牙脱位等其他情况。

治疗计划

21、22 试行前牙复合树脂直接修复术。

告知患者：21、22 冠部切 1/3 缺损、未露髓，先试行前牙复合树脂直接修复术，外伤后 1 个月、3 个月、6 个月及 1 年复查 21、22 的牙髓电活力及 X 线片，如出现牙变色、牙髓坏死、根尖暗影及牙根吸收等情况及时复诊行根管治疗术，患者知情同意并签字。

治疗过程

1. 间接法制作腭面导板。

（1）藻酸盐印膜材取模，石膏灌模。

（2）在石膏模型上滴蜡恢复牙的外形，尤其注意腭侧外形，恢复良好的切嵴、边缘嵴、舌窝等，确保良好的咬合关系（图 8-2）。

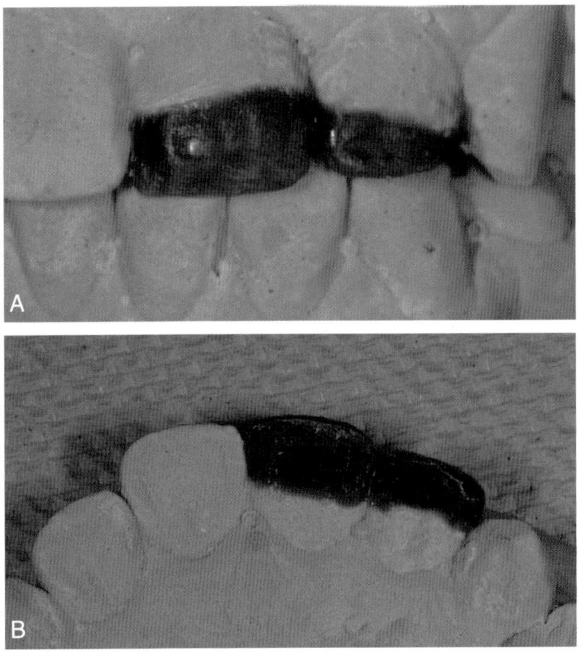

图 8-2　在石膏模型上滴蜡恢复牙的外形　A. 唇面观；B. 腭面观

（3）使用硅橡胶重体材料在石膏模型上制作上前牙阴模，并修整，使其具有完整腭面形态，包绕切端，且需包含 2~3 个邻牙，确保具有一定固位力（图 8-3）。

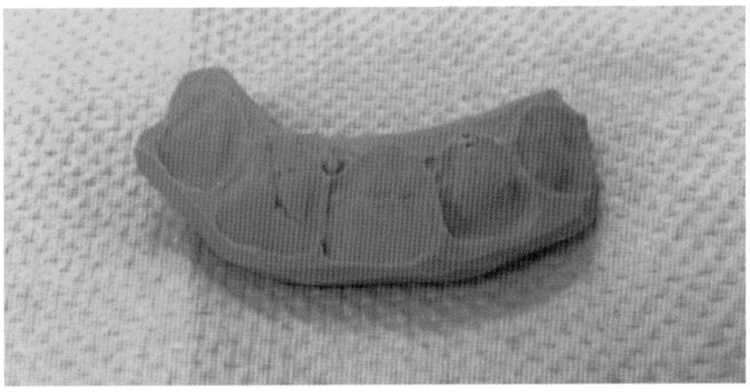

图 8-3　制作腭面导板

2. 复合树脂直接修复。

（1）比色：选择釉质色 E1，本质色 D2（瓷纳美美学树脂）。

（2）上橡皮障。

（3）牙体预备：在缺损处制备宽度为 2 mm 的釉质短斜面，以增大粘接面积，减少边缘“白线”，注意需使用细砂车针修整光滑（图 8-4）。

（4）使用全酸蚀体系：涂布凝胶状酸蚀剂 40 s，冲洗 1 min，至釉质呈白垩色，涂布粘接剂，轻吹，光固化 10 s（图 8-5）。

（5）将牙釉质色流动树脂放置于腭面导板，将二者共同置于患牙腭侧并就位，光固化 40 s，形成修复体腭面外形（图 8-6A~C）。

（6）固定聚酯薄膜型片，牙釉质色树脂堆塑完整邻面形态，光固化 40 s（图 8-6D）。

（7）使用牙本质色树脂充填缺损主体，分层恢复牙体基本唇面形态，每层不超过 2 mm，且确保充填严密，无气泡，注意参照同名牙恢复外形，形成发育沟等解剖形态（图 8-6E）。

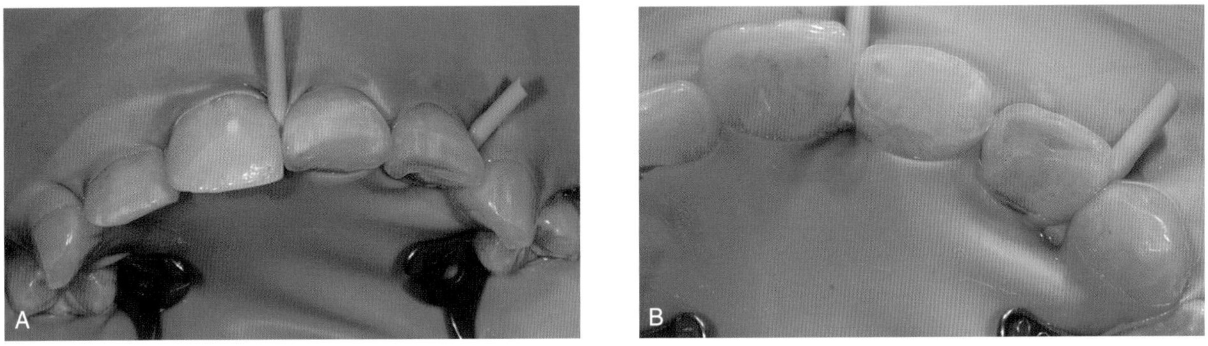

图 8-4　上橡皮障，制备釉质短斜面　A. 唇切面观；B. 腭面观

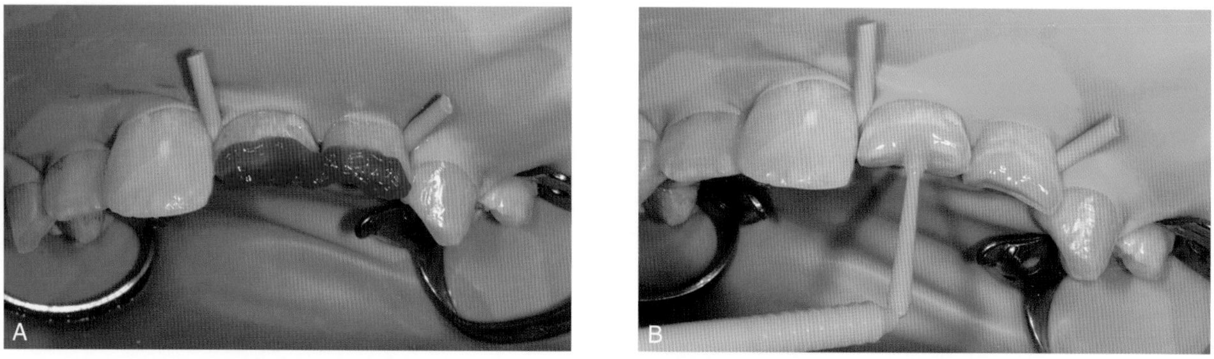

图 8-5 酸蚀、涂布粘接剂 A. 涂布酸蚀剂；B. 涂布粘接剂

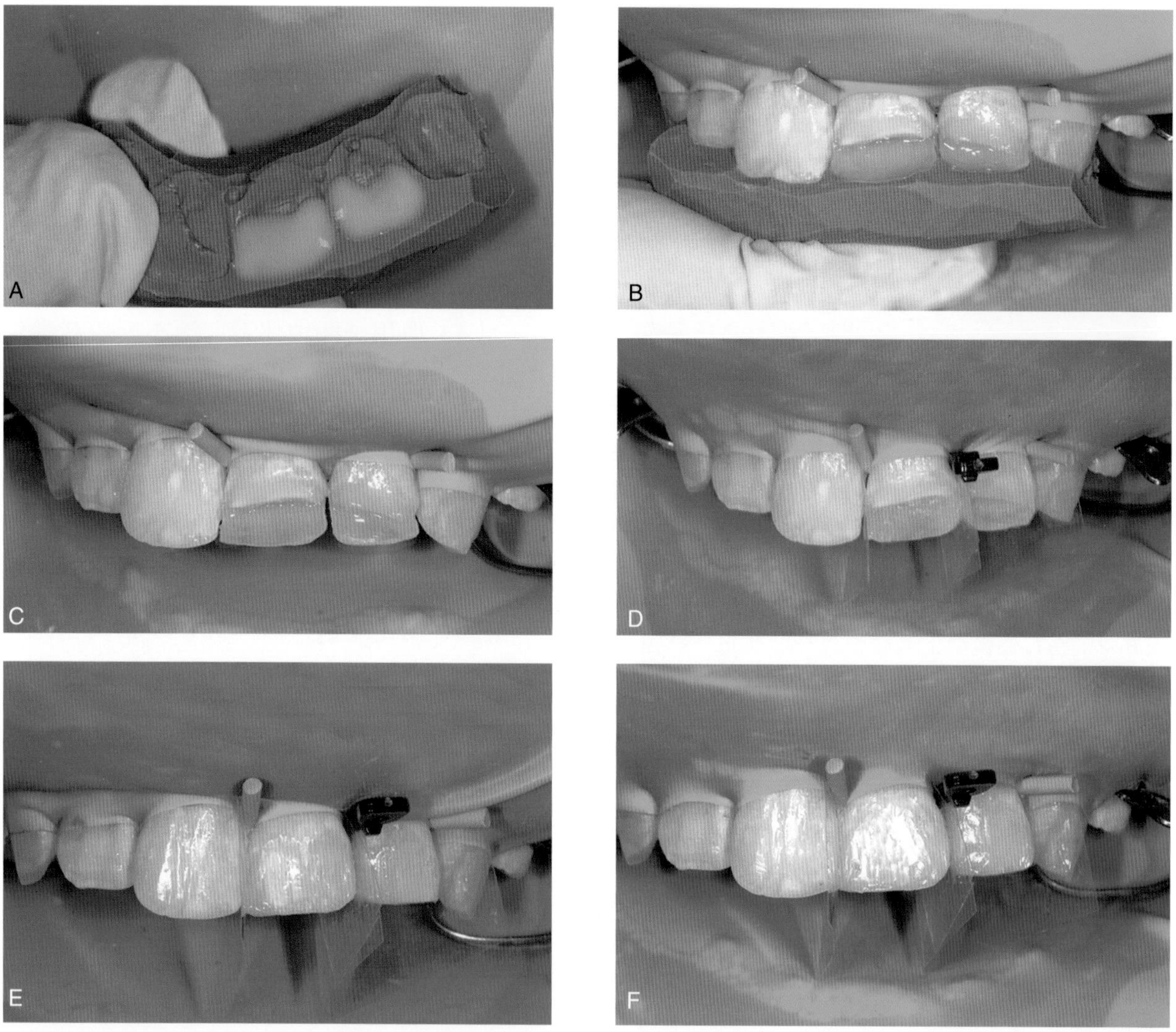

图 8-6 树脂修复过程 A. 将牙釉质色流动树脂放置于腭面导板；B. 于患牙腭侧就位；C. 形成修复体腭面外形；D. 堆塑邻面外形；E. 堆塑缺损主体；F. 恢复唇侧基本外形

（8）使用釉质树脂堆塑修复体唇侧外形，注意本层树脂需尽可能保持厚度一致（图 8-6F）。

（9）精修和抛光：采用细砂车针、邻面抛光条，抛光砂轮等进行精修和抛光（图 8-7）。

（10）完成治疗（图 8-8）。

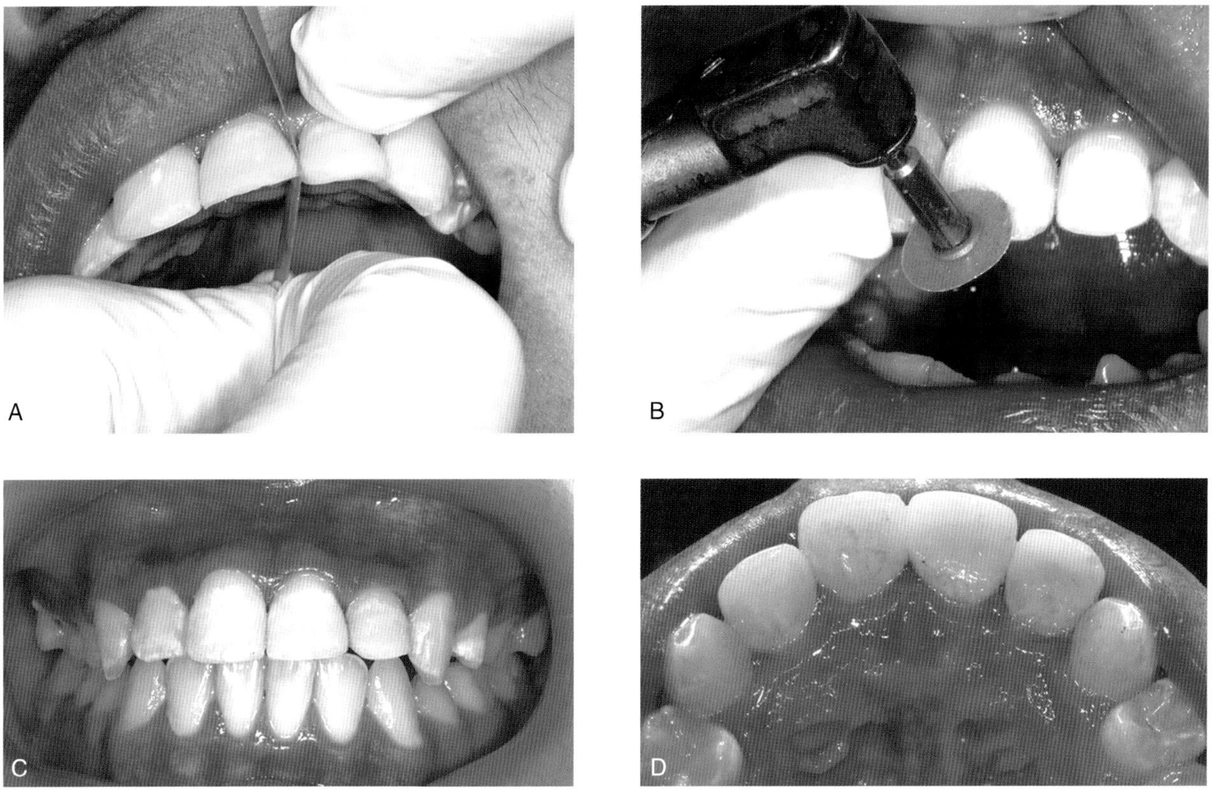

图 8-7　**精修和抛光**　A. 抛光邻面；B. 抛光唇面；C. 精修后唇面观；D. 精修后腭面观

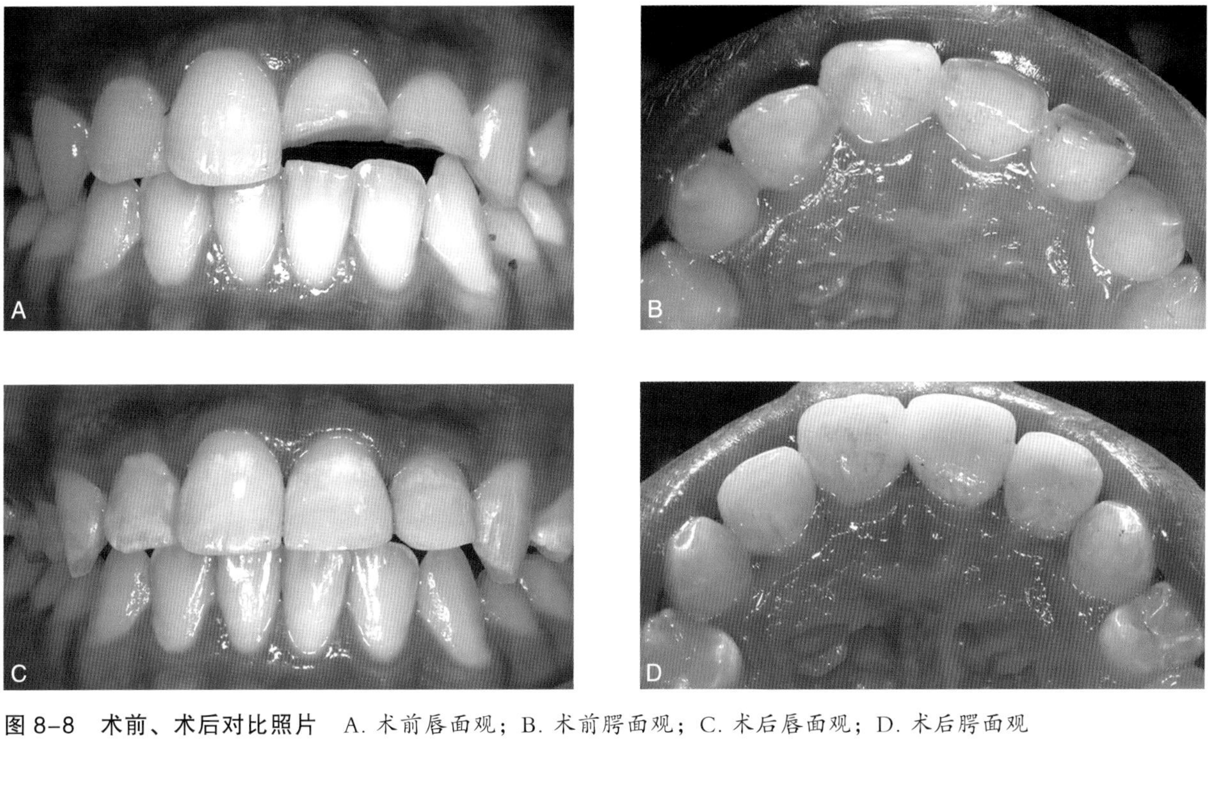

图 8-8　**术前、术后对比照片**　A. 术前唇面观；B. 术前腭面观；C. 术后唇面观；D. 术后腭面观

医　嘱

1. 患牙勿咀嚼硬物。

2. 1 个月后复诊。

3. 密切观察牙冠是否变色及是否出现疼痛等情况。

术后随访

3 个月、6 个月、1 年电活力测试均正常，X 线片：21、22 无根尖暗影及牙根吸收。

病例小结

■冠折的诊断

冠折的诊断相对简单，但应注意以下几点。

（1）仔细观察是否有穿髓点。

（2）外伤即刻测量牙髓电活力读数常常会出现假阴性，但也应在初诊时进行测量，作为基数参考。

（3）应拍摄 X 线片排除根折，牙周组织损伤等情况。另外，如 X 线片未发现以上异常，但牙齿伴有松动、叩诊疼痛或牙龈缘出血等情况，应增加“牙震荡”的诊断。

■冠折的随访

应注意的是：所有牙外伤均有出现牙髓坏死、牙髓钙化、牙根吸收等并发症的可能，所以即使是简单冠折，也应进行定期随访以早期发现并发症的出现。

■前牙复合树脂直接修复的要点

（1）腭侧导板可以快速而准确地恢复腭侧和邻接形态，可以使用间接法或直接法进行制作。

（2）釉质的短斜面制备时要注意“不露痕迹”，即制备的短斜面和牙体组织表面过渡也要尽量自然，才能减少边缘“白线”的产生。

（3）修复前牙因美观要求高，建议使用专业套装树脂，釉质、本质色分别进行分层堆塑，推荐按照腭侧釉质—邻面釉质—（体部）—牙本质—唇面釉质的顺序进行，因釉质色树脂较为透明，使用厚度要格外注意，特别是充填物和牙体组织的过渡部分不能全部使用釉质树脂色形成，也就是说，在牙本质色堆塑时就应注意覆盖洞缘斜面，过渡要自然。

（4）牙体形态应着重注意唇面突度、发育沟形态、外展隙、切角、切缘位置等关键部位的形态特点，均尽量参照对侧同名牙完成，还可通过修整外展隙和改变唇面突度等方法在视觉上“调整”牙的宽度。

（5）抛光是决定最终效果的关键，应采用多重粗糙度的抛光工具按照从粗到细的顺序进行精细抛光，邻面抛光条需形成 S 形，避免过度削磨邻面。

（董茜茜）

病例 9　复杂冠折

患者，男，17 岁。

主　诉

上前牙冠折 10 d。

病　史

现病史　患者 10 d 前因外伤导致上前牙冠折，未处理，今来我科就诊。

既往史　否认心血管疾病、糖尿病、肝炎等系统性疾病，否认药物及食物过敏史。

家族史　否认家族遗传病史。

检　查

11 切 1/3 冠折，牙髓外露，探诊、冷诊疼痛，叩痛（+），松动 I 度；21 近中切角缺损，牙本质暴露，唇侧切 1/3、颈 1/3 可见釉质隐裂纹，探诊、冷诊正常，叩痛（-），正常生理动度（图 9-1）。

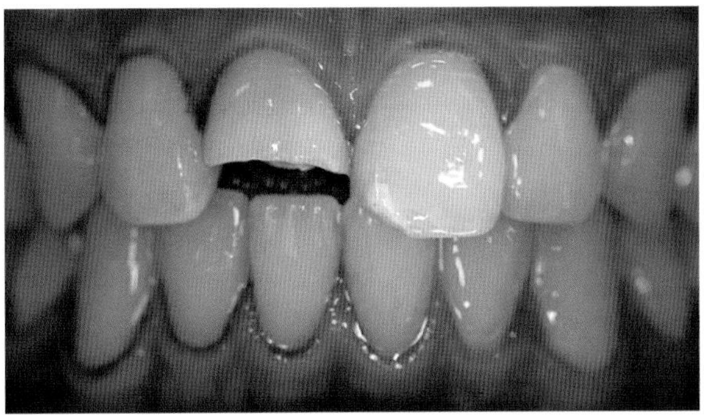

图 9-1　11 术前口内照片

• 影像学检查

X 线片示：11 冠折至髓腔，11、12 牙根未见异常，根尖周组织未见低密度影像（图 9-2）。

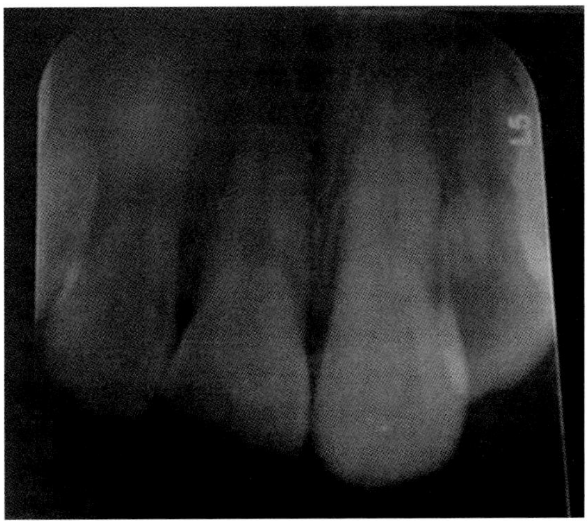

图 9-2　术前 X 线片

诊　断

1. 11 复杂冠折、慢性牙髓炎。
2. 21 简单冠折。

• 诊断要点

1. 外伤史、11 冠折、牙髓外露；21 近中切角缺损。

2. X 线片示 11 冠折至髓腔，11、12 牙根未见异常，根尖周组织未见低密度影像。

治疗计划

1. 11 根管治疗术 + 前牙美容修复术 + 全

冠修复术。

2. 21 前牙美容修复术。

告知患者：11 冠折露髓，缺损较大，先行根管治疗术 + 前牙美容修复术恢复外形，勿用患牙咬较硬食物，否则材料易折断、脱落，及时行全冠修复。21 简单冠折，先行前牙美容修复术，若术后出现自发痛、夜间痛、牙床肿痛、牙变色等症状及时复诊行根管治疗术，患者同意试治并签字。

治疗过程

1. 11 必兰麻局部浸润麻醉下开髓，探查根管口，单根管牙，镍钛器械 WaveOne 清扩根管至 40#，超声荡洗后根管内封氢氧化钙糊剂。

2. 1 周后复诊，暂封完好，叩痛（-），11 去暂封，试主尖，拍测长片，确认主尖合适（图 9-3），根充糊剂 + 大锥度牙胶尖进行根管充填，热熔牙胶垂直加压充填，再拍根充片，显示根充良好（图 9-4）。腭侧流动树脂封闭根管口，拟行复合树脂直接修复。

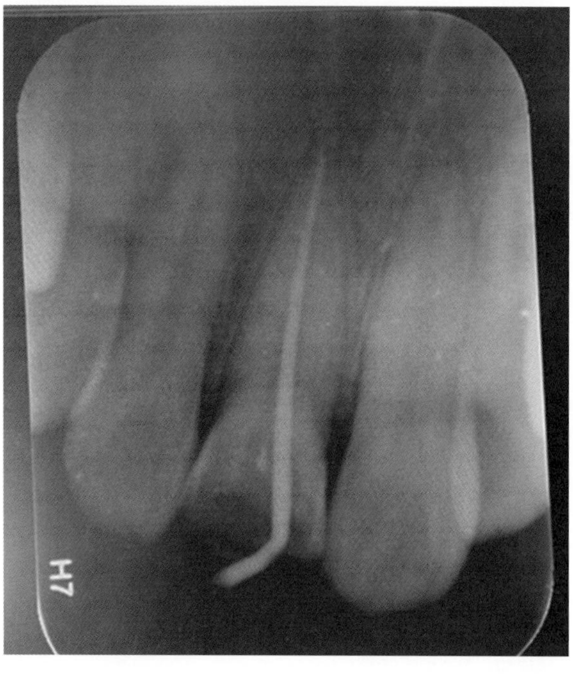

图 9-3　测长片

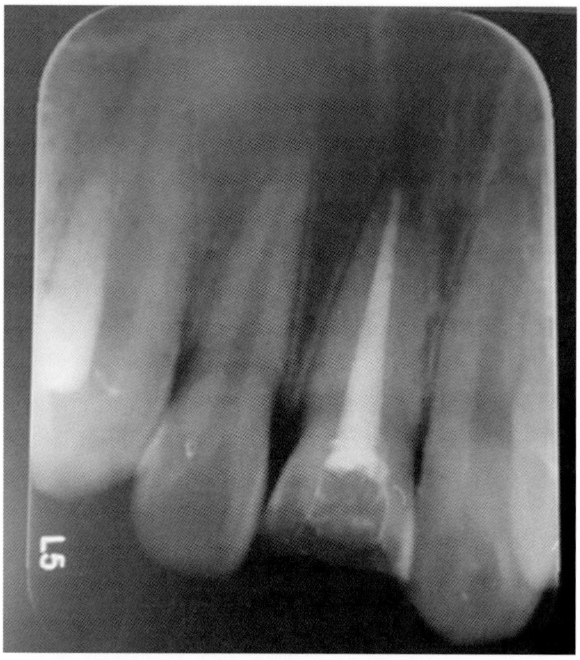

图 9-4　根充片

3. 安装橡皮障。11、21 预备洞缘斜面并比色，选择合适的树脂颜色（图 9-5）。

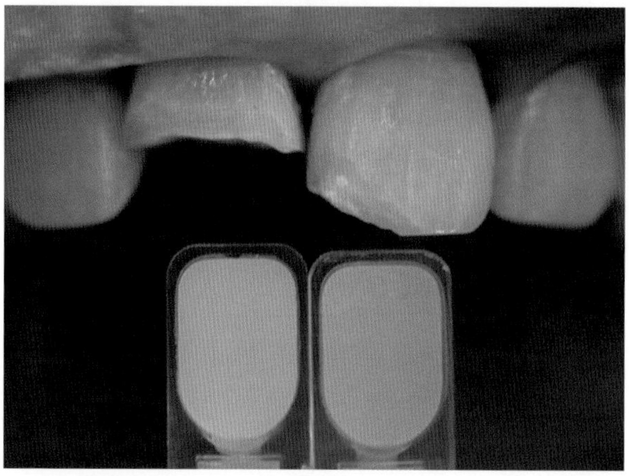

图 9-5　11、21 洞缘斜面预备、比色

4. 取硅橡胶印模，间接法制备腭侧导板，并在口腔内复位（图 9-6）。

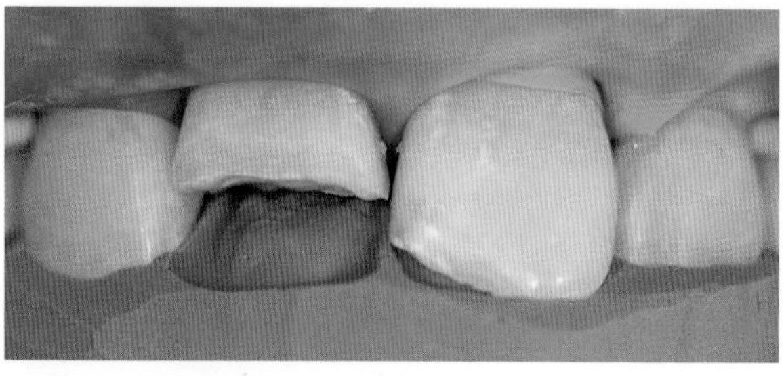

图 9-6　腭侧导板

5. 酸蚀，涂布粘接剂，分层完成树脂充填（图 9–7）。

6. 调整咬合，抛光，完成治疗（图 9–8）。

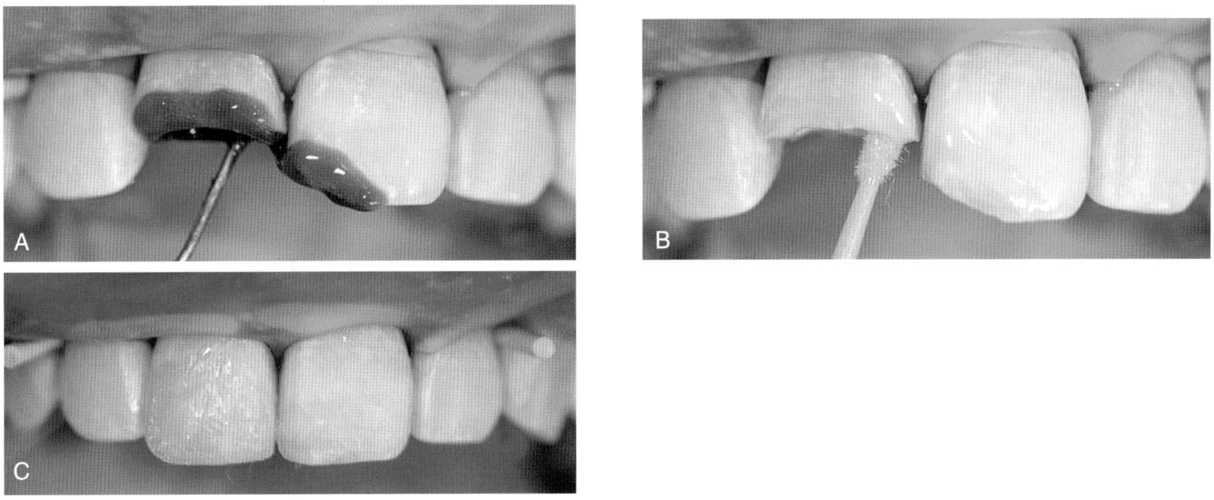

图 9–7 酸蚀、粘接、树脂修复 A. 酸蚀；B. 涂布粘接剂；C. 分层树脂充填

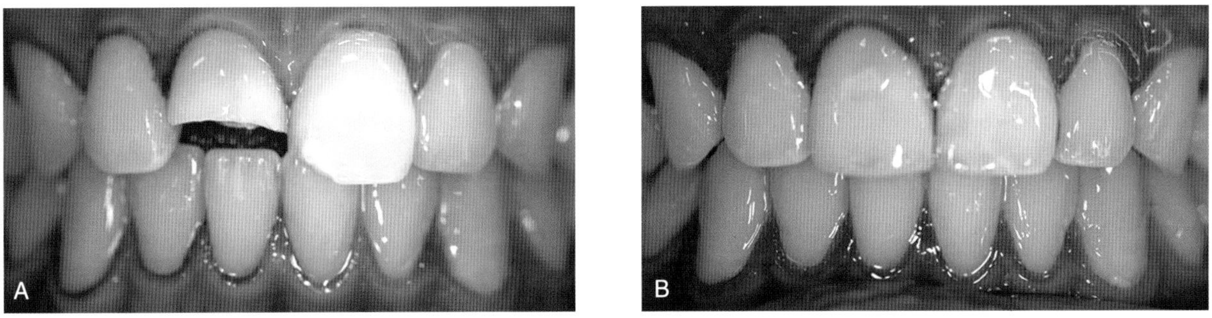

图 9–8 术前、术后对比照片 A. 术前唇面观；B. 术后唇面观

医 嘱

勿用患牙咬较硬食物。及时复诊行 11 全冠修复术。

病例小结

■根管治疗术后冠部修复的必要性及前牙根管治疗后修复方案的选择

众所周知，根管治疗后存在牙体硬组织不同程度的丧失，且由于牙髓组织的缺失，牙体营养来源消失，修复性牙本质的形成中断，导致牙体脆性增加，极易出现牙齿折裂。冠方渗漏或微渗漏是根管治疗后失败的主要原因之一，因此完善的冠部修复不仅能够修复缺失的牙体组织的外形及功能，恢复前牙区的美观，预防微渗漏，提高根管治疗的成功率，并且能为患牙及修复体提供足够的强度，以适应功能性应力而预防冠折和根折。

根管治疗后冠部修复方式的选择是一个多方面考虑的结果。首先，需要评估根管治疗后剩余的牙体组织量。Reeh 等计算了不同洞形后牙的坚固性，认为传统的𬌗面开髓洞形使牙齿的坚固性降低 20%，邻面洞形使牙齿的坚固性降低 45%，邻𬌗邻面洞形使牙齿的坚固性降低 63%。在选择修复方案时，是否有完整的牙体壁存留，存留牙体壁数量以及剩余牙体组织高度和厚度是需要考虑的重要因素之一。其次，牙齿所受的咬合力。一般来说后牙承受的咬合力较大且主要沿牙长轴方向传递，前牙承受的咬合力较小但主要为侧向力。根据患者的咬合情况进行合理的选择对于提高患牙的使用寿命是非常重要的。冠部牙体结构相对完整的前牙可以直接选择美容树脂修复，当牙体存在变色时，可对患牙进行漂白或行贴面、全冠修复。当牙体缺损较大或功能性应力较大（即存在咬合过紧、磨牙症或作为基牙等）时，一般应选择全冠修复，剩余牙体组织小于冠部牙体组织一半时可应用桩核辅助固位（表9-1、表9-2）。在本病例中，患者11牙体缺损面积约为整个牙体组织的1/2，缺损较大，综合考虑固位、

表9-1　前牙根管治疗后修复方案的选择（咬合正常的非基牙）

剩余牙体组织	洞形	修复方案	
		无变色或可漂白的变色	不可漂白的变色
有完整牙体壁			
4面壁	舌侧开髓洞	复合树脂直接充填	复合树脂直接充填+贴面或全冠
2面壁	Ⅲ类洞+舌侧开髓洞	复合树脂直接充填	复合树脂直接充填+贴面或全冠
1面壁	Ⅳ类洞+舌侧开髓洞	复合树脂直接充填	复合树脂直接充填+贴面或全冠
无完整牙体壁			
≥1/2（4 mm）剩余冠部牙体	—	树脂核+全冠	树脂核+全冠
<1/2（4 mm）剩余冠部牙体	—	桩核冠	桩核冠

表9-2　前牙根管治疗后修复方案的选择（咬合过紧、磨牙症或基牙）

剩余牙体组织	洞形	修复方案
有完整牙体壁		
4面壁	舌侧开髓洞	树脂核+全冠
2面壁	Ⅲ类洞+舌侧开髓洞	树脂核+全冠
1面壁	Ⅳ类洞+舌侧开髓洞	树脂核+全冠
无完整牙体壁		
≥1/2（4 mm）剩余冠部牙体	—	桩核冠
<1/2（4 mm）剩余冠部牙体	—	桩核冠

表9-3　年轻恒牙外伤后治疗方案的选择

外伤累及范围	治疗方案
累及牙本质深层	间接盖髓术
累及牙髓	
牙髓未完全坏死	直接盖髓术（露髓孔<1 mm，外伤时间<24 h）
	部分活髓切断术（露髓孔>1 mm，外伤时间24~72 h）
牙髓坏死	根管治疗（牙根发育完成，根尖孔闭合）
	根尖诱导成形术、根尖屏障术、牙髓血管再生治疗（牙根发育未完成，根尖孔呈喇叭口状）

修复体强度、美观等因素，建议患者完善根管治疗后行树脂核 + 全冠修复。患者近期因时间原因无法及时于修复科行全冠修复，要求先行复合树脂修复。在告知患者复合树脂修复后修复体易折裂、脱落等情况后，给予该患牙复合树脂修复，告知患者及时行全冠修复。患者 21 仅近中切角缺损，远中邻面牙体完整，剩余牙体强度足够，咬合受力小，可直接行复合树脂修复。

■年轻恒牙外伤的治疗原则

年轻恒牙萌出后，牙根的继续发育有赖于牙髓组织的作用、根尖部牙乳头的活力、根尖周组织中上皮根鞘的作用。因此，在年轻恒牙外伤的治疗中，保存其活髓、保护根尖部牙乳头、恢复上皮根鞘的功能，是有益于年轻恒牙根尖继续发育的首选治疗原则。当外伤累及牙本质深层时，首选间接盖髓术，保护牙髓不被污染，保证牙根的继续发育。当外伤累及牙髓组织时，需综合考虑患者的年龄、外伤时间、牙根的发育情况、牙髓的感染状况选择合理的治疗方案（表 9-3）。

在本病例中，患者 17 岁，受伤 10 d 才就诊，牙髓已感染，牙根发育基本完成，根尖孔闭合，故选择行根管治疗术、树脂美容修复术恢复外形，并及时行全冠修复术。

（刘　青）

病例 10 磨耗

患者，男，42 岁。

主　诉

口内多个牙冷热不适数月。

病　史

现病史　数月来患者自觉多个牙磨耗，有冷热不适，曾行牙体治疗，今来我院就诊。

既往史　否认心脏病、高血压等系统性疾病史，否认药物及食物过敏史。

家族史　否认家族遗传病史。

检　查

44~46 殆面重度磨耗，探诊、冷诊敏感、叩痛（－），深覆殆，正常生理动度。46 颊面可见树脂补料，边缘密合度尚可（图 10–1、图 10–2）。

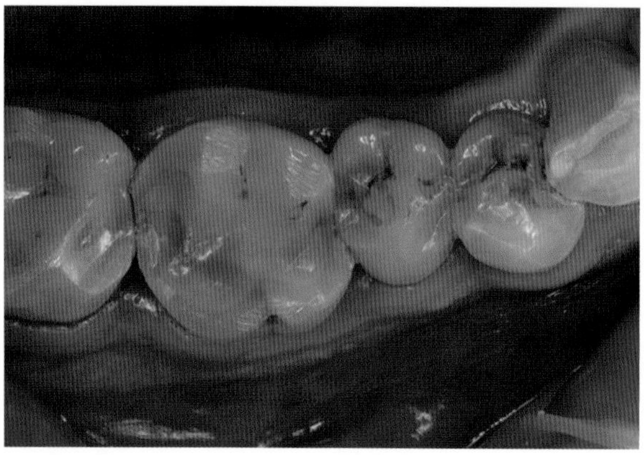

图 10–1　44~46 术前口内殆面观

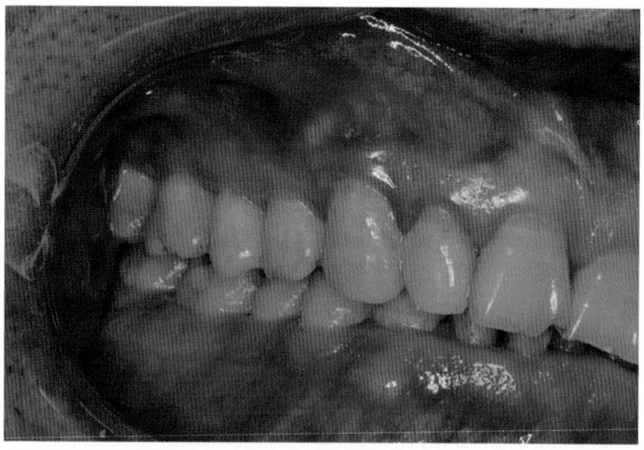

图 10–2　44~46 术前口内颊面观

• 影像学检查

X 线片示：45~46 髓腔、根管空虚，根尖未见明显异常（图 10–3）。

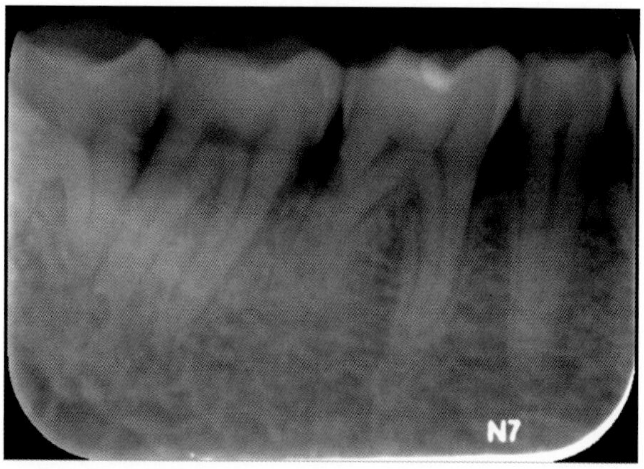

图 10–3　44~46 术前 X 线片

诊　断

44~46 磨耗、牙本质敏感症。

- 诊断要点

1. 深覆𬌗。
2. 44~46𬌗面牙釉质、部分牙本质磨耗缺失。
3. 44~46 冷热不适病史。
4. 探诊敏感。

治疗计划

44~46 试行计算机辅助设计（CAD）/ 计算机辅助制作（CAM）𬌗贴面嵌体修复。

告知患者：44~46 为磨耗，先试行局部麻醉下，使用 CAD/CAM 的𬌗贴面嵌体修复，若治疗后嵌体脱落则重新粘接；若出现自发痛等牙髓炎症状，则需行根管治疗术，患者同意试治并签字。

治疗过程

1. STA 麻醉仪局部麻醉 44~46，使用嵌体预备套装预备𬌗贴面，𬌗面覆盖所有牙尖，边缘连续光滑，防止出现应力集中（图 10-4、图 10-5）。

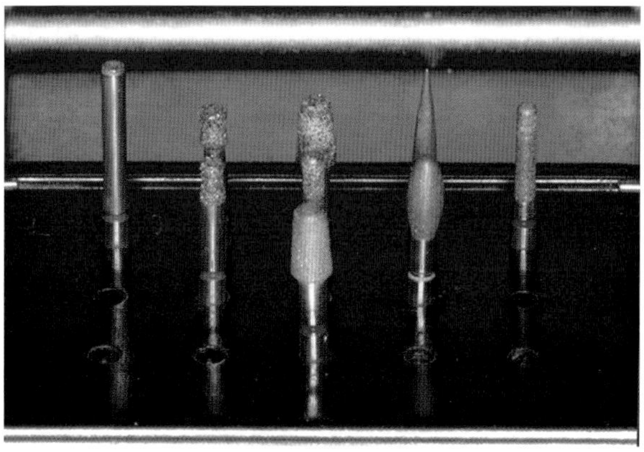

图 10-4　嵌体预备套装

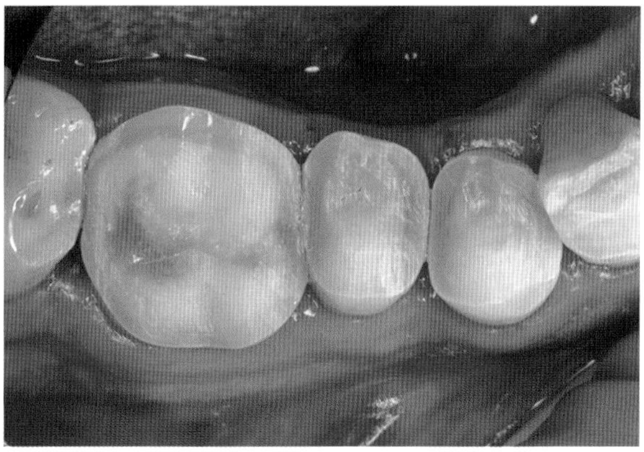

图 10-5　44~46 嵌体预备后洞形

2. 使用取像系统对预备体邻牙及对𬌗牙取像，获取精确 3D 成像，使用辅助设计模式，选用一种合适的模式进行修复体外形设计后，修复体切削与加工。

3. 试戴与粘接后调𬌗与抛光。嵌体试戴合适后，用 2.5%~5.0% 氢氟酸溶液酸蚀贴面组织面 1 min，彻底冲洗吹干，涂含有硅类化学烷偶联剂准备粘接使用；将两侧邻牙使用生料带隔离，酸蚀剂酸蚀粘接面 20 s 左右后冲洗干燥，涂粘接剂可不进行光固化或光固化 20 s；将粘接性树脂水门汀置于牙面后将贴面加压紧贴牙体，用细毛刷去除挤压的复合树脂后光照固化。最后调𬌗抛光（图 10-6、图 10-7）。

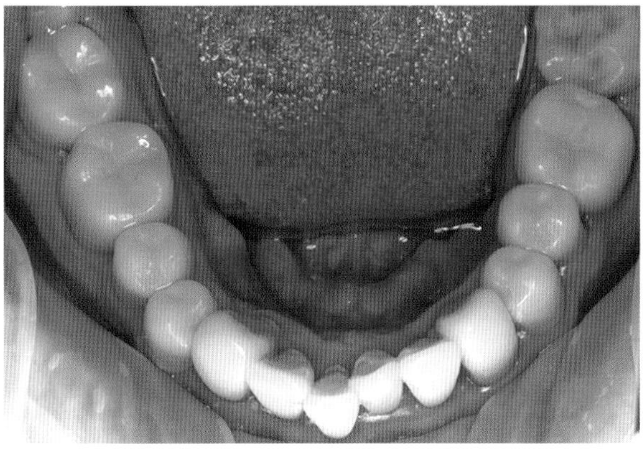

图 10-6　44~46 粘接抛光后口内照片（𬌗面观）

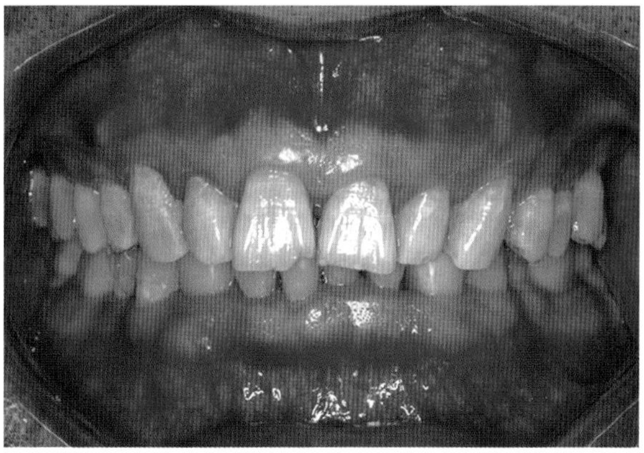

图 10-7　粘接抛光后口内照片（颊面观）

医　嘱

44~46 勿咬较硬或黏性食物，若治疗后嵌体脱落则重新粘接；若出现自发痛等牙髓炎症状，则需行根管治疗术。

术后随访

术后 1 年随访

1. 44~46 修复体固位：无变化；
2. 修复体外形：完整；
3. 边缘合适性：肉眼探针检查无间隙；
4. 牙龈状况：无炎症，健康；
5. 无继发龋；
6. 有邻面接触点（图 10–8 至图 10–10）。

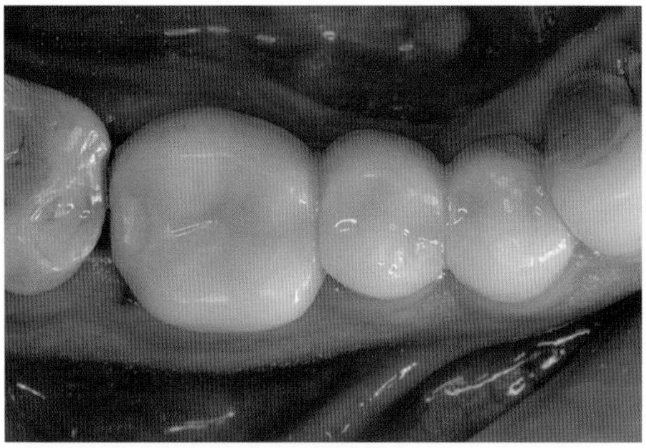

图 10–8　术后 1 年随访 𬌗面观

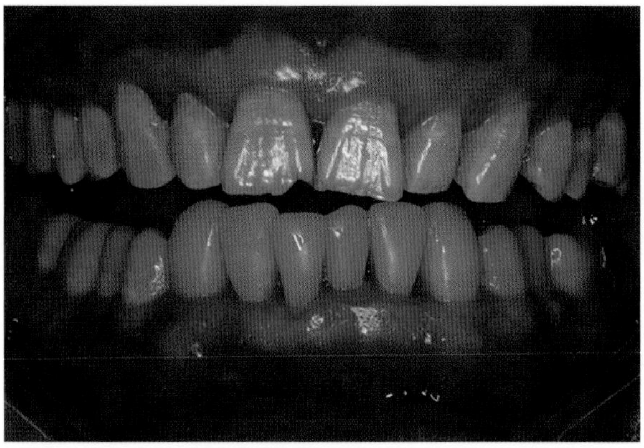

图 10–9　术后 1 年随访颊面观

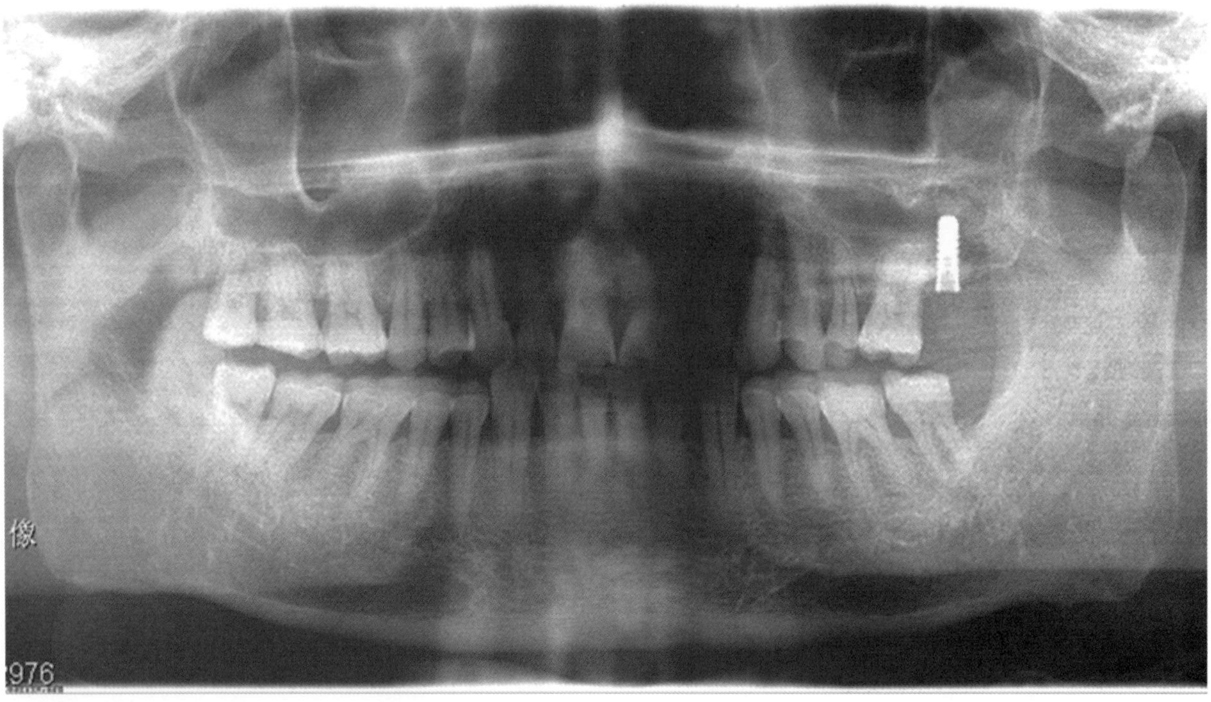

图 10–10　术后 1 年随访全口曲面体层片

病例小结

■术前诊断的重要性

磨耗是发生在咀嚼过程中牙齿硬组织的消耗，其过程是缓慢渐进的。生理性的磨耗属于增龄性变化的范畴，具有积极的意义，经常发生在咬合面、切缘以及近中部分牙体。它可以消除早接触点、减少咬合创伤、通过降低过高的牙尖减少牙齿的侧向力等。病理性磨耗的发生原因涉及很多方面，如咬合关系紊乱、先天性牙齿结构发育不良、夜磨牙、咬硬物等。过度的磨耗会导致牙体缺损、牙周病变，甚至可导致颞下颌关节功能紊乱。

■牙齿磨耗指数 TWI（Smith，Knight，1984，表 10–1）

■新技术在磨耗牙治疗中的应用

（1）CAD/CAM 在任一截面均具有高扫描精度、三维精细导航的作用，可定位根管位置、根管之间的距离、角度。

（2）CAD/CAM 全瓷高嵌体修复，冠根一体化完成。

表 10–1　牙齿磨耗指数（TWI）

分级	内容
0 级	釉面特点未丧失，牙颈部外形无改变
1 级	𬌗面特点丧失，牙颈部外形轻微改变，少量磨耗
2 级	釉质丧失，牙本质暴露少于𬌗面 1/3，切缘釉质刚丧失，暴露牙本质，牙颈部缺损在 1 mm 以内
3 级	釉质丧失，牙本质暴露多于𬌗面 1/3，切缘釉质和牙本质丧失，但尚未暴露继发牙本质和牙髓，牙颈部缺损深达 1~2 mm
4 级	釉质完全丧失，继发牙本质和牙髓暴露，切缘的继发牙本质或牙髓暴露，牙颈部缺损大于 2 mm

■磨耗牙治疗方式的选择

临床上，我们根据不同磨耗程度和患者的临床表现选择不同的治疗方案。对于磨耗伴有明显牙本质敏感临床症状的患者，我们通常选择脱敏治疗，其机制是封闭牙本质小管从而起到脱敏的作用。Er:YAG 激光已经被广泛用于牙科治疗中的牙齿脱敏。但单纯脱敏治疗维持时间较短，不能彻底阻止敏感症状继续发展。对于牙齿磨耗量较大者，我们通常考虑缓解其症状后，如何修复其牙冠的高度。这时我们可使用直接修复或者间接修复的方法修复其磨耗𬌗面。

■治疗心得

随着修复材料的不断优化，嵌体具有聚合收缩小、可较好地恢复牙齿的外形及邻接关系、尽量保存剩余牙体组织等优点，在临床上应用广泛。

磨耗牙贴面治疗时，要求医生对牙体解剖结构熟悉，以免在预备过程中穿髓。通常，医生在局部浸润麻醉下进行治疗，尽可能减少对牙髓的刺激，同时增强患者的治疗舒适性。预备体高度要求达到嵌体材料的最低厚度；预备最后用橄榄球形特细车针，用于圆钝内部线角，但一定要保证边缘线清晰。

（王艺蓉　田　宇）

病例 11 楔状缺损 1

患者，男，26 岁。

主　诉

左上后牙冷热不适 1 个月。

病　史

现病史　患者自述近 1 个月来左上后牙冷热不适，前来就诊。

既往史　否认心脏病、高血压等系统性疾病史，否认药物及食物过敏史。

家族史　否认家族遗传病史。

检　查

24、25 颊面颈部可见楔形缺损，探诊、冷诊稍敏感，叩痛（-），正常生理动度，牙髓活力检查测试为活髓。

口腔卫生尚可，软垢（-），牙石、色素（-）（图 11-1）。

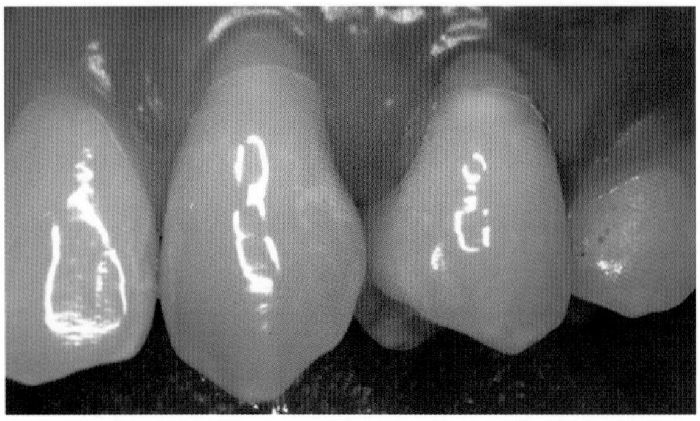

图 11-1　24、25 术前颊面观

诊　断

24、25 楔状缺损。

• 诊断要点

1. 24、25 颊颈部楔状缺损。
2. 探诊、冷诊稍敏感。

治疗计划

24、25 流动纳米树脂充填术。

告知患者：24、25 颊颈部楔状缺损，先行充填术，若出现自发痛及时复诊行根管治疗术，患者同意试治并签字。

治疗过程

1. 术前准备：清洁牙面，去除窝洞锐利边缘，使用排龈线避免龈沟污染，比色（A3）（图 11-2）。

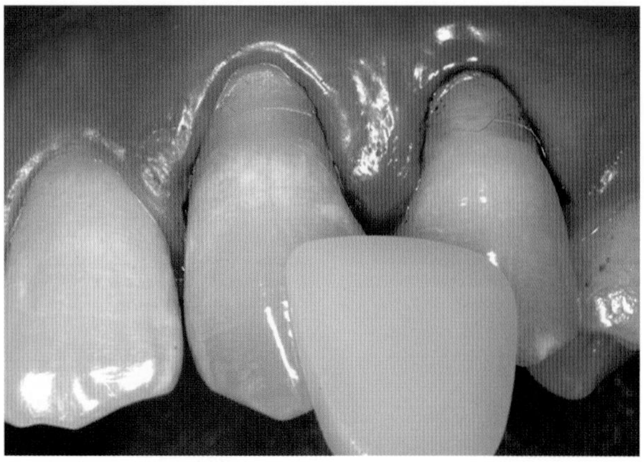

图 11-2　使用排龈线排除龈沟液污染、比色

2. 术中：牙釉质酸蚀（图 11-3），酸蚀时间不超过 30 s，涂布自酸蚀粘接剂（图 11-4），反复涂擦 2~3 遍，静置 5 s，轻吹，光照固化 20s，窝洞使用流动纳米树脂充填（图 11-5、图 11-6）。

3. 修形抛光（图 11-7 至图 11-10），术后拍照（图 11-11）。

医　嘱

近期禁食易着色食物或饮料（如茶、咖啡、巧克力等）。不适随诊。

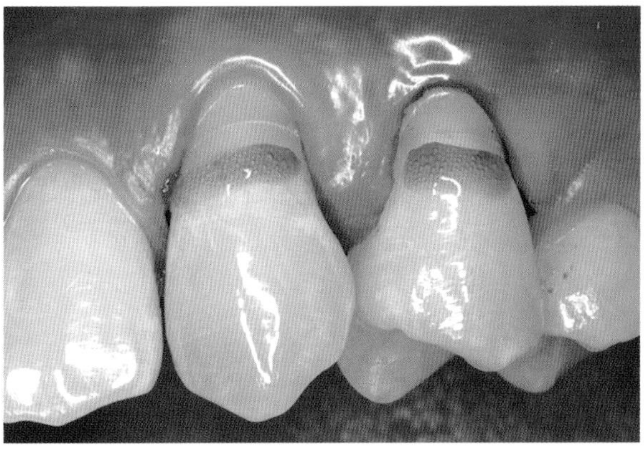

图 11-3　酸蚀牙釉质

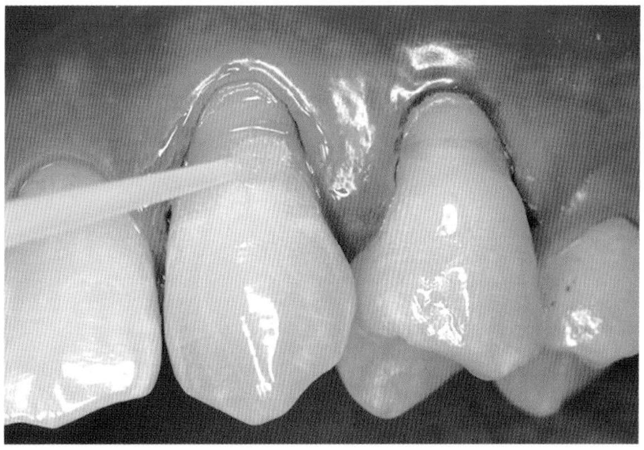

图 11-4　涂布自酸蚀粘接剂

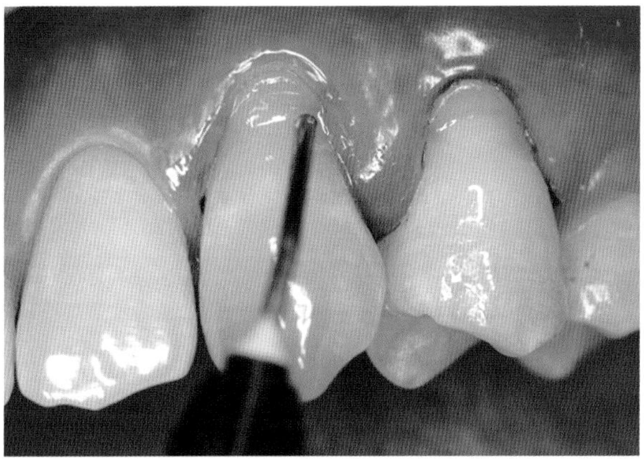

图 11-5　流动纳米树脂充填窝洞

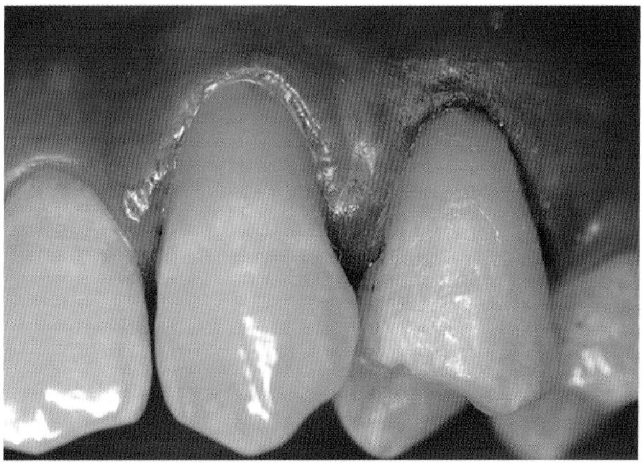

图 11-6　充填后即刻

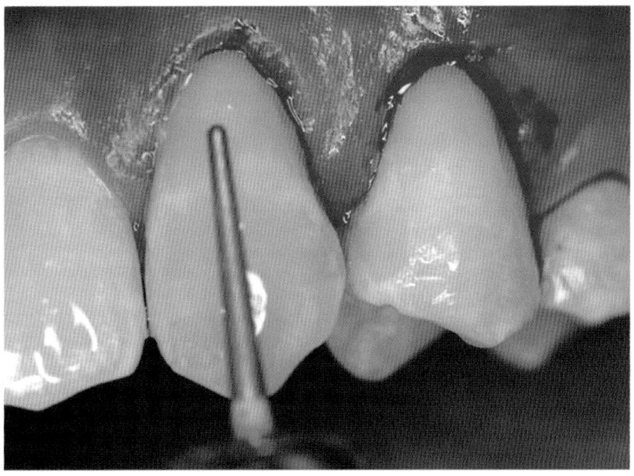

图 11-7　抛光车针进行粗抛

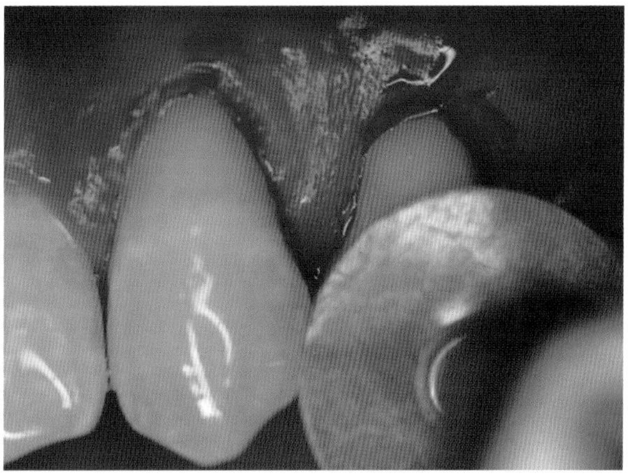

图 11-8　抛光碟片抛光

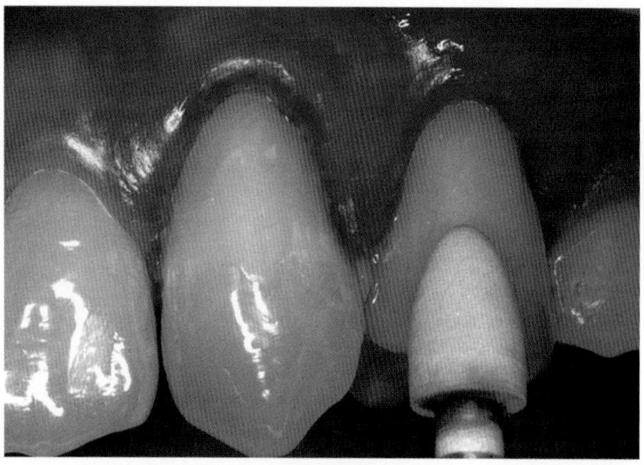

图 11-9　硅胶火焰状抛光轮抛光

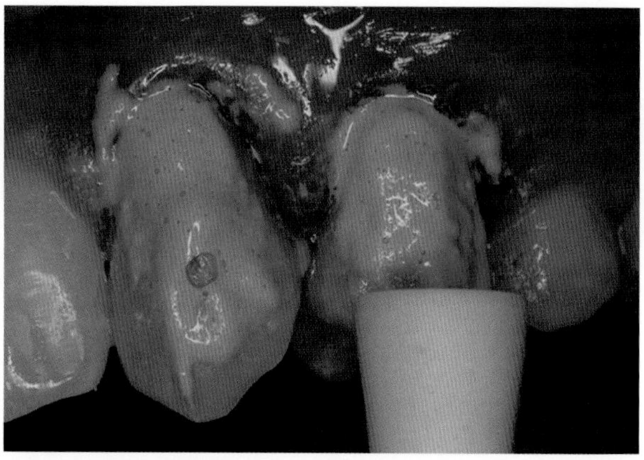

图 11-10　抛光膏 + 橡皮轮终末抛光

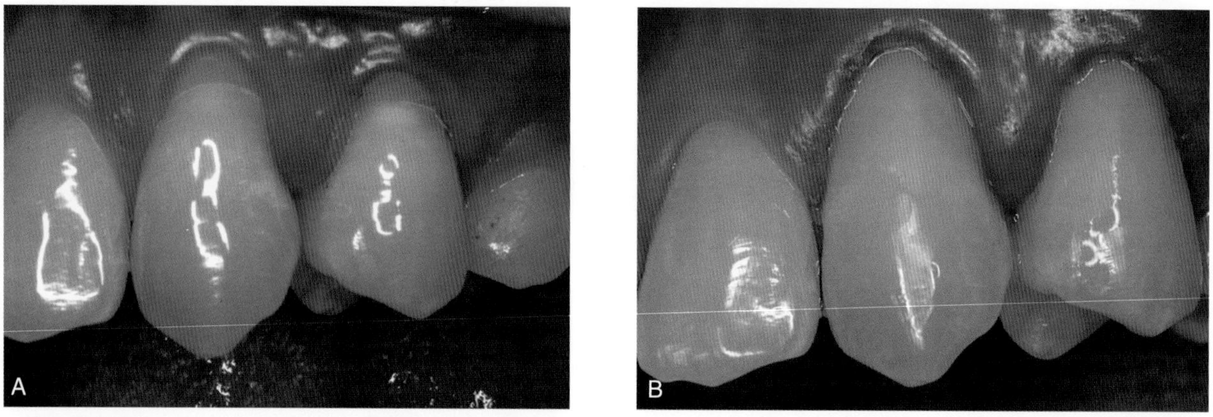

图 11-11　24、25 术前、术后对比照片　A. 术前颊面观；B. 术后颊面观

病例小结

不正确的刷牙方式是导致楔状缺损的主要原因。尤其是用力横刷的人常有典型和严重的楔状缺损。其他牙颈部结构、龈沟液内酸的作用、牙体组织疲劳及殆力作用与楔状缺损的形成有非常密切的关系。

典型的楔状缺损，边缘整齐、表面坚硬光滑，一般为牙体组织本色，偶有不同程度的着色。

好发于前磨牙，尤其是第一前磨牙位于牙弓弧度最突出处，刷牙时受力大，次数多。

楔状缺损的诊断并无难点，根据窝洞形态、位置及病因可进行准确的诊断。

楔状缺损治疗的难点在于如何排除龈沟液的干扰。对于复合树脂充填术而言，术区的隔湿、保持清洁、避免污染是充填术成功的关键因素。而楔状缺损位于牙颈部，与游离龈紧密相连，不断渗出的龈沟液常常是造成 V 类洞充填失败的主要原因。在本病例中我们使用排龈线排除龈沟液的污染，简单易行。但是对于由于长期慢性炎症刺激导致牙龈增生的患牙，我们可能需要行牙龈切除术对增生的牙龈组织进行边缘修整。

楔状缺损术后抛光也是非常关键的步骤！我们对于浅型楔状缺损可使用流动纳米树脂直接进行充填，但流动树脂可能会渗透至龈沟内，需要对龈边缘进行细致的修整，使其光滑圆钝，避免造成悬突，加重牙龈萎缩。

（王志华）

病例 12 楔状缺损 2

患者，男，48 岁。

主 诉

右上后牙冷热刺激痛 2 个月。

病 史

现病史 患者右上后牙 2 个月来自觉冷热刺激疼痛，半年前有自发痛病史，后自行缓解，今来我院就诊。

既往史 否认心脏病、高血压、糖尿病等系统性疾病史，否认手术外伤史，否认药物及食物过敏史。

家族史 否认家族遗传病史。

检 查

23~26 颊侧牙颈部横行缺损，呈楔形，其中 24 已穿髓，探诊无反应，冷刺激迟钝，热刺激迟钝，叩痛（±），正常生理动度，电活力读数 38，对照牙 17；25 近髓，探诊敏感，冷诊持续剧痛，叩痛（+），正常生理动度，电活力读数 4，对照牙 17；23、26 缺损达牙本质中层，探诊敏感，冷刺激一过性敏感，叩痛（−），正常生理动度（图 12−1）。

全口牙结石 1 度，牙龈稍红肿。

• 影像学检查

X 线片示：24、25 颈部低密度影像，24 根尖牙周膜稍增宽（图 12−2）。

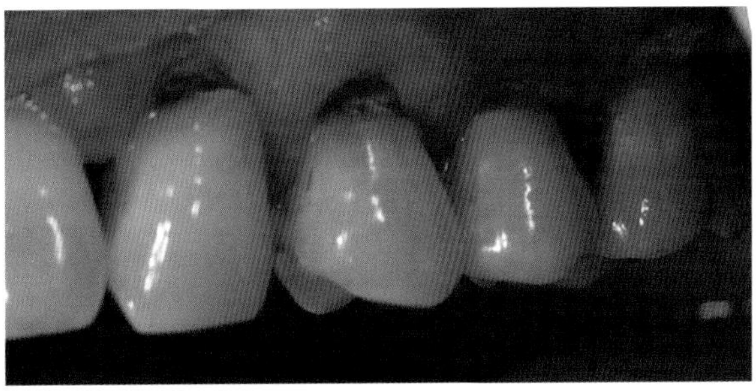

图 12−1 术前口内照片

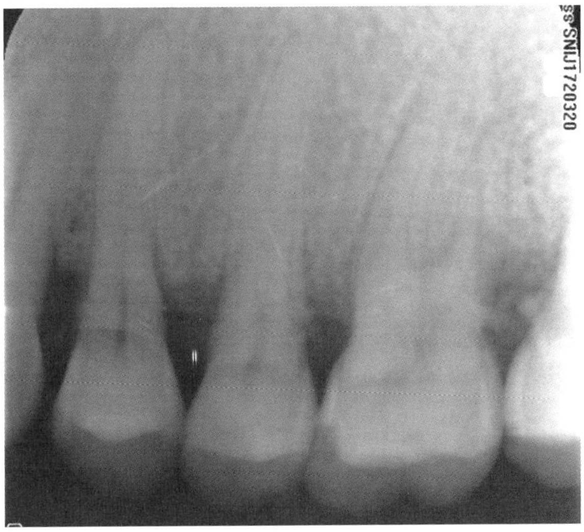

图 12−2 术前 X 线片

诊 断

1. 23~26 楔状缺损。

2. 24、25 慢性牙髓炎。

3. 慢性牙龈炎。

• 诊断要点

1. 存在冷热刺激痛、自发痛病史；

2. 23~26 颊侧楔形缺损；

3. 24 楔形缺损已穿髓，探诊无反应，冷热刺激迟钝，叩痛（±），电活力读数较对照牙明显迟钝；

4. 25 楔形缺损近髓，探诊敏感，冷诊持续剧痛，叩痛（+），电活力读数较对照牙明显敏感；

5. 23、26 楔形缺损达牙本质中层，探诊敏感，冷刺激一过性敏感，叩痛（-）。

治疗计划

1. 24、25 根管治疗术 + 纤维桩 + 树脂直接修复术。

2. 23、26 充填术。

3. 龈上洁治术。

告知患者病情、治疗计划、预后及费用，患者知情同意。

治疗过程

1. 对 22~27 进行龈上洁治术，去除影响操作的龈上牙石。

2. 24、25 局部浸润麻醉。

3. 采用自制比色板比色，选定 A3 色（图 12-3）。

4. 翼法上橡皮障，暴露 23~26，将橡皮障颊侧边缘翻折于龈沟内，必要时使用牙线或根向橡皮障夹固定。

5. 23~26 预备洞形，制备釉质短斜面（图 12-4）。

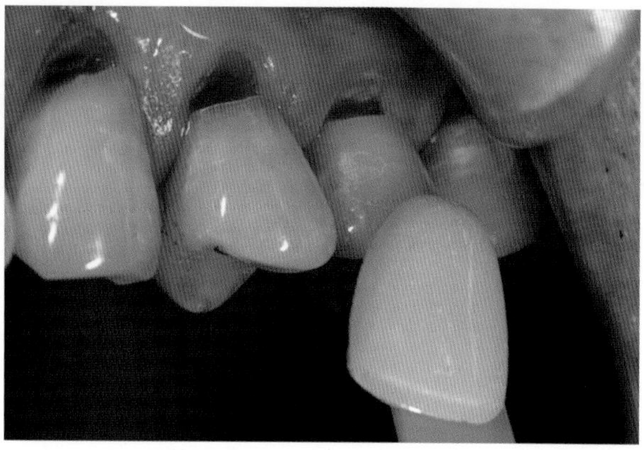

图 12-3 术前比色

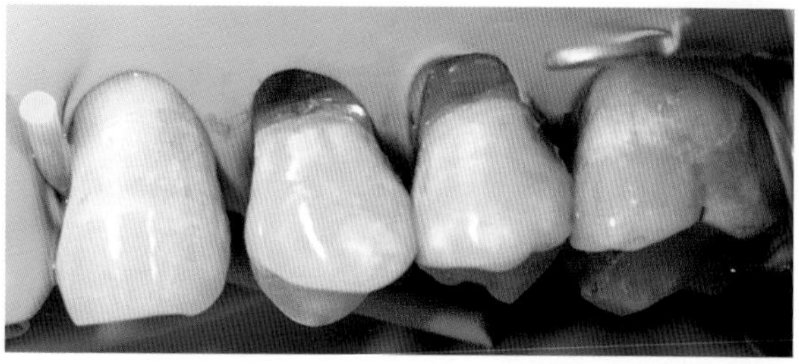

图 12-4 预备洞形

6. 酸蚀、冲洗、干燥、涂布粘接剂，光固化，分层充填 23~26 颊侧楔状缺损（图 12-5）。

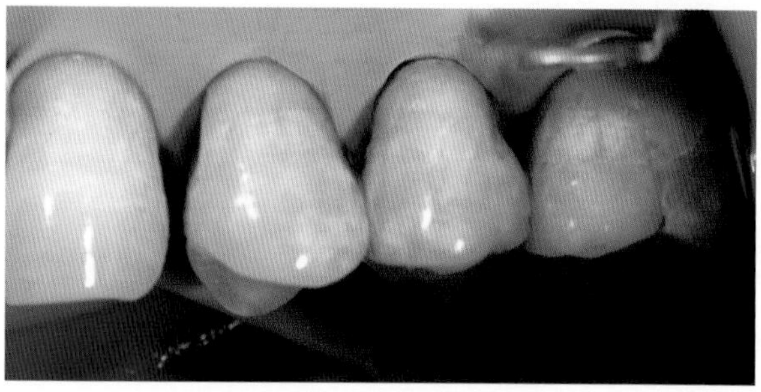

图 12-5 楔状缺损充填后即刻

7. 24、25 开髓，揭全髓顶，见 24 冠髓已坏死，根髓少量出血；25 髓腔大量血性渗出。超声修整髓腔，探查根管口，均探及颊根管及腭根管，10# K 锉疏通根管，测长：24 颊根 21.0 mm，腭根 20.5 mm；25 颊根 23.0 mm，腭根 22.0 mm，Pathfill 器械预备至 19#，WaveOne 镍钛旋转器械结合 EDTA 预备根管至 25#，5.25% 次氯酸钠溶液冲洗配合超声荡洗根管，吸干，拍摄试主尖片，显示 4 根管均恰到根尖孔（图 12-6）。

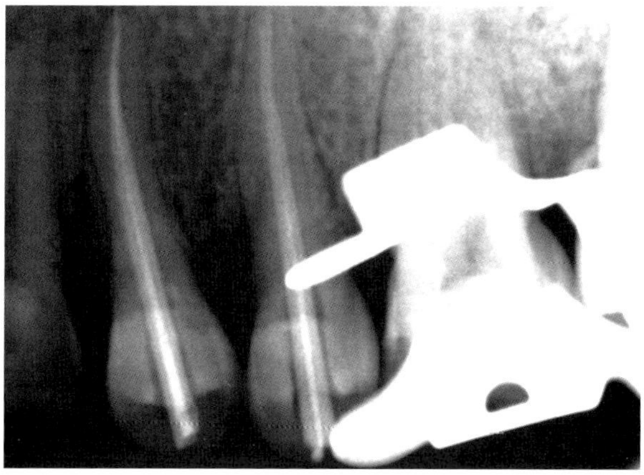

图 12-6　主尖示踪 X 线片

8. 热牙胶充填根管，回填至根管口下方 1 mm，棉球 + 丁氧膏暂封，拍摄 X 线片，4 根管均恰填（图 12-7）。

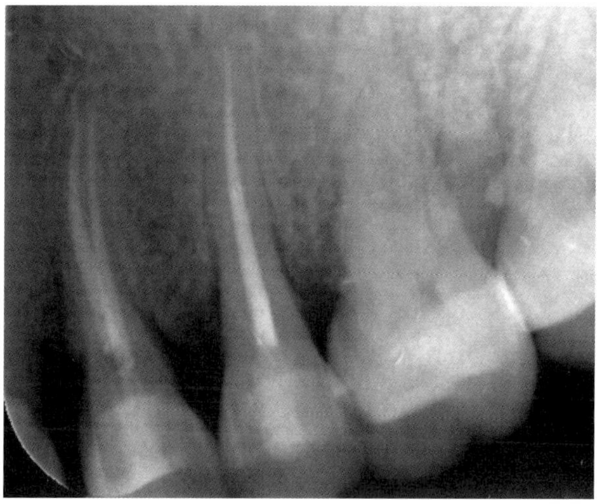

图 12-7　根充后 X 线片

9. 1 周后复诊：自诉疼痛完全缓解，24、25 叩痛（-），24、25 行 3M 纤维桩 + 光固化复合树脂修复术。

医　嘱

1. 转牙周科行全口龈上洁治术。
2. 患牙勿咬较硬食物。
3. 口腔健康教育（如巴氏刷牙法）。

术后复查

6 个月后复查：无不适，充填物完好（图 12-8），23~26 叩痛（-），尚未行全口龈上洁治术。

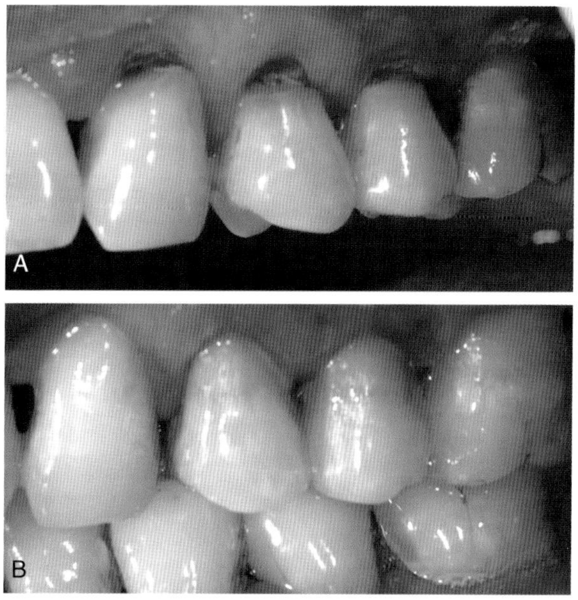

图 12-8　术前、术后对比照片　A. 术前颊面观；B. 术后 6 个月复查颊面观

病例小结

楔状缺损是引起牙髓炎或根尖周炎的常见牙体硬组织非龋性疾病，有时累及连续多个相邻患牙。本病例 4 颗患牙中存在 3 种牙髓状态，23、26 为正常牙髓；25 为不可复性牙髓炎的早期阶段，牙髓活力仍存在，冷诊引起持续性疼痛，电活力读数为 4；24 为不可复性牙髓炎的晚期阶段，牙髓活力变差，冷热诊均无激发痛，电活力读数为 38，所以针对连续多个相邻的患牙，准确细致地判断每个牙位的牙髓状态，对诊疗具有重要意义。

因楔状缺损的橡皮障安装相对较难，对于需要进行根管治疗的楔状缺损患牙，可先对其颊侧缺损进行修复，可有效防止颊侧橡皮障边缘滑脱，造成渗漏。楔状缺损的树脂直接修复应注意龈壁部位树脂和牙体组织的衔接，不可形成悬突，也不可磨除牙骨质，增加牙本质敏感的风险，还也应注意恢复颊面颈部的生理凸度。

本病例25根管工作长度均超过22 mm，针对较长的根管，采用Pathfill等非大锥度机用锉，可有效提高工作效率，降低器械分离风险，同时应注意冠部及根管中上段的预敞。

对于前磨牙楔状缺损根管治疗后的冠部修复方式，因前磨牙颈部缩窄，建议使用纤维桩，降低患者颈部折断风险，但不建议行全冠修复，因全冠修复会在一定程度上损害颈部抗折能力。

（董茜茜）

病例 13 酸蚀症

患者，男，28 岁。

主　诉

上前牙冷热敏感 2 月余。

病　史

现病史　患者 2 个月前开始出现上前牙冷热酸甜敏感，无自发痛，今来我院诊治。

既往史　否认全身系统性疾病史及与牙科治疗相关的过敏史。否认药物过敏史。患者有长期喝可乐的习惯，每天至少 1 瓶，有饮后立即刷牙的习惯，无长期工业酸接触史。

家族史　否认家族遗传病史。

检　查

21~23 唇面颈 1/3 碟状缺损，边界不清，其中 21 缺损近髓，切端均磨损；24 颊面颈 1/3 楔状缺损，近髓。21~24 缺损处探诊均敏感，冷诊一过性敏感，叩痛（-），均正常生理动度。12 腭侧阻生。龈缘红肿，牙龈探诊出血 1 度（图 13-1）。

诊　断

1. 21~23 酸蚀症。
2. 24 楔状缺损。
3. 慢性龈缘炎。
4. 12 腭侧阻生。

• 诊断要点

1. 上前牙冷热敏感 2 月余。
2. 患者有长期喝可乐习惯，每天至少 1 瓶，有饮后立即刷牙习惯。
3. 21~23 唇面颈 1/3 碟状缺损，其中 21 缺损近髓，唇面切 2/3 釉质光亮且表面稍凹陷。

治疗计划

1. 21~24 充填术。

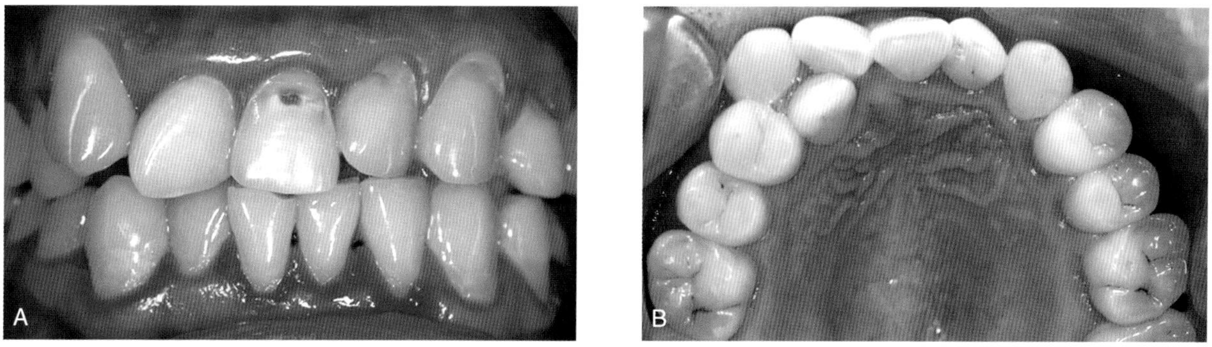

图 13-1　术前口内照片　A. 唇面观；B. 𬌗面观

2. 口腔健康教育：避免酸性饮料过多摄入，接触酸性食物后 1 h 内禁止刷牙，正确刷牙方式。

3. 定期复查。

4. 全口龈上洁治术。

5. 12 正畸治疗。

治疗过程

1. 全口龈上洁治术。

2. 比色：采用自制比色板进行比色，选定颜色为 A3。

3. 安装橡皮障，暴露 15~25。

4. 修整洞形，制备釉质短斜面，21~24 间接盖髓，酸蚀，涂布粘接剂，光固化树脂充填，抛光（图 13-2）。

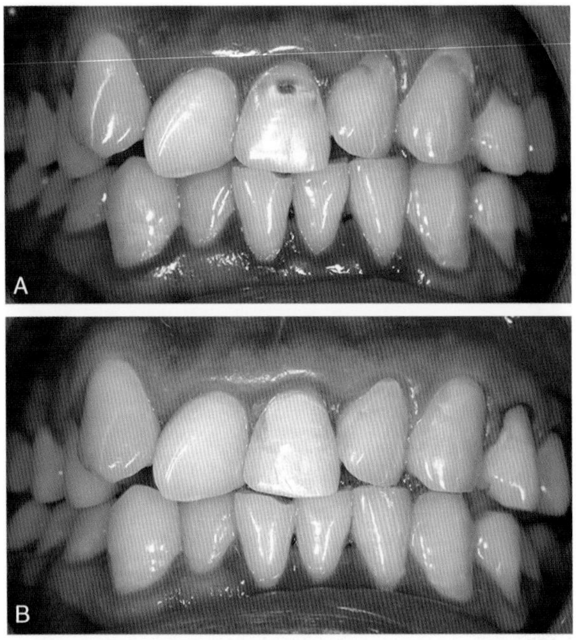

图 13-2　术前、术后对比照片　A. 术前唇面观；B. 术后唇面观

病例小结

本病例容易误诊成单纯的楔状缺损，其与单纯楔状缺损的鉴别要点包括：21~23 颈部缺损洞底较圆缓，边界不清晰，呈碟状而非楔状；患者具有非常典型的饮用碳酸饮料且短期内刷牙的习惯。从以上信息可以看出，外源性酸的作用是该患者产生牙体缺损的主导原因，当然酸蚀、楔状缺损和磨耗三者有时会互相作用，难以完全鉴别，比如酸的作用可以加重刷牙等机械力和咀嚼的磨损作用，因此，在本病例可以看到以上 3 种疾病并存的现象。

在临床上，常常可以见到由饮食中的酸引发的、发生于唇颊面的酸蚀症，一旦有可疑体征，应仔细询问患者酸的摄入量、摄入方式及摄入与刷牙的时间间隔，唾液分泌情况等信息，以便进一步诊断，并应在治疗之初即给予系统纠正不良习惯的指导建议，并定期随访。

酸蚀症的治疗同楔状缺损一样，以恢复牙体形态为主要目的，少数病例会因缺损累及牙髓而发生牙髓根尖周病，应采取根管治疗术等治疗手段。

（董茜茜）

病例 14 牙隐裂

患者，男，71 岁。

主　诉

右下后牙自发痛 1 d。

病　史

现病史　1 d前患者自觉右下后牙自发性、阵发性疼痛，放射至同侧头面部，不能自行定位，冷热刺激加重，患者半年来有右侧定点咀嚼疼痛，今来就诊。

既往史　否认心脏病、高血压等系统性疾病史，否认药物及食物过敏史。

家族史　否认家族遗传病史。

检　查

46𬌗面可见金属充填物，边缘可见继发龋，远中沟及远中舌沟均可见隐裂线，越过边缘嵴达远中邻面并向根方延伸，探诊无反应，冷诊激发痛，叩痛（+），咬诊疼痛，周围牙槽黏膜处未见窦道，正常生理动度（图 14–1）。

47 缺失。

• 影像学检查

X 线片示：46𬌗面高密度阻射影，髓腔、根管空虚，牙周膜间隙稍增宽（图 14–2）。

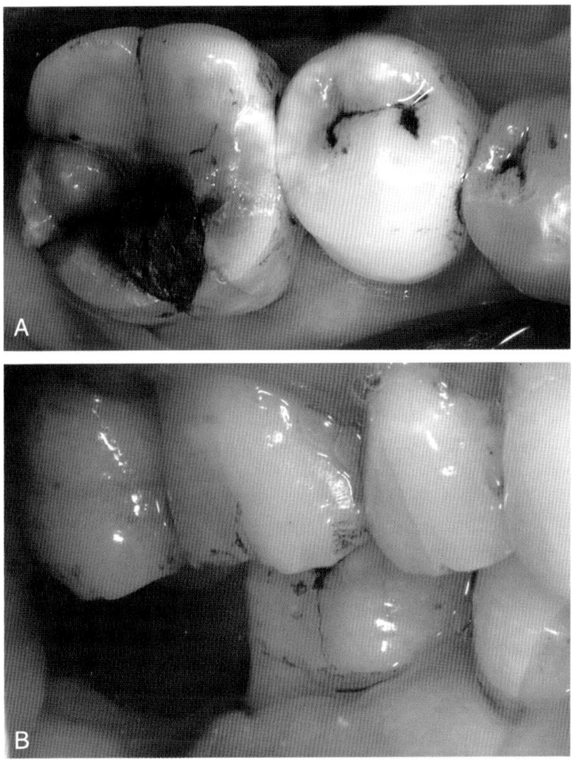

图 14–1　术前口内照片　A. 𬌗面观；B. 颊面观

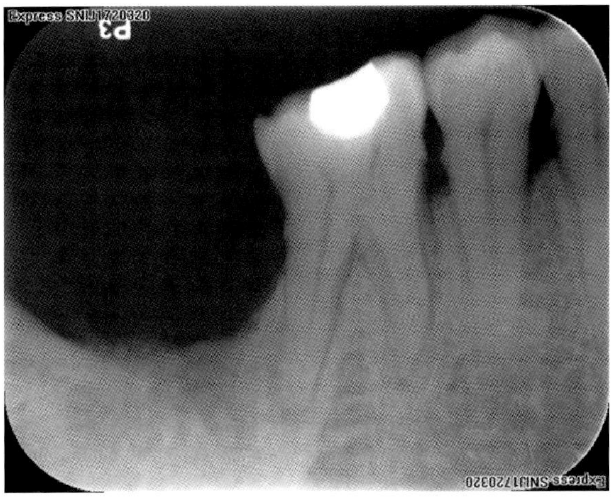

图 14–2　术前 X 线片

诊　断

46 牙隐裂、急性牙髓炎。

•诊断要点

1. 患者半年来有右侧咀嚼疼痛。自发性，阵发性疼痛病史，特点为：放射痛，不能定位，冷热刺激加重。

2. 46 牙远中沟及远中舌沟均可见隐裂线，越过边缘嵴达远中邻面。

3. 冷诊激发痛。咬诊疼痛，叩痛（+）。

治疗计划

1. 46 试行根管治疗术 + 全冠修复。

2. 47 种植修复。

告知患者：46 牙隐裂可能发展为牙劈裂，预后差，可暂试行根管治疗术 + 全冠修复，若治疗后出现咬合痛、反复牙床肿痛或窦道，则需拔除，患者同意试治并签字。

治疗过程

1. 46 STA 牙周膜浸润麻醉。

2. 用翼法安装橡皮障，高速裂钻去除原金属充填物及龋坏，开髓，裂钻和球钻配合使用揭髓顶，见冠髓不成形，根管口探诊出血（图 14-3），超声器械修整髓腔，建立直线通路（图 14-4）。

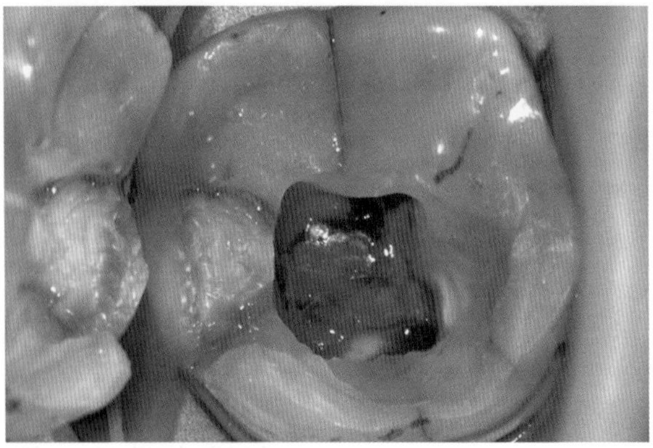

图 14-3　开髓（显微镜 ×16）

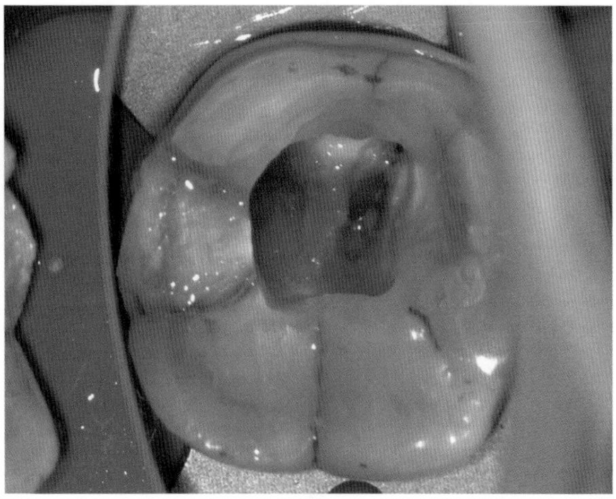

图 14-4　髓腔预备（显微镜 ×16）

3. 10#、15#K 锉疏通根管，测量工作长度为 MB：19.0 mm，ML：19.0 mm，DB：20.0 mm，DL：19.0 mm（均以洞缘为标记点）。Pathfill 器械（13#、16#、19#）预备根管，Reciproc 镍钛旋转器械配合 EDTA 预备 4 根管均至 R25（图 14-5），5.25% 次氯酸钠溶液冲洗并浸泡根管 10 s，超声荡洗根管 30 s，纸尖吸干，氢氧化钙 +ZOE 暂封。降低咬合（图 14-6）。

4. 1 周后复诊，患者未诉不适，46 远中劈裂，折裂线位于龈下 3 mm（图 14-7），叩痛（-），正常生理动度。

5. 根据 46 牙尖劈裂情况，修正治疗计划为“46 根管治疗术 + 冠延长术 + 全冠或高嵌体修复术”。

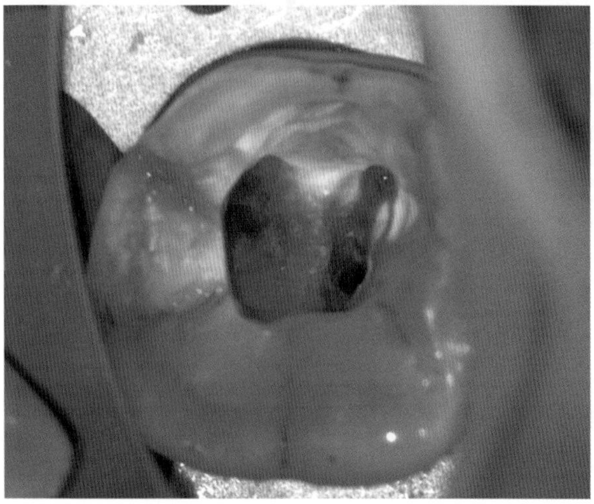

图 14-5　根管预备（显微镜 ×16）

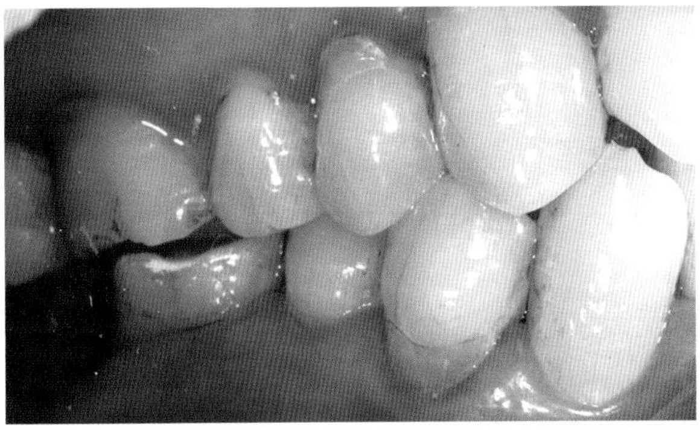

图 14-6　降低咬合

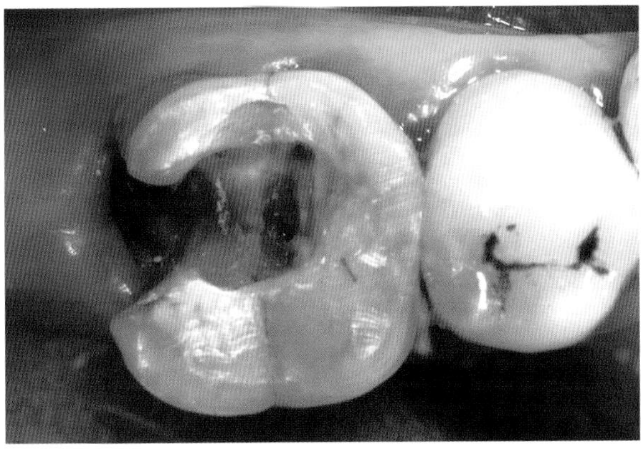

图 14-7　远中牙尖劈裂

6. 玻璃离子制作远中假壁，上橡皮障，试主尖（04 锥度 25#），拍摄 X 线片，示：恰到根尖孔（图 14-8）。采用 Beefill 热熔牙胶系统充填 4 根管，回填牙胶至根管口下方 0.5~1.0 mm，ZOE 暂封。拍摄术后根充 X 线片，显示根充恰填，密度佳（图 14-9）。

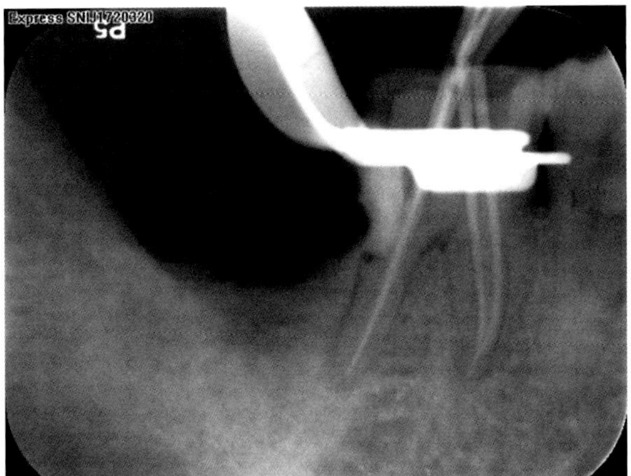

图 14-8　试主尖片

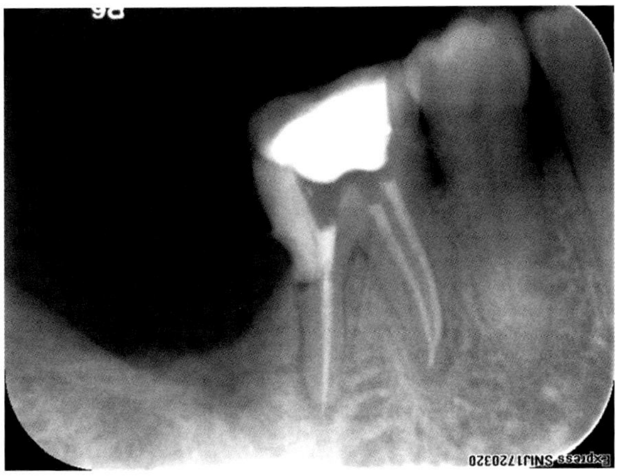

图 14-9　术后 X 线片

7. 转牙周科行 46 冠延长术，缝合，暂封窝洞（图 14-10、图 14-11）。

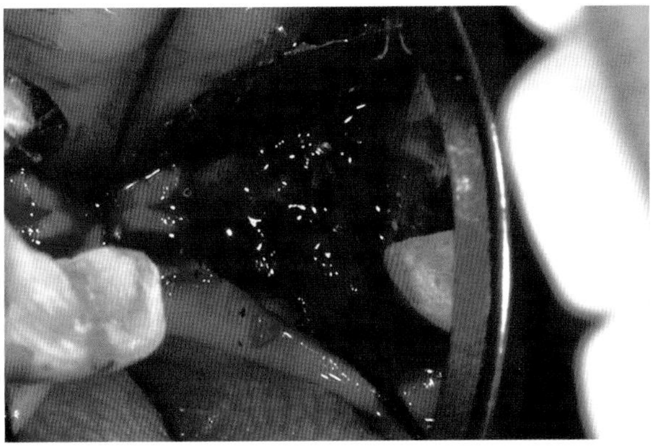

图 14-10　牙冠延长术暴露远中断面

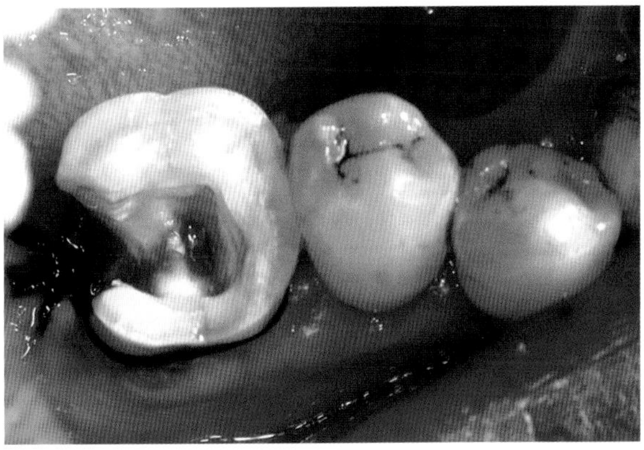

图 14-11　缝合

8. 1 周后拆线，创口愈合良好。拟行 46 高嵌体修复（髓腔固位）。

9. 46 去除暂封材料，流动树脂封闭根管口，高嵌体预备，抛光，制取光学印模（图 14-12），计算机辅助设计与计算机辅助制作（图

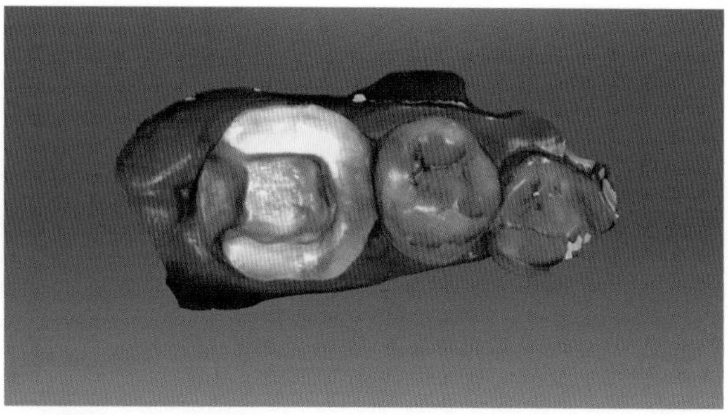

图 14-12　光学印模

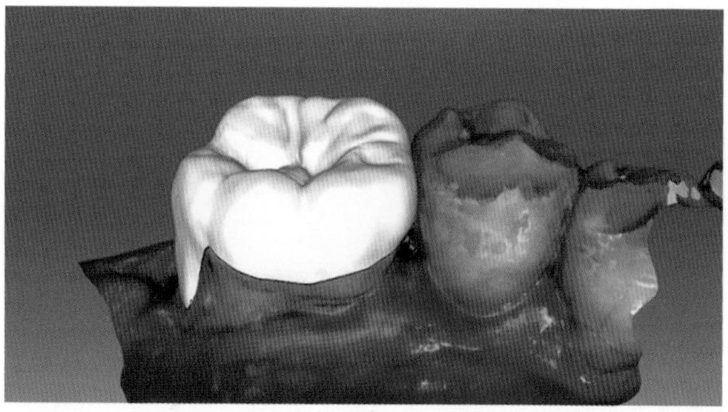

图 14-13　修复体设计

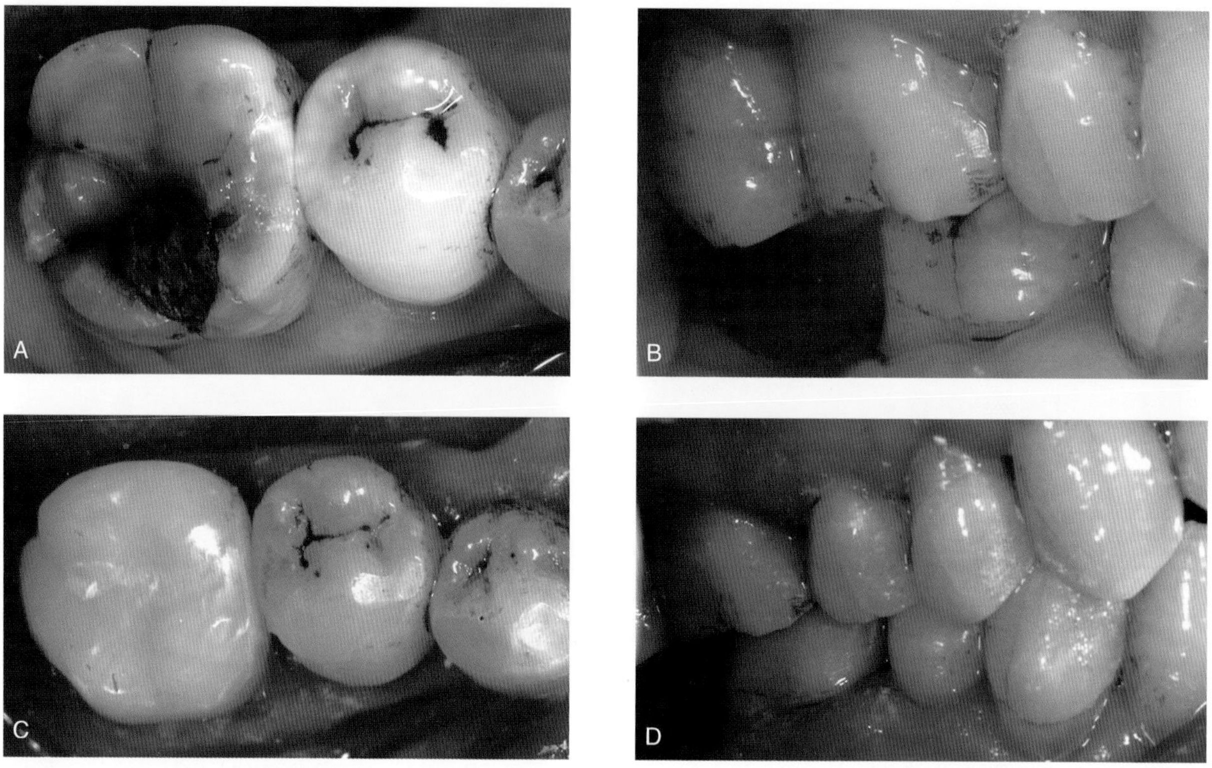

图 14-14　修复前、后口内照片　A. 术前殆面观；B. 术前颊面观；C. 术后殆面观；D. 术后颊面观

14-13），修复体喷砂，试戴，粘接，调殆，抛光（图 14-14）。

病例小结

本病例为牙隐裂导致的急性牙髓炎。牙隐裂最好发牙位为上颌第一磨牙，本病例发病原因推测与 47 长期缺失有关。故诊治计划应包含下颌牙列缺失的修复。

■牙隐裂导致的牙髓炎的治疗

除了包含规范化的根管治疗术外，还应在早期进行降低咬合，带环保护等方法预防牙隐裂发展成为牙劈裂。但有时即使采取了有效措施，仍不能完全防止牙劈裂的发生，本病例即是此情况。一旦发生牙劈裂，应评估劈裂深度和范围，确定是否保留，本病例折裂线位于龈下 3 mm 且范围仅局限于远中尖，故仍可以采用冠延长术暴露断端后修复。若劈裂过深或范围过大，则需拔除；如未发生劈裂，应及时采用全冠进行修复，如已发生劈裂，则可考虑多种覆盖牙尖式修复方式，本病例采用高嵌体修复方法，获得了较为满意的效果。

（董茜茜）

病例 15　牙根纵裂 1

患者，男，45 岁。

主　诉

右上后牙反复肿痛数月。

病　史

现病史　患者数月来右上后牙反复肿痛，6 年前曾因冠折行根管治疗，后根管治疗失败，3 年前行显微根尖手术及纤维桩树脂核烤瓷冠修复，今就诊要求治疗。

既往史　否认心脏病、高血压等系统性疾病史，否认药物及食物过敏史。

家族史　否认家族遗传病史。

检　查

15 呈全冠预备型，探诊、冷诊无反应，扪痛（+），叩痛（+），松动 I 度，颊侧根尖区窦道、压痛，颊侧牙周袋探诊深度约 10 mm（图 15-1）。

• 影像学检查

X 线片示：15 冠部高密度影，根充尚可，牙根远中侧可见低密度影像（图 15-2）。

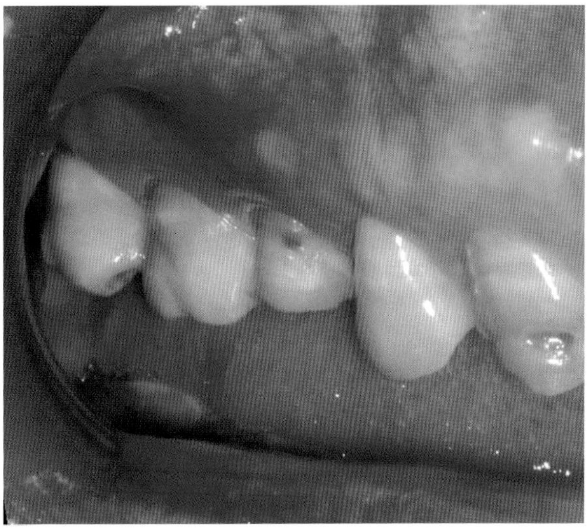

图 15-1　15 术前颊面观

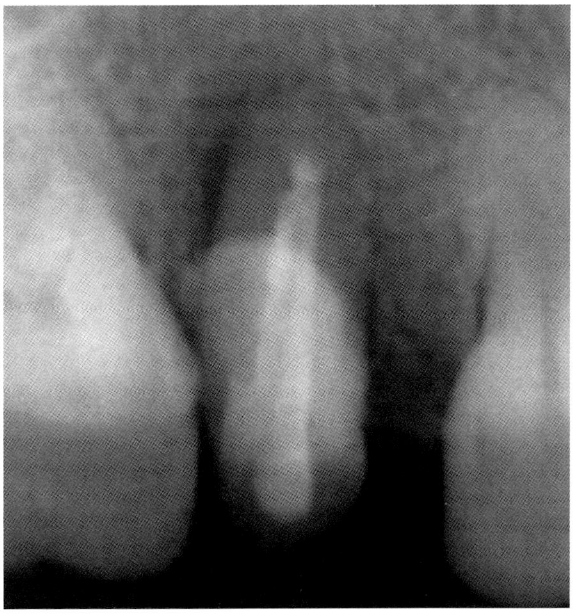

图 15-2　术前 X 线片

诊　断

15 慢性根尖周炎、根裂可疑、牙体缺损。

• 诊断要点

1. 15 根管治疗术、桩冠修复等复杂牙科治疗史。

2. 扪痛（+）、叩痛（+），松动 I 度，伴有窦道或肿胀。

3. 患牙局部存在窄而深的牙周袋。

4. X线片显示患牙根周低密度影局限于一侧。

治疗计划

方案一：15 拔除术。

方案二：15 翻瓣探查，术中酌情处理。（治疗难度：高难度）。

患者选择方案二。

告知患者：15 为慢性根尖周炎，根裂可疑，治疗难度为高难度，试行翻瓣探查，若术中确诊牙根纵裂，则需拔除，患者同意试治并签字。

治疗过程

切开翻瓣，手术显微镜下刮除 15 根尖周肉芽组织，止血，见患牙颊侧根面纵裂纹，显微探针探查，确认患牙根裂（图 15-3 至图 15-5）。

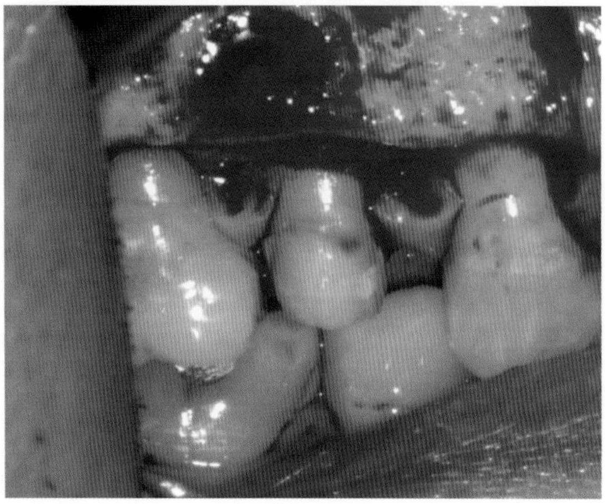

图 15-3　15 术中翻瓣见肉芽组织

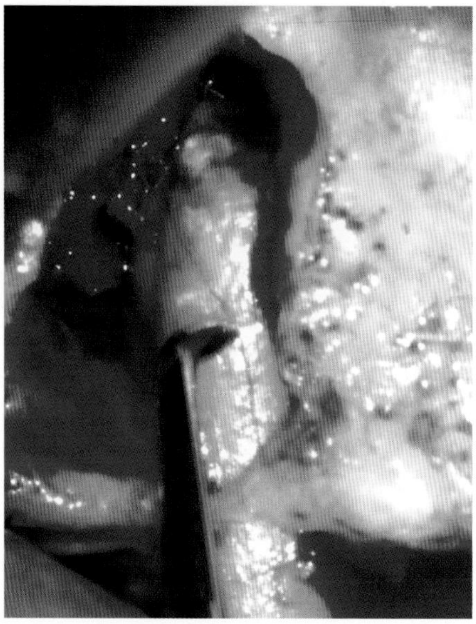

图 15-4　去除肉芽组织见根面纵裂纹（显微镜 ×6.4）

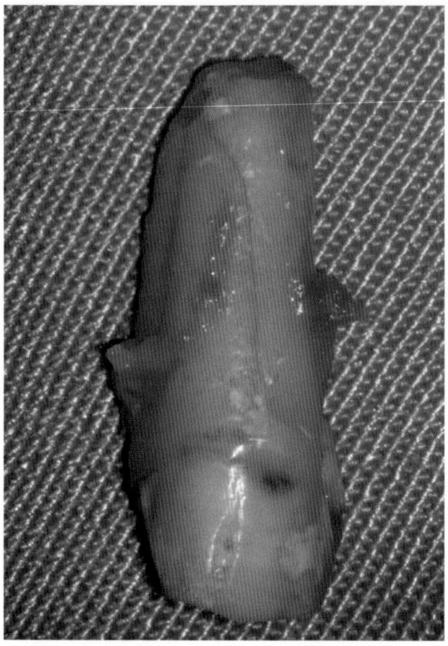

图 15-5　拔除后的 15（颊面观）

医　嘱

常规拔牙术后医嘱。预约术后 1 周拆线。

病例小结

牙根纵裂是一种完全或不完全的纵向牙根裂纹，通常发生在牙根的颊舌面，常见于前磨牙和磨牙，患牙预后差，多需拔除。

■牙根纵裂的病因

（1）内因：解剖结构，所在位置，饮食习惯。

（2）外因：外伤、牙髓或根管治疗后。

■牙根纵裂的临床和影像学特点

临床特点：

（1）复杂牙科治疗史；

（2）扪痛，叩痛；

（3）局部窄而深的牙周袋；

（4）伴窦道或肿胀。

X 线片示：“日晕状”放射影。

■牙根纵裂的确诊

传统的 X 线片和 CBCT 仍不能成为诊断根裂的可靠检测方法，根裂确诊仍需翻瓣探查或拔除。

■牙根纵裂的治疗

（1)拔牙: 适用于发生完全根裂的单根牙，或多根牙其中一根发生完全根裂，患者选择拔牙的病例。

（2）截根术：适用于多根牙其中一根发生完全根裂，患牙存在根分叉病变，患者选择试保存患牙的病例。

（3）半切术：适用于下颌磨牙，其中一根发生完全根裂，另一根较为健康，因修复需要，患牙健康的一半需留做后期修复体基牙的病例。

（4）显微根管外科手术：适用于单根或多根牙存在起始于根尖向冠方延伸的不完全根裂，磨除裂纹段牙根，剩余未存在裂纹的牙根长度足以支持患牙继续行使功能的病例。

牙根纵裂已成为根管治疗后牙齿拔除的第三大因素。根裂的早期发现可避免不必要的根管再治疗和根尖手术，避免持续性的感染、肿胀和牙槽骨吸收，但因其临床症状和 X 线片表现常类似于根管治疗失败和某些根尖周病损，加之现有影像学检查条件的限制，术前确诊较为困难，常需翻瓣探查或拔牙。该病例中，患牙先后经历外伤、根管治疗、桩核修复、全冠修复、显微根尖外科手术、拆冠及二次翻瓣探查，最终拔牙，最大限度地尝试了保存患牙的设计方案，如何避免根裂的产生，应该贯穿患牙治疗和维护的各个阶段。

（徐　宁）

病例 16 牙根纵裂 2

患者，男，70 岁。

主 诉

右上后牙咬合痛伴牙床肿胀 3 d。

病 史

现病史 3 d 前开始出现右上后牙咬合痛伴牙床肿胀，服用甲硝唑 3 d，4 年前曾在我科行“根管治疗术 + 纤维桩树脂核 + 全冠修复”，现来我科就诊。

既往史 自述有高血压病史、每天服药控制（今早 8:30 量血压 148/95 mmHg），否认心脏病史，否认糖尿病史，否认药物及食物过敏史。

家族史 自述有家族遗传性高血压病史。

检 查

14 全冠尚好，探诊、冷诊无反应，叩痛(+)，松动 I 度。腭侧牙龈充血水肿，探易出血，腭侧根尖区牙龈可见脓性窦道、有黄白色脓液溢出。

• 影像学检查

X 线片示：14 牙冠高密度影像，根充尚好，牙胶尖示踪指向根尖 1/2 近中侧低密度透射影像（图 16-1）。

CBCT 显示：14 根尖 1/2 颊侧、近中侧均可见牙槽骨吸收，未见明显线性透射影。

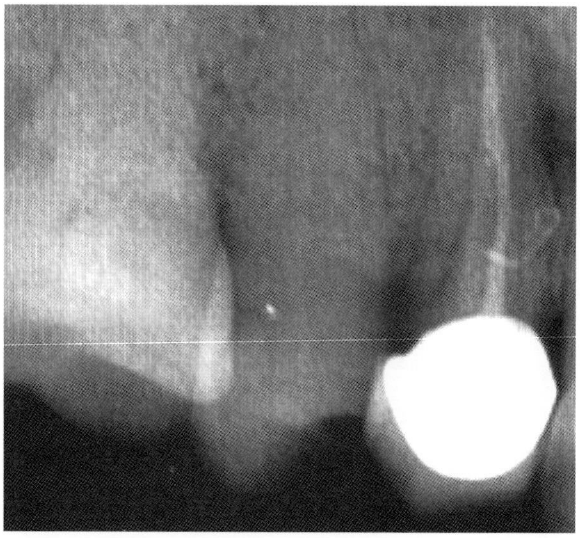

图 16-1 14 术前 X 线片 牙胶尖示踪指向根尖近中侧暗影

诊 断

14 牙根纵裂可疑。

• 诊断要点

1. 14 根管治疗术 + 纤维桩治疗史。

2. 14 X 线片显示根充质量尚好，牙胶尖示踪指向根尖 1/3 近中侧低密度透射影像，根尖孔周围未见明显异常。

治疗计划

14 根尖手术探查。

告知患者：14 牙根折可疑，预后较差，

先手术探查，若术中发现根折则拔除患牙；若未发现根折则行根尖刮治术 + 倒充填术，若术后仍反复咬合痛、牙床肿胀，则需拔除患牙，患者同意试治并签字。

治疗过程

1. 14 必兰麻局部浸润麻醉下翻瓣，骨吸收位于颊侧及近中。

2. 14 近中颊侧轴角处可见殆根向裂纹自颈部至根尖 1/3 与根中 1/3 交界处。

3. 拔除 14（图 16-2、图 16-3），骚刮牙槽窝，冲洗，干燥，四环素 + 可吸收性明胶海绵填塞，缝合。

4. 预约 1 周后复诊拆线。

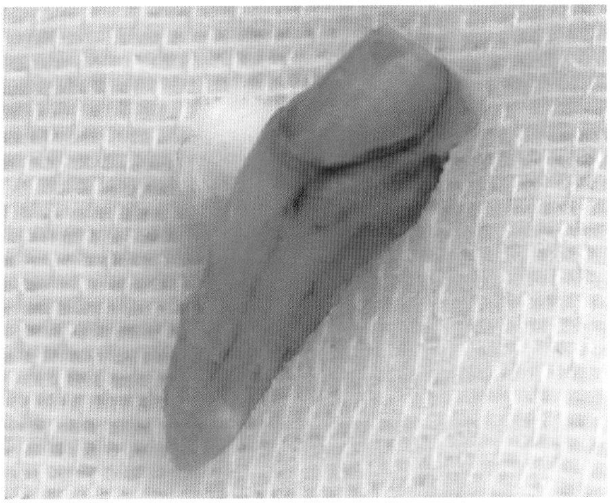

图 16-2　14 拔除后颊面观

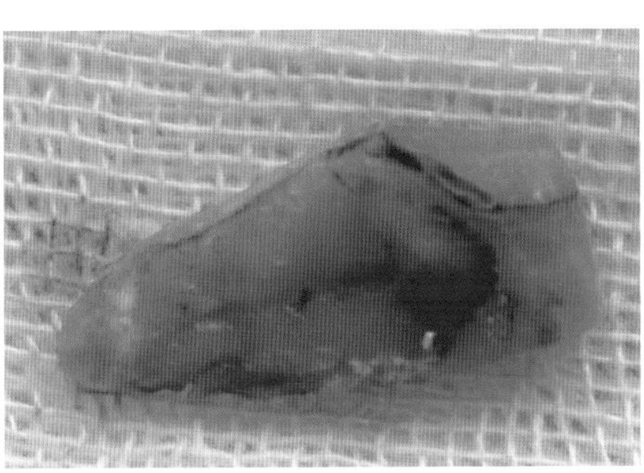

图 16-3　14 拔除后近中面观

医　嘱

14 拔除后 3 个月活动义齿修复或半年后种植修复。

病例小结

■根管治疗术、桩核、全冠修复后出现的牙根纵折

根管治疗术、桩核、全冠修复后的牙齿，若根充的长度、宽度、锥度、密度无异常、但根侧再次出现暗影、临床出现咬合痛、牙床反复肿胀等症状，应高度怀疑牙根纵裂。有时残根、残冠的牙根纵裂在无咬合接触时不出现临床症状、X 线检查也不能发现，但在根管治疗术、桩核、全冠修复并恢复咀嚼功能后才出现咬合痛、牙床反复肿胀疼痛、逐渐增大的根侧暗影，这种情况最容易出现医患纠纷，应引起牙体牙髓病科医生的特别关注。

■手术探查与医患沟通

对现有技术手段无法明确诊断但高度怀疑根折的患牙，可尝试根尖手术探查。需要注意的是，有些根折肉眼无法看出，需要在牙科显微镜下观察。这类患者的术前医患沟通和知情同意书既要谈到根尖手术保留患牙的可能，又要谈到根折无法手术即刻拔除的可能。

（蒋月桂）

病例 17 釉质发育不全

患者，男，15 岁。

主　诉

右上后牙食物嵌塞 1 年。

病　史

现病史　右上后牙自 1 年前起反复食物嵌塞，伴有牙龈出血，今来我院就诊。

既往史　否认心脏病、高血压等系统性疾病史，否认药物及食物过敏史。

家族史　否认家族遗传病史。

检　查

14 颊尖、近中邻𬌗面颊侧釉质缺损，牙本质外露，近中牙间隙约 1 mm，探诊、冷诊无反应，叩痛（-），正常生理动度。颊面可见龈退缩 5 mm、根面外露，近中牙周袋探诊深度 5 mm，牙龈稍充血水肿（图 17-1、图 17-2）。

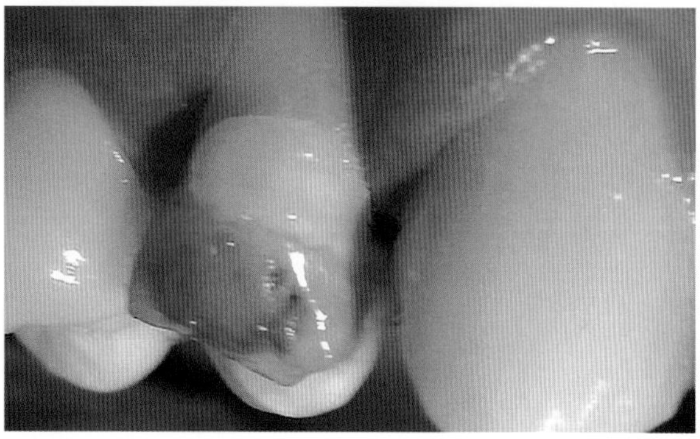

图 17-1　14 术前颊面观

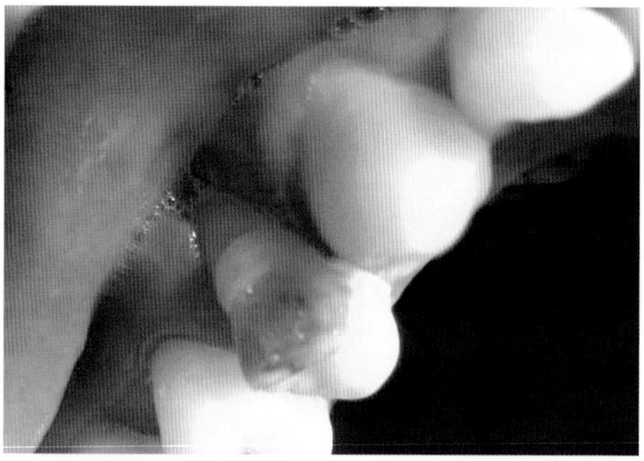

图 17-2　14 术前颊𬌗面观

• 影像学检查

X 线片示：14 冠部近中邻𬌗低密度影，髓腔、根管空虚，根尖周组织未见明显异常，近中牙槽骨混合吸收至根中 1/3（图 17-3）。

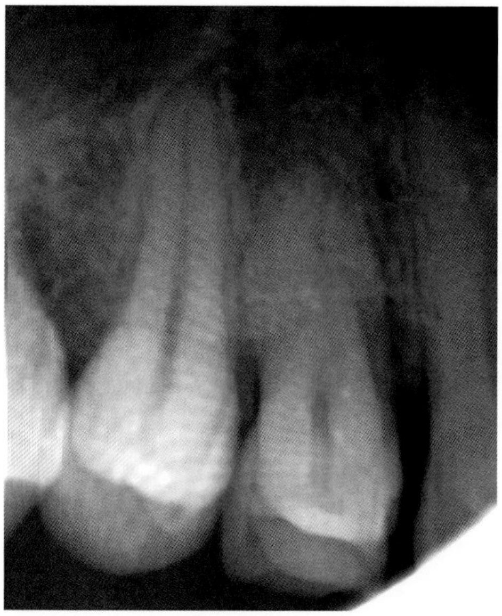

图 17- 3　14 术前 X 线片

诊　断

1. 14 釉质发育不全、牙周炎（中度）。

2. 13、14 食物嵌塞。

• 诊断要点

1. 14 釉质缺损。

2. 14 牙周袋形成。

3. 13、14 之间食物嵌塞、牙龈出血病史。

4. X 线片显示 14 近中牙槽骨混合吸收至根中 1/3。

治疗计划

14 试行树脂覆盖牙尖充填术 + 牙周洁治刮治术。

告知患者及家属：患儿现年 15 岁，颌骨发育尚未稳定，14 牙牙釉质发育不全、牙周炎（中度），先试行树脂覆盖牙尖充填术 + 牙周洁治、刮治术，待 18 岁颌骨发育完成，再行全冠修复术。患者家属同意试治并签字。

治疗过程

1. 14 清理牙面，酸蚀 60 s，吹洗 60 s，干燥，涂布粘接剂，光固化。

2. 3M P60B2 高强树脂充填，调殆、抛光（图 17-4、图 17-5）。

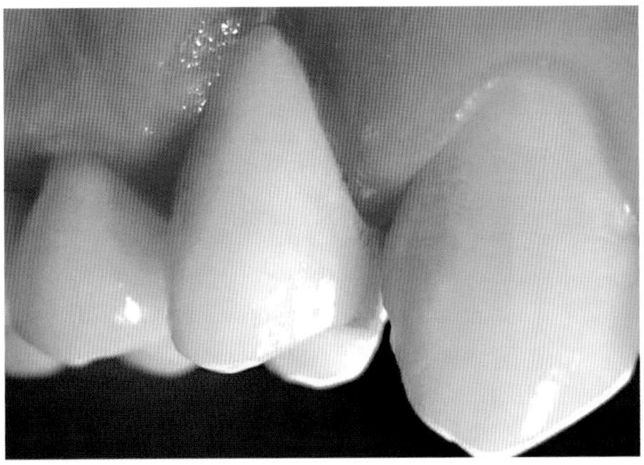

图 17-4　14 术后颊面观

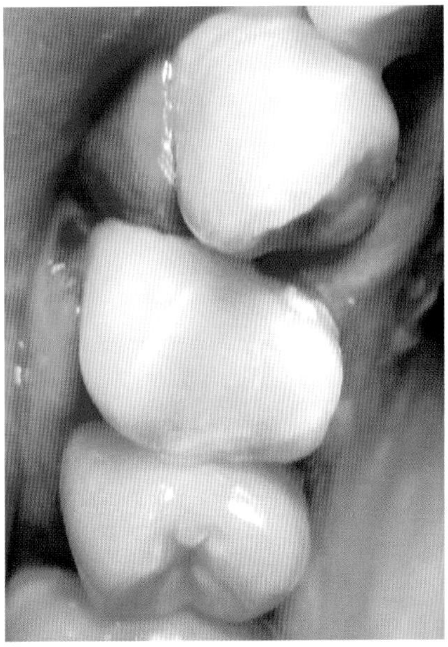

图 17-5　14 术后颊殆面观

医　嘱

1. 转牙周科行 14 洁治术、刮治术。

2. 14 勿咬较硬食物。

3. 18 岁以后可行 14 全瓷冠修复。

病例小结

■釉质发育不全

牙釉质发育不全和牙釉质钙化不全均属于牙釉质发育异常，牙釉质发育不全是牙釉质形成的量减少，牙釉质钙化不全是矿化质量不足。

常见的病因有：

（1）母体在妊娠期患风疹、毒血症，本人在婴儿期患高热疾病（肺炎、麻疹、猩红热、白喉等）。

（2）营养不良，佝偻病，维生素 A、维生素 C、维生素 D 及钙缺乏，以及免疫遗传因素。

（3）乳牙根尖周感染：任何继承恒牙都可能由于乳牙根尖周感染而导致牙釉质发育不全。

临床上常见的症状有：

（1）牙面颜色有改变，呈棕色。

（2）牙齿可有带状、窝状凹陷。

（3）牙面可见平行横线。

（4）切缘变薄。

（5）后牙牙尖缺损或消失。

（6）对称性发生。

（7）多发性缺损。根据病变程度分为轻症、中症及重症。

■树脂覆盖牙尖充填技术

患牙颊尖釉质缺失、薄弱，可降低颊尖高度、留出 3M P60 树脂所需的厚度、利用颊尖、近中邻面、颊面的粘接面积，完成覆盖颊尖的树脂修复。

■颌骨未发育完成患者的牙体修复治疗

本例患者 15 岁，距离颌骨发育完成尚有 3 年，暂不宜行全瓷冠修复，可先行树脂修复，恢复其近中邻面缺损，治疗患者的食物嵌塞、牙周炎。待 18 岁颌骨发育完成后，根据临床需要再决定是否行全瓷冠修复。

（冯海楠　蒋月桂）

病例 18 氟牙症（中度）

患者，女，23岁。

主　诉

牙齿着色10余年。

病　史

现病史　患者发现牙齿着色10余年，影响美观，无不适症状，2周前行全口龈上洁治术。曾于修复科就诊，建议"瓷贴面"修复，因需要"磨牙"拒绝，现来我科要求漂白。

既往史　否认心血管疾病、糖尿病等系统性疾病史；否认肝炎、结核等传染性疾病史；否认药物过敏史。自述童年有高氟区生活史。

家族史　否认家族遗传病史。

检　查

全口牙列完整，牙龈正常，全口牙唇颊面可见不同程度黄褐色及白垩色弥散斑块（图18-1）。

11、21唇面可见纵向裂纹，探诊、冷诊均正常，叩痛均（-），正常生理动度。余未见明显异常。

诊　断

1. 全口中度氟牙症。
2. 11、21牙隐裂。

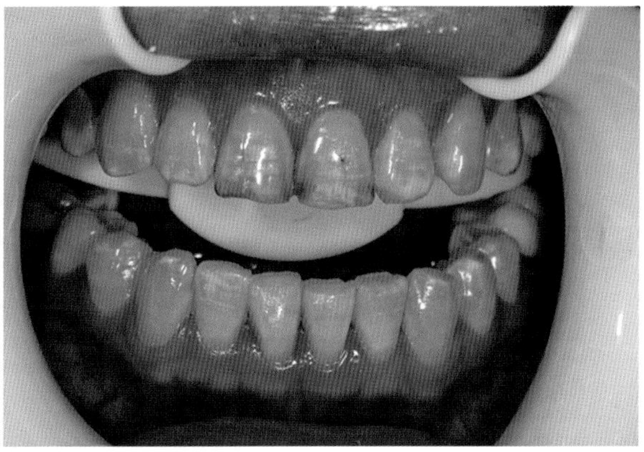

图18-1　术前口内照片

• 诊断要点

1. 童年高氟地区生活史。
2. 全口多数牙着色。
3. 黄褐色和白垩色相间。
4. 11、21唇面可见纵向裂纹。

治疗计划

14~24、34~44冷光美白。

告知患者：治疗过程中有可能敏感或白垩色斑块无变化，患者知情同意并签字。

治疗过程

1. 14~24、34~44抛光杯蘸取抛光膏抛光（图18-2），比色为C2（图18-3）。

2. 置开口器、吹干牙面、隔湿，涂抹护唇油、护龈剂（图18-4）。

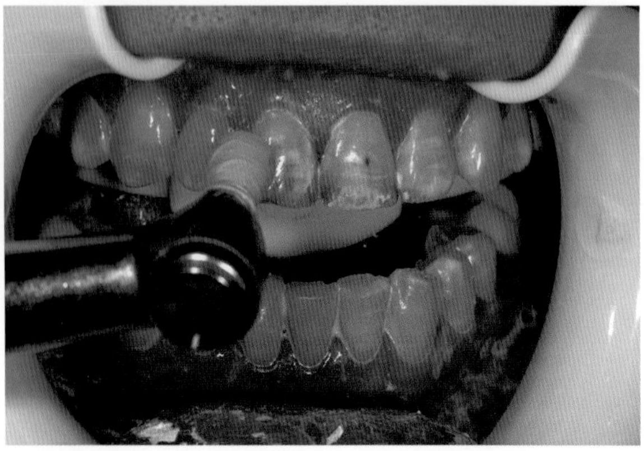

图 18-2　抛光膏清理牙面

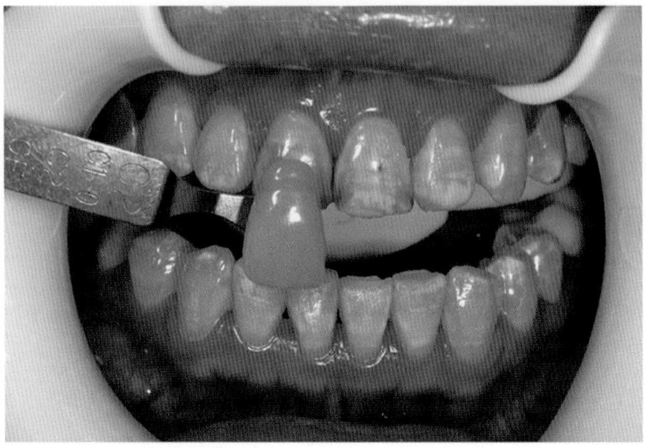

图 18-3　术前比色

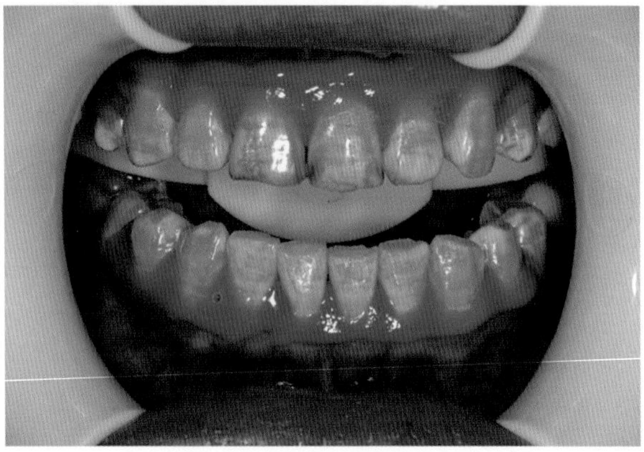

图 18-4　牙龈保护剂保护牙颈部约 2 mm 至附着龈

3. 去黄剂擦拭牙面，去除 11、21 牙面黄褐色氟斑（图 18-5）。

4. 35% 过氧化氢凝胶覆盖表面约 1~2 mm 厚，冷光源照射 12 min；强吸去除凝胶（图 18-6）。

5. 重复步骤 4。

6. 清理牙面，去除牙龈保护剂（图 18-7）。

7. 治疗完成，比色为 B1（图 18-8）。

医　　嘱

近期避免进食有色食物（咖啡、茶、红酒、可乐、红酱、蓝莓、黑莓、芥末、番茄酱、烟草类、酱油等）以及过冷过热的刺激性食物，避免使用彩条牙膏，避免吸烟。

术后随访

1 周后复诊，14~24、34~44 比色为 B2（图 18-9）。

病例小结

■**处理方法**

变色牙的处理方法有美容修复法和漂白

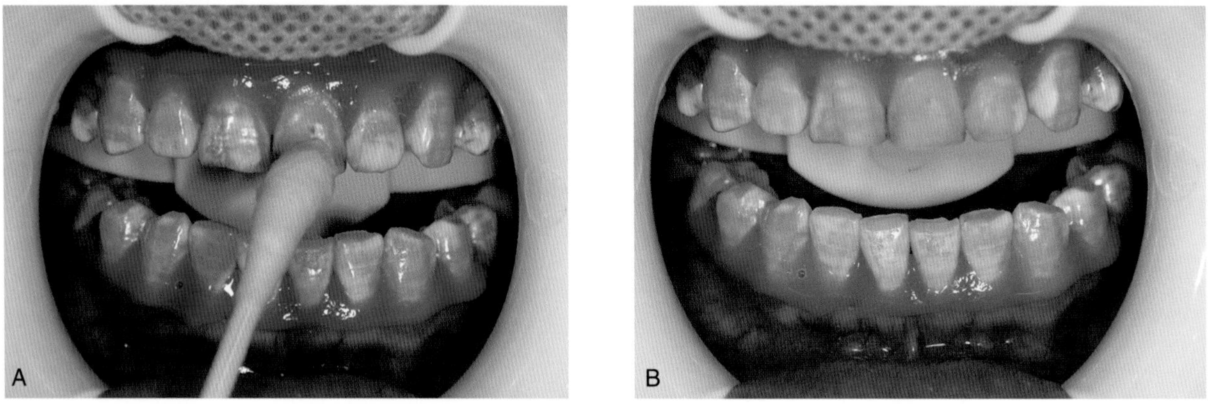

图 18-5　去黄剂的应用　A. 去黄剂擦拭牙面；B. 去除黄褐色氟斑后

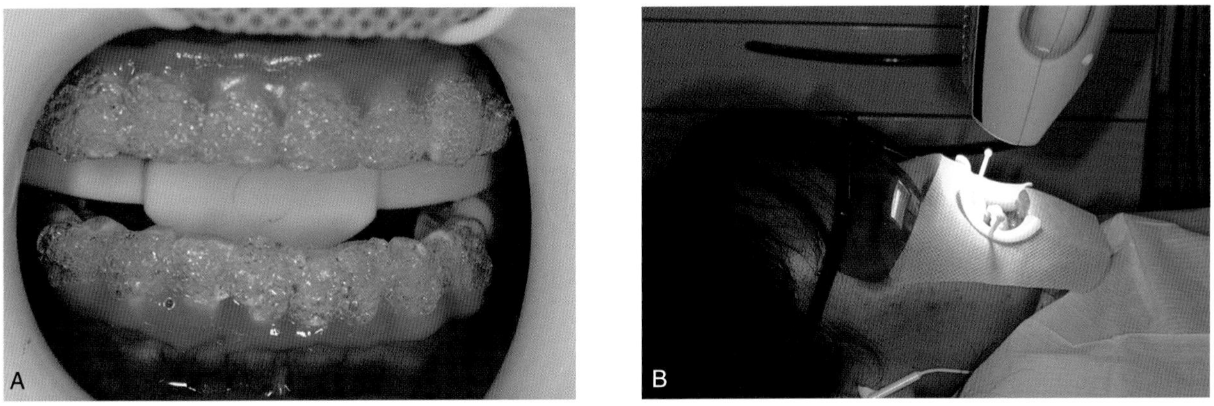

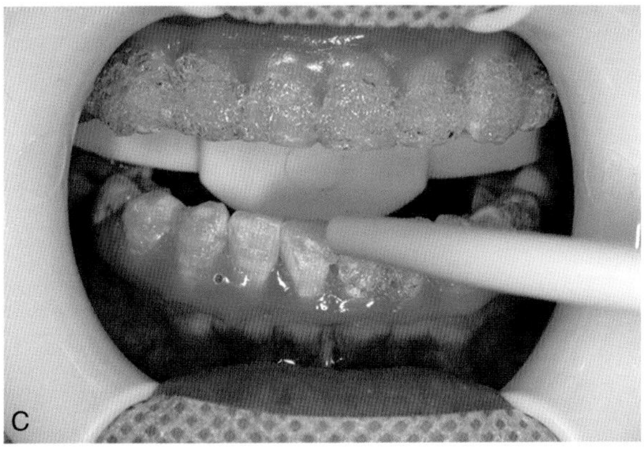

图 18-6　冷光美白的过程　A. 牙面涂布美白凝胶；B. 冷光照射约 12 min；C. 强吸去除牙面美白凝胶

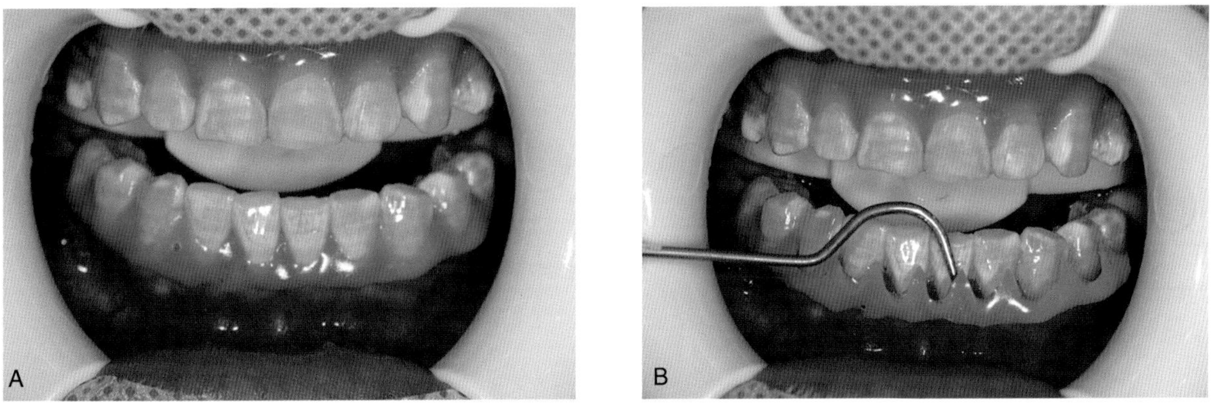

图 18-7　牙面、牙龈的清理　A. 光照完成后清理牙面；B. 去除牙龈保护剂

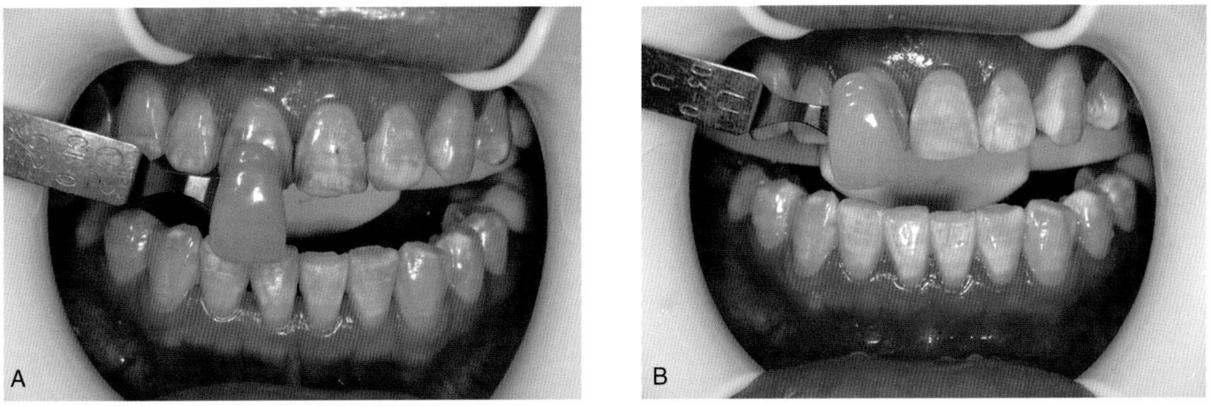

图 18-8　术前、术后对比照片　A. 术前比色及唇面观；B. 术后比色及唇面观

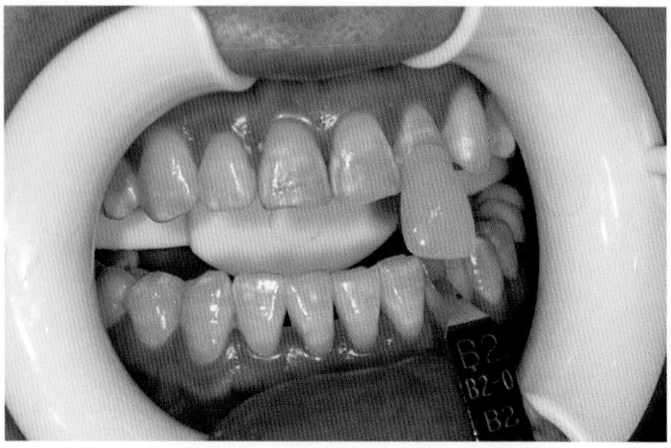

图 18–9 1 周复查比色及唇面观

法。修复法有烤瓷冠、瓷贴面、树脂贴面等，都对牙齿有一定的损伤。而漂白法基本不损伤牙体，符合最小限度损伤原则。

■原理

冷光美白原理将波长介于 480~520 nm 的高强度蓝光经由 12 000 多根总长超过 1.609 m 的光纤传导，再经过两片经 30 多次镀膜处理的光学镜片，隔出有害的紫外光和红外光，照射到涂抹在牙齿表面的美白剂上，在最短的时间内使美白剂透过牙釉质和牙本质小管，与沉积在牙齿表面和深层的色素产生氧化还原反应，使牙齿趋于洁白。适用于氟斑牙，中轻度四环素牙等。

■缺陷

因为美白药物具有一定腐蚀性，在治疗过程中需要注意保护患者的软组织。但由于牙龈保护剂的使用，牙齿颈部近龈缘 1~2 mm 的部位无法美白，这一缺陷需在术前向患者说明。

对于重度氟斑牙，单纯使用美白剂无法达到美白效果，需要配合使用去黄剂（去氟剂），也可用 18% 的盐酸替代去黄剂，但要严格控制去黄时间，随时观察去黄效果，避免溶解过多的牙釉质。

■维持

刚完成治疗的牙齿因脱矿会有些白垩色、没有光泽，术后唾液的再矿化可恢复部分光泽。术后可以使用含有羟基磷灰石成分的美白牙膏封闭牙釉质微孔，抑制牙齿染色；也可以使用家庭美白护理套装保持美白效果。

■鉴别

牙釉质的发育状况直接决定美白治疗方案及效果，术前应认真检查，要特别注意釉质发育的异常情况，避免将因釉质异常的透明改变使牙本质色外露的黄牙与生理性黄牙混淆。

（强文娟）

病例 19 氟牙症（重度）

患者，男，18 岁。

主　诉

牙齿着色 10 余年。

病　史

现病史　患者发现牙齿着色 10 余年，无不适症状，2 周前行全口龈上洁治。

既往史　否认心血管疾病、糖尿病等系统性疾病史；否认肝炎、结核等传染性疾病史；否认药物过敏史。自述童年有高氟区生活史。

家族史　否认家族遗传病史。

检　查

全口牙列完整，牙龈正常。

16~26、36~46 唇面可见黄褐色及白垩色弥散斑块，11、21 着色最重，部分牙釉质缺损，11、21 切缘磨耗缺损，探诊、冷诊均正常，叩痛均（-），正常生理动度。余未见明显异常（图 19-1）。

诊　断

全口重度氟牙症。

• 诊断要点

1. 童年高氟地区生活史。

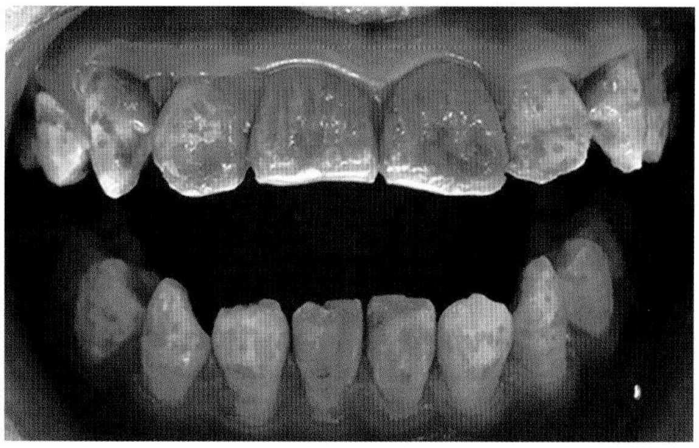

图 19-1　术前口内照片

2. 全口多数牙着色。
3. 黄褐色和白垩色相间。
4. 釉质缺损。

治疗计划

方案一：14~24、34~44 冷光美白 + 复合树脂或瓷贴面修复术。

方案二：14~24、34~44 冷光美白。

告知患者：由于氟斑牙严重，漂白后与正常牙齿颜色有差异；另外，因为合并严重釉质缺损，治疗过程中可能出现敏感，牙齿外形无法改变，患者选择方案二，知情同意并签字。

治疗过程

1. 14~24、34~44 清理牙面，抛光杯、抛光膏抛光，比色。

2. 置开口器、吹干牙面、隔湿，涂抹护唇油，牙龈保护剂。

3. 去黄剂擦拭牙面，去除 11、21 牙面黄褐色氟斑。

4. 35% 过氧化氢凝胶覆盖牙齿表面约 1~2 mm 厚，光照 12 min；强吸去除凝胶。

5. 重复步骤 3、步骤 4 两遍。

6. 清理牙面，去除牙龈保护剂，比色，拍照（图 19–2）。

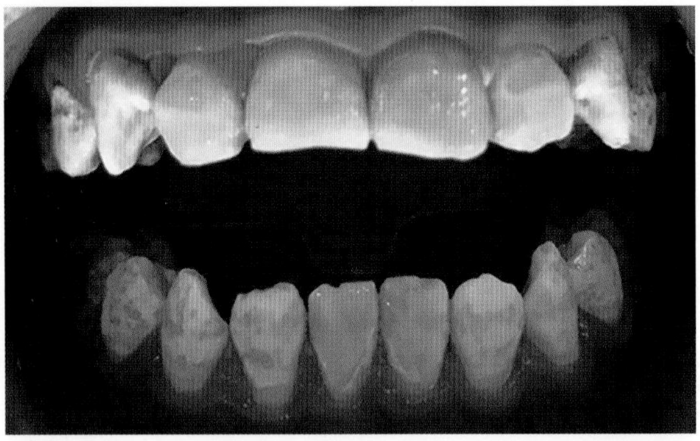

图 19–2　第 1 次美白术后

7. 1 周后复诊。重复步骤 1 至步骤 4，第 2 次光照时间为 10 min。

8. 清理牙面，去除牙龈保护剂，比色，拍照（图 19–3）。

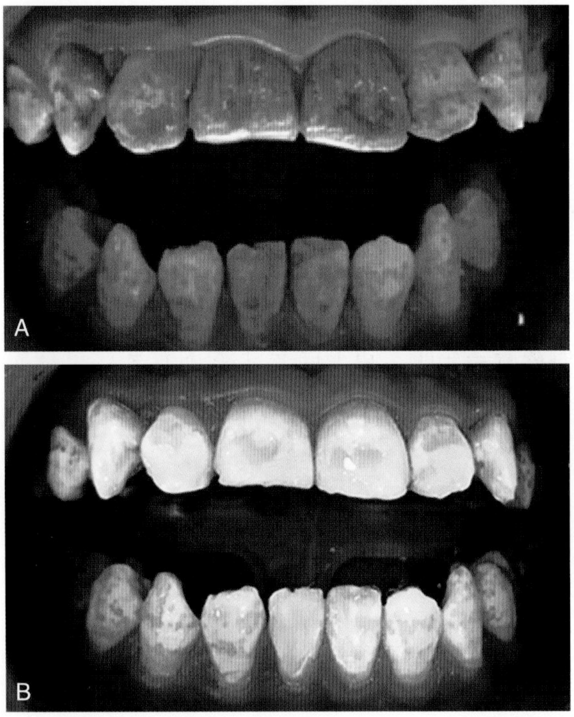

图 19–3　术前、术后对比照片　A. 术前唇面观；B. 术后唇面观

医　　嘱

近期避免进食有色食物（咖啡、茶、红酒、可乐、红酱、蓝莓、黑莓、芥末、番茄酱、烟草类、酱油等）以及过冷过热的刺激性食物，避免使用彩条牙膏，避免吸烟。

病例小结

■治疗方案的选择

单独使用美白治疗不能恢复釉质的缺损，本病例建议患者在美白完成后进行树脂修复或瓷修复，患者因满意目前效果，未进行修复。

根据牙齿着色的原因及程度，对于一些特殊病例如釉质发育不全、重度氟斑牙等，在树脂或瓷贴面修复前都可以选择不同的美白方案：一次性的诊室治疗（光照时间调整）；多次性的诊室治疗（光照时间调整）；诊室治疗配合家庭治疗等。

（强文娟）

病例 20 着色牙（牙外伤）

患者，女，29 岁。

主 诉

右上前牙变色 3 年。

病 史

现病史 右上前牙自 3 年前起逐渐变黑，约 10 年前曾有牙外伤史，现要求美白。

既往史 否认心脏病、高血压等系统性疾病史，否认药物及食物过敏史。

家族史 否认家族遗传病史。

检 查

11 呈重度棕黑色，牙冠中 1/3 可见近远中向隐裂纹，切缘不齐，探诊、冷诊无反应，叩痛（–），正常生理动度，唇侧牙龈可见脓性窦道（图 20–1）。

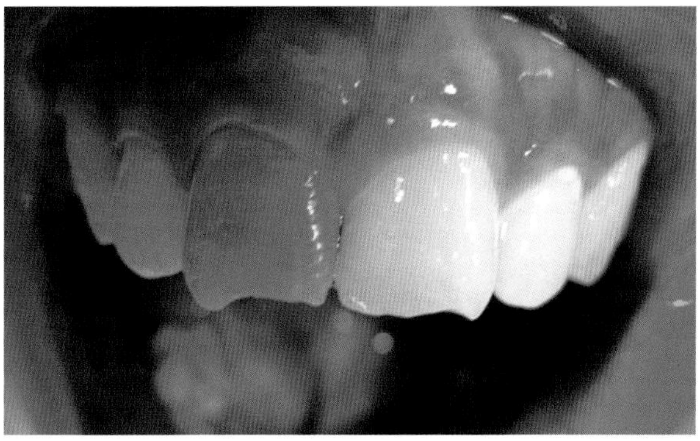

图 20–1 11 术前唇面观

- **影像学检查**

X 线片示：11 髓腔根管空虚，根尖周可见低密度影像。

诊 断

11 慢性根尖脓肿、重度牙变色、牙隐裂。

- **诊断要点**

1. 11 牙外伤史。
2. 重度着色牙。
3. 唇侧牙龈可见脓性窦道。

治疗计划

11 试行根管治疗术 + 内漂白术。

告知患者：11 牙慢性根尖脓肿、重度牙变色、牙隐裂，先试行根管治疗术 + 内漂白术，若治疗后颜色反弹，对牙色不满意或出现牙隐裂导致的牙折，则转修复科做 11 牙纤维桩核 + 全冠修复或拔除，患者同意试治并签字。

治疗过程

1. 11 腭面开髓，探查根管口，1 根管牙，拔髓，15#K 锉疏通根管，测长仪测定根管长度，镍钛器械 ProTaper 清扩，1% 次氯酸钠溶液冲洗根管：22.0 mm、06 锥度、30#，参照点：切端。干燥，试主尖，拍试尖片，确认主尖合适。超声荡洗根管，使用糊剂加大锥度进行根管充填，热牙胶垂直加压充填至牙釉质－牙骨质界根方 1 mm 处。

2. 自凝玻璃离子制作保护基至釉牙骨质界冠方 1 mm，髓腔置 30% 双氧水棉球，自凝玻璃离子暂封。预约 3 d 后复诊。

3. 3 d 后复诊，漂白效果明显（图 20-2），患者要求继续漂白。置换漂白剂，玻璃离子暂封，预约 1 周后复诊。

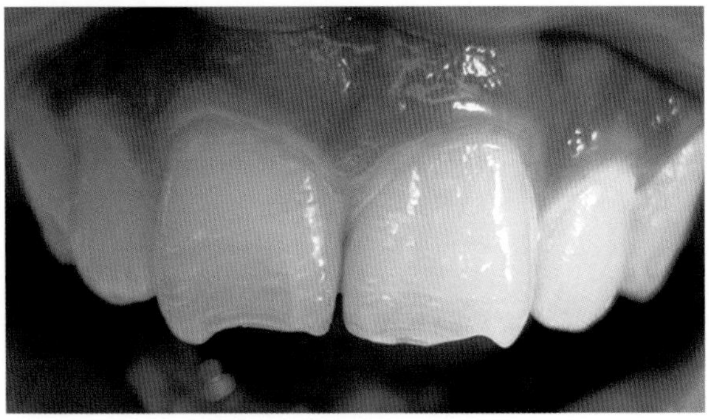

图 20-2　11 内漂白术后 3 d 唇面观

4. 1 周后复诊，发现唇面切 1/5 偏远中仍有少许轻度氟斑牙样着色，建议患者试行 11 外漂白，患者拒绝。建议患者调磨不齐的切缘，患者拒绝。患者对内漂白效果满意，要求充填。去除暂封，涂布自酸蚀粘接剂，3M P60B2 高强度树脂充填舌面窝洞，调𬌗，抛光（图 20-3）。

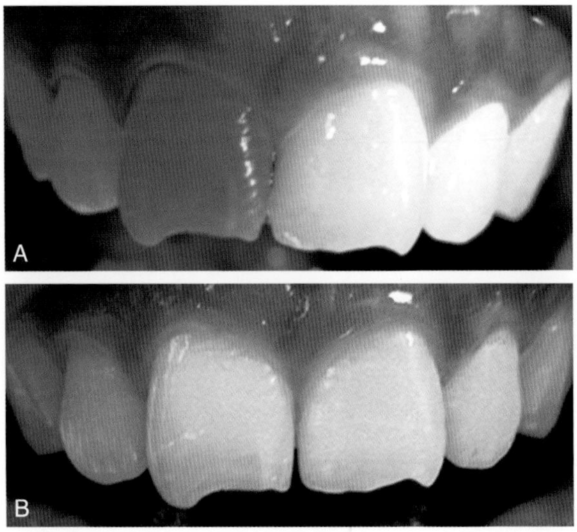

图 20-3　11 术前、术后对比照片　A. 术前唇面观；B. 术后唇面观

医　嘱

11 合并牙隐裂，建议先观察，终身勿用患牙咬较硬食物，每年复查。患者一直未复诊。

病例小结

■牙外伤导致的内源性着色牙

牙齿失去正常的颜色，均可称为着色牙。内源性着色牙（变色牙）是指色基进入牙齿结构内部。外源性着色牙（染色牙）是指色基仅附着在牙齿表面。内外源性着色牙指以上两种特点均具备。根据着色牙的牙髓状态又可分为死髓牙、活髓牙。引起牙齿颜色改变的原因不同，其漂白治疗的效果和预后也不同。因此在诊断和治疗之前，详细询问病史是非常重要的。

牙齿在急性创伤之后，牙髓内出血会使牙齿呈现淡红色。个别年轻患者的牙齿在炎症消退后，颜色可能恢复正常，这种情况需要临床观察一段时间。有时牙外伤一段时间后牙髓坏死，牙齿会变为灰棕色。死髓牙变色大多因创伤引起，牙外伤导致髓腔血管损伤、红细胞游离、溶血，释放的血红蛋白进一步降解，释放出的铁离子与组织中的硫化氢结合，形成黑色的硫化铁化合物，从牙本质小管向釉质层渗透，继而发生牙冠着色。着色呈渐进性发展，时间越长、变色越深。牙外伤与感染性着色牙常由粉红色逐渐变为黄、棕、灰色，甚至蓝黑色。当创伤不明显时，也可能会造成二期牙本质形成和牙髓纤维化，使得髓腔变小或消失，这个过程可以跨越数年，导致牙齿变黄。还有少数病例会出现预后更差的牙内吸收，最终可导致牙根病理性根折、甚至牙齿的丧失。

能够在牙髓内出血或牙髓坏死导致牙本质变色之前及时进行根管治疗术是防止这一类牙变色的关键！这个时间点的把握对所有牙科医

生都是个难题。因为过早行根管治疗可能会破坏牙髓的修复功能且带来无髓牙的后遗症；过晚行根管治疗会出现牙变色、髓腔钙化、牙内吸收等不良后果。

■ 30% 过氧化氢溶液

过氧化氢是小分子强氧化剂，渗透性强。进入组织后一方面能释放出新生态氧与着色物质结合发生氧化还原反应、改变有色物的颜色；另一方面能分解产生多种超氧化物自由基，通过链式或支链式反应增大氧化剂作用，使变色的牙本质和牙釉质脱色并改变釉质折光度，达到牙冠漂白的目的。将过氧化氢的 pH 值调整至 9.0 漂白效果会更好。但 30% 过氧化氢溶液容易灼伤软组织，操作者和助手使用时必须非常小心，尽可能避免这种溶液溅飞、导致患者或医护人员不必要的灼伤。将内漂白剂置于患牙牙髓腔中暂封 4~7 d，这种方法叫"诊室漂白"技术，特别适用于完善的根管治疗术后、单个的死髓变色牙。但内漂白术后 3 个月至半年以后，颜色会反跳，即又回到或接近原来的色泽。这一点需事先向患者告知。

■牙颈部外吸收

30% 过氧化氢溶液作为内漂白剂使用时可能会导致 6%~8% 牙颈部外吸收的发生，结合加热技术应用时比例可上升至 18%~25%。牙颈部外吸收发生时合并有牙骨质缺损、牙本质暴露、牙周韧带损伤或感染。其可能的病因是：牙骨质 – 牙釉质结合不完全，这种缺陷暴露了有渗透性的牙本质；高浓度过氧化氢通过牙本质小管渗出到牙周组织和牙根表面，引起牙周组织急性炎性浸润和严重的组织水肿、损伤；当 PH 值降至 6.5 以下会激活破骨细胞，发生牙颈部外吸收；牙冠和根管内的有毒物质和细菌出现在牙根表面，从而引发牙周韧带的炎症。

牙颈部外吸收的症状和体征容易发生在 25 岁以下患者中，一般至少在内漂白后 6 个月才会变得明显，常常在术后 2 年才发现，部分患牙需要拔除或做桩冠。故早期确诊和修复可明显提高患牙的保存率。

过硼酸钠是一种白色结晶状粉末，水溶液呈碱性，可分解成小分子过氧化氢和氧。将过硼酸钠与蒸馏水调和成冠内漂白糊剂，置入髓腔暂封，操作简便，安全可靠，无颈部外吸收发生，是目前较理想的冠内漂白剂。

■保护基

制作保护基的目的是为了防止内漂白剂向牙颈部渗出，减少牙颈部外吸收的发生。保护基的制作方法：根管治疗术后使根充材料达到牙颈部根方 1mm 水平，采用光敏玻璃离子或玻璃离子水门汀制作厚度为 2mm 的保护基，使其形成覆盖牙颈部所有牙本质小管的开口、唇面观呈隧道状、邻面观呈斜坡状的屏障 – 保护基。之后才能进行内漂白术。

■内漂白之前是否酸蚀

内漂白的美容效果与牙本质的通透性直接相关，酸蚀可去除髓腔内壁玷污层，开放被碎屑阻塞的牙本质小管，增加牙本质的通透性，使更多的漂白剂渗入，部分清除牙本质小管和釉质深层的着色物质，酸蚀的粗糙面还可加速过氧化氢分解、缩短漂白时间和疗程。但酸蚀也增加了牙颈部外吸收的危险性。由于这样做不会显著地增加牙齿漂白效果，故不推荐酸蚀。

■内漂白术后患牙的强度

有学者认为内漂白术可能导致牙齿抗折性能下降，故内漂白术应严格控制每次漂白时间在 3~7 d，密切观察漂白效果，并反复叮嘱患者按时复诊的重要性。

■本病例治疗特点

该病例的特点是重度牙变色合并牙隐裂。在内漂白成功后又显现出唇面切 1/5 偏远中处的轻度釉质着色。中、重度牙变色的患牙若合并有釉质外 1/3 着色，很难在内漂白术前被发现，往往在内漂白成功后才能显现，这会导致治疗计划的改变（如增加外漂白术），需要再次进行医患沟通及知情同意书的签署。

牙隐裂会明显降低患牙的抗折强度，故此类患者应终身勿用患牙咀嚼较硬食物、每年定期复查，必要时行纤维桩核全冠修复。若术后发生牙折则需及时就诊。

（蒋月桂）

病例 21　着色牙（咬合创伤）

患者，女，39 岁。

主　诉

左上前牙变色 2 年。

病　史

现病史　患者 2 年前发现左上前牙变色，15 年前患牙曾有冷热刺激痛，10 年前曾有牙床肿胀史，否认牙外伤史，今来我院就诊。

既往史　否认心脏病、高血压等系统性疾病史，否认药物及食物过敏史。

家族史　否认家族遗传病史。

检　查

22 牙色变暗，牙颈部呈紫红色，中度变色，𬌗面中度磨耗，探诊、冷诊无反应、叩痛（±），松动 Ⅰ 度，有早接触，咬合动度较 21 明显，唇侧牙龈稍充血，轮形龈缘，根尖区可见脓性窦道。

全口牙龈稍充血，牙石 3 度，色素 2 度（图 21–1）。

• 影像学检查

X 线片示：22 髓腔、根管空虚，根尖周可见直径约 5 mm 的低密度透射影像，边界不清晰。

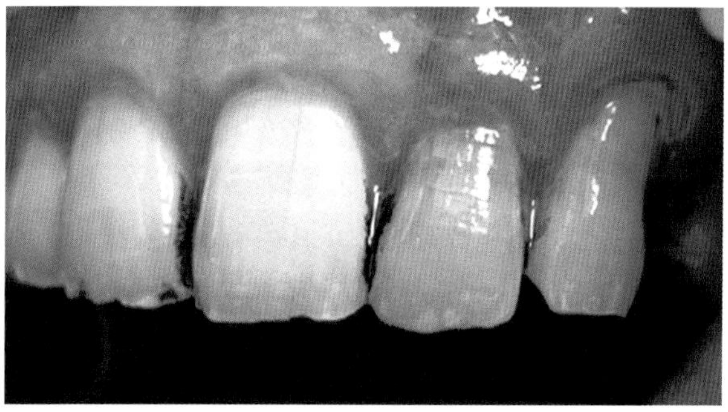

图 21–1　22 术前唇面照片

诊　断

1. 22 慢性根尖周炎、中度着色牙、咬合创伤。
2. 全口慢性龈炎。

• 诊断要点

1. 22 反复肿胀疼痛病史。
2. 𬌗面中度磨耗，有早接触，咬合动度增加，轮形龈缘，唇侧根尖有脓性窦道，牙变色。
3. X 线片显示根尖周暗影。
4. 全口牙龈稍充血，牙石 3 度，色素 2 度。

治疗计划

1. 22 试行调𬌗 + 根管治疗术 + 内漂白术。
2. 全口龈上洁治术。

告知患者：22 为慢性根尖周炎、中度牙变色、咬合创伤，试行 22 调𬌗 + 根管治疗术 + 内漂白术，即使漂白效果好，远期可能也会出现颜色反弹的情况，若对牙色不满意，将来可行全冠修复，患者同意试治并签字。

治疗过程

1. 22腭面调咬合，开髓，根管治疗一次法，探查根管口，1根管牙，拔髓，15#K锉疏通根管，测长仪测定根管长度，镍钛器械ProTaper清扩，1%次氯酸钠溶液冲洗根管：23.0 mm、06锥度、25#，参照点：切端。干燥，试主尖，拍试尖片，确认主尖合适。超声荡洗根管，使用糊剂加大锥度进行根管充填，热牙胶垂直加压充填至牙釉质－牙骨质界根方1 mm处。

2. 自凝玻璃离子制作保护基至牙釉质－牙骨质界冠方1 mm，髓腔置30%过氧化氢溶液棉球，自凝玻璃离子暂封。预约4 d后复诊。

3. 4 d后复诊，患者自觉漂白效果明显，要求再行内漂白术一次。去暂封，换漂白液（同前），自凝玻璃离子暂封，预约4 d后复诊。

4. 又4 d后复诊，患者对漂白效果满意，要求充填。清理髓腔，酸蚀，涂布粘接剂，3M Z350A1U树脂充填窝洞，调𬌗，抛光（图21-2）。

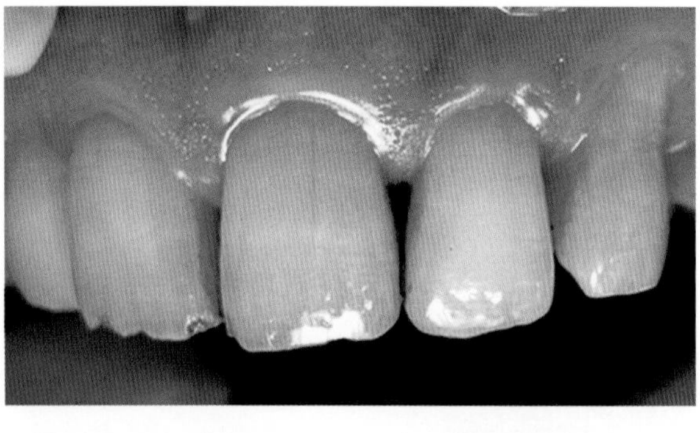

图21-2　22内漂白术8 d后即刻唇面照片

医　　嘱

勿用患牙咬较硬食物，近期避免进食有色食物（咖啡、茶、红酒、可乐、红酱、蓝莓、黑莓、芥末、番茄酱、烟草类、酱油等）。

术后随访

术后6个月随访

1. 患者无不适。

2. 22牙色与正常牙牙色无明显差异（图21-3）。

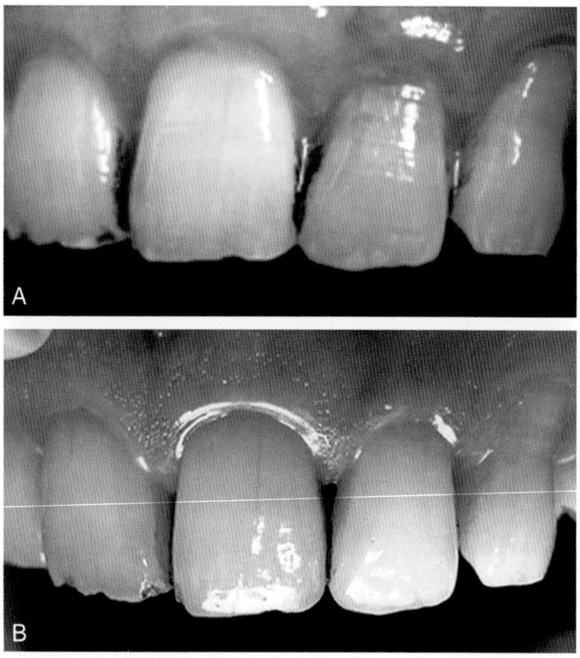

图21-3　22术前、术后对比照片　A. 术前唇面观；B. 术后6个月复查唇面观

病例小结

■咬合创伤

原发性咬合创伤是指牙周组织正常，但咬合力量过大或咬合方向异常，超过了正常牙周组织所能承受的负荷。该病例患牙有早接触。将食指放在患牙唇面，令患者做咬合动作，牙齿有震颤，又称功能性牙齿动度。该患者还存在牙齿松动Ⅰ度，轮形龈缘等。目前较多学者认为牙齿松动度持续增加及咬合时检查出牙齿震颤是咬合创伤相对可靠且常见的结果。牙周咬合创伤指数指功能性牙齿动度增加及牙周膜间隙增宽。

■治疗原则

咬合创伤的治疗原则是建立平衡而稳定的功能性咬合关系。常用治疗方法：选磨法、咬合板、正畸治疗和牙周夹板等。常见症状、体征为牙齿松动度增加、牙周膜间隙增宽，但牙槽骨高度正常。咬合创伤多与早接触相关。可通过选磨进行咬合调整，建立平衡咬合关系，使牙槽骨良性改建，牙周膜间隙恢复正常，牙齿松动度降低。该病例 15 年前已出现早期牙髓炎症状，10 年前出现根尖周炎症状，2 年前发现牙变色，漂白前呈中度变色，治疗过程应先通过选磨牙合面，解除早接触，消除咬合创伤。患牙漂白效果好，患者非常满意。但术前仍需告知漂白效果不确定，术后可能会出现颜色反跳现象。

（蒋月桂）

病例 22 着色牙（根管治疗术后）

患者，女，31 岁。

主　诉

左上前牙变色 4 年余。

病　史

现病史　患者 4 年前发现左上前牙变色，5 年前因左上前牙剧烈疼痛“在外院钻开，疼痛缓解，约 4 个月后发现牙齿变色才去做根管治疗”，之后牙色逐渐变深，今来我院就诊要求美白。

既往史　否认心脏病、高血压等系统性疾病史，否认药物及食物过敏史。

家族史　否认家族遗传病史。

检　查

21 牙色呈中度棕红色，腭面可见牙色补物完好，探诊、冷诊无反应，叩痛（–），正常生理动度。牙龈未见明显异常，牙结石 1 度，色素 1 度（图 22–1）。

• 影像学检查

X 线片示：21 髓腔阻射、根充良好，根尖周未见明显异常。

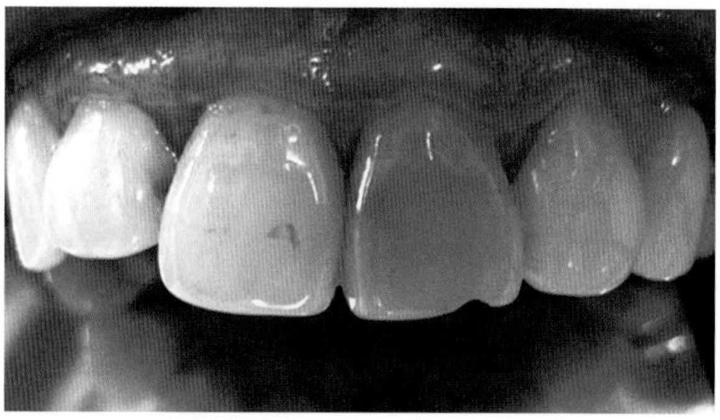

图 22–1　21 术前唇面照片

诊　断

21 中度着色牙（根充良好）。

• 诊断要点

1. 牙变色病史。
2. X 线片示根充良好，根尖未见明显异常。

治疗计划

21 试行内漂白术。

告知患者：21 根管治疗术后发生牙变色，漂白效果可能不理想，先尝试内漂白术，远期颜色会反弹。若对牙色不满意，将来可试行全冠修复术，患者同意试治并签字。

治疗过程

1. 21 金刚砂球钻去除舌面牙色补物及根充物至牙釉质 – 牙骨质界根方 1 mm。

2. 自凝玻璃离子制作保护基至牙釉质－牙骨质界冠方 1 mm，髓腔置 30% 过氧化氢溶液棉球，自凝玻璃离子暂封。预约 4 d 后复诊。

3. 4 d 后复诊，21 颜色变浅，但与 11 仍有明显色差，患者自觉漂白有效果，要求再行漂白术一次。换漂白液，暂封，预约 4 d 后复诊（图 22-2）。

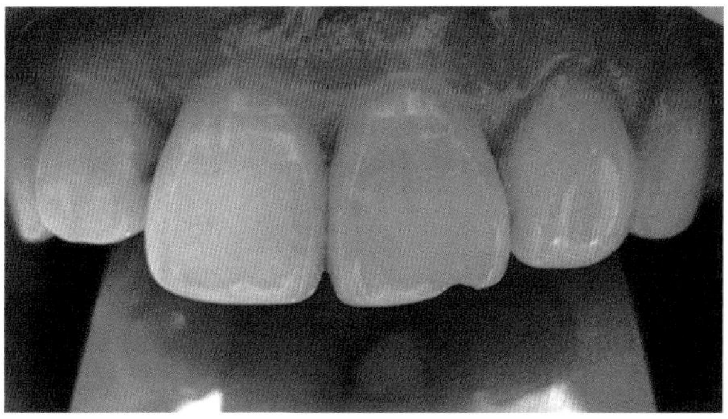

图 22-2　21 内漂白术 4 d 后唇面观

4. 4 d 后复诊，21 颜色改善不明显，患者再次要求增加漂白术一次。换漂白液，暂封，预约 4 d 后复诊（图 22-3）。

5. 4 d 后复诊，21 颜色明显变浅，但与 11 仍有色差，患者对 21 漂白效果尚满意，要求充填。清理髓腔，酸蚀，涂布粘接剂 3MZ350A1U 树脂充填窝洞，调𬌗、抛光（图 22-4）。

医　嘱

勿用患牙咬较硬食物，近期避免进食有色食物（咖啡、茶、红酒、可乐、红酱、蓝莓、黑莓、芥末、番茄酱、烟草类、酱油等）。

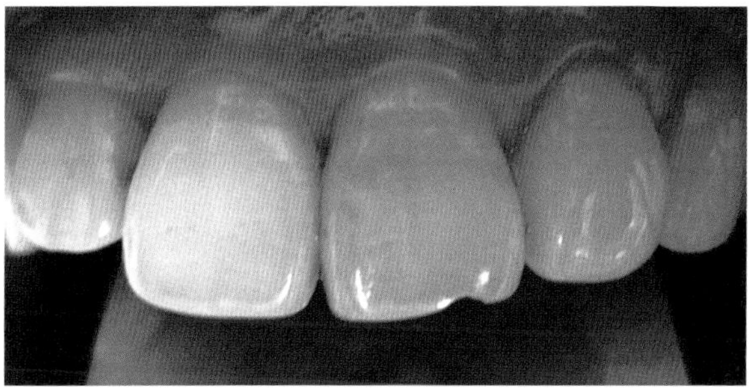

图 22-3　21 内漂白 8 d 后唇面观

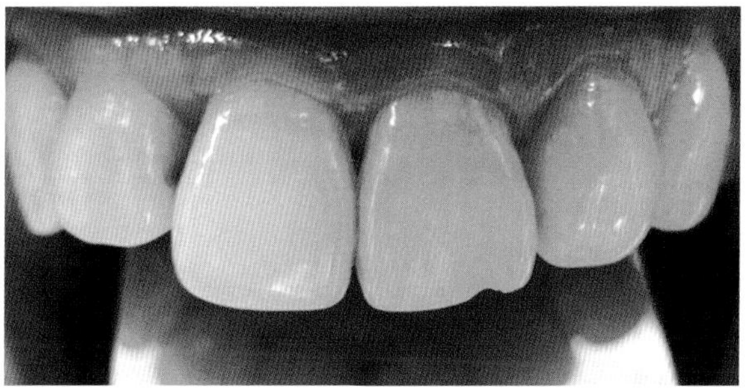

图 22-4　21 术后 12 d 唇面观

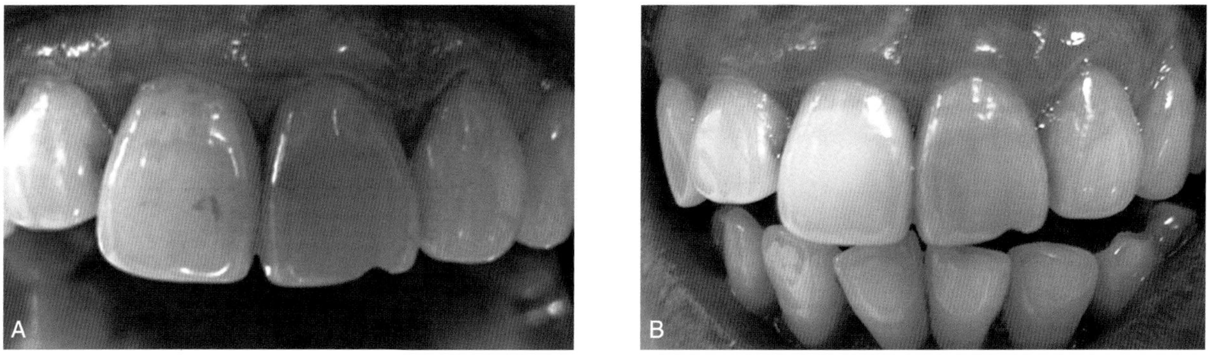

图 22-5　21 术前、术后对比照片　A. 术前唇面观；B. 术后 6 个月复查，颜色有轻度反跳

术后随访

术后 6 个月随访

1. 患牙无不适。
2. 21 牙色与正常牙有色差（图 22–5）。

病例小结

患牙 5 年前开放引流 4 个月，发生牙变色后才进行根管治疗术，牙齿发生变色 4 年余，是其内漂白效果不佳的主要原因。临床上有一类患者，在行开髓术疼痛缓解后不按时复诊、长期开放引流，甚至复诊时引流棉捻呈黑色。遇到这类情况应在术前告知患者：这类牙变色因有色物质进入牙本质小管深处，即使根管治疗术完成后，患牙也会随时间延续逐渐变色且颜色逐渐变深，漂白效果往往不理想，内漂白最终效果仍与正常牙有色差，且常会在远期颜色反弹。此类患者术前医患沟通，告知疗效不理想及知情同意书的签署尤其重要。

（蒋月桂）

病例 23 畸形中央尖 1（慢性根尖周炎）

患者，女，37 岁。

主　诉

左下后牙区有“脓包”2 年。

病　史

现病史　2 年前患者左下后牙区开始出现“脓包”，曾于 6 个月前于外院多次行“根尖诱导治疗”（具体不详），治疗未完成且“脓包”未消除，现来我科诊治。

既往史　否认心脏病、高血压等系统性疾病史，否认药物及食物过敏史。

家族史　否认家族遗传病史。

检　查

35 𬌗面见白色暂封材料，探诊、冷诊无反应，叩痛（+），正常生理动度，颊侧黏膜可见窦道（图 23-1）。

45 𬌗面中央窝可见圆钝畸形牙尖，探诊、冷诊正常，叩痛（-），牙龈正常，正常生理动度。

• 影像学检查

X 线片示：35 根管内可见不致密高密度影像，根管粗大，根尖孔未闭合，根尖周可见低密度影像（图 23-2）。

诊　断

1. 35 畸形中央尖、慢性根尖周炎。
2. 45 畸形中央尖。

• 诊断要点

1. 35 为下颌第二前磨牙，且对侧同名牙有畸形中央尖。

2. 35 叩痛（+），颊侧牙龈处窦道。

3. X 线片显示根管粗大，根尖口未闭合，根尖周可见低密度影像。

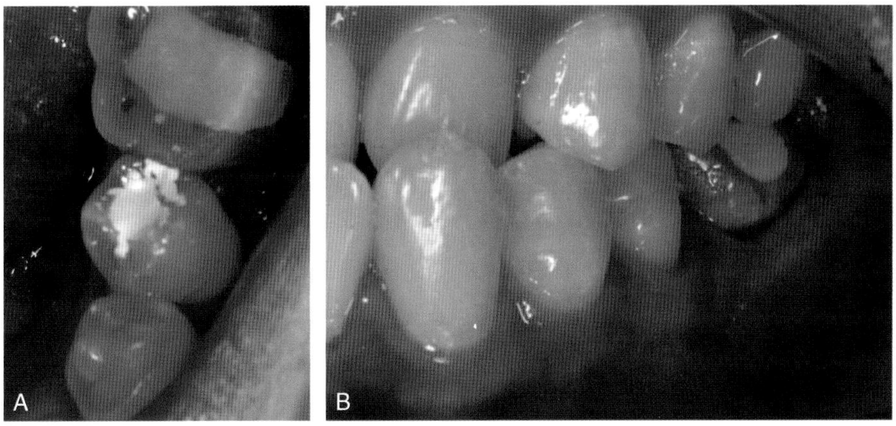

图 23-1　术前口内照片　A. 35 𬌗面观；B. 35 颊侧黏膜窦道

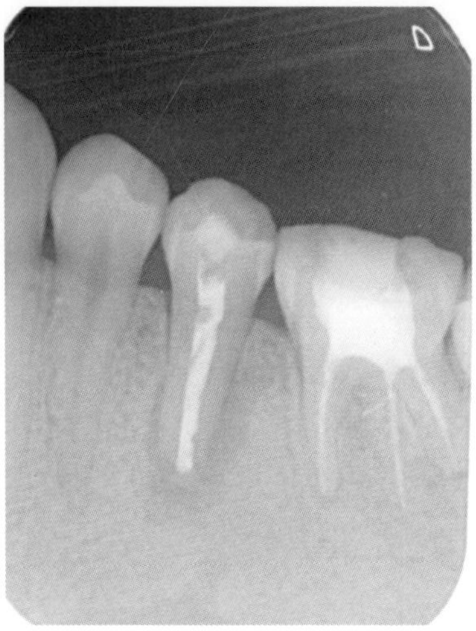

图 23-2　术前 X 线片

治疗计划

1. 35 试行根尖屏障术 + 根管治疗术。

2. 45 观察。

告知患者：35 牙根尖孔未封闭，治疗难度高，试行根尖屏障术 + 根管治疗术，若治疗后出现咬合痛、反复牙床肿痛，则需试行根尖手术或拔除，患者同意试治并签字。

治疗过程

1. 使用翼法安装橡皮障，裂钻去除原充物，见根管内为黄色糊剂，5.25% 次氯酸钠溶液及生理盐水交替冲洗，显微镜下确认完全去除。

2. 30~40#K 锉预备根管，测量工作长度为 16.0 mm（以颊尖为参考点）（图 23-3），5.25% 次氯酸钠冲洗并浸泡根管 10 s，超声荡洗根管 30 s，纸尖吸干，根管内放置氢氧化钙糊剂，ZOE 暂封。

3. 1 周后复诊，患者未诉不适，叩痛（-），正常生理动度，窦道口明显闭合。拟行 MTA 根尖屏障术。

4. 去除暂封，生理盐水冲洗，完全去除氢氧化钙糊剂，干燥根管。

5. 确认 MTA 输送器及垂直加压器可到达距根尖孔 3 mm 处并进行标记（图 23-4），将适量新鲜调制的 MTA 置于根尖部，垂直加压器适当加压，纸尖吸潮，重复此步骤直至将根尖段 4~5 mm 充填密实（图 23-5），用纸尖清理根管壁中上段多余 MTA，置湿棉球于根管中上段，ZOE 暂封。拍摄 X 线片示：根尖 4~5 mm 封闭致密（图 23-6）。

6. 2 d 后复诊，使用根管锉探查 MTA 已完全硬固，形成良好的根尖止点，采用 Beefill 热熔牙胶系统充填根管，回填牙胶至根管口下方约 1 mm，ZOE 暂封。流动树脂垫底，3MZ350 树脂充填，调䝙，抛光。拍摄术后根充片，示根充恰填，密度佳（图 23-7）。

7. 3 个月后复查：患者未诉不适，充填物

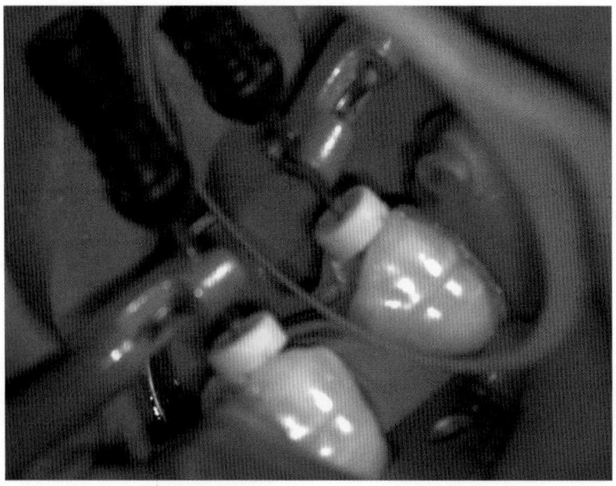

图 23-3　测量工作长度

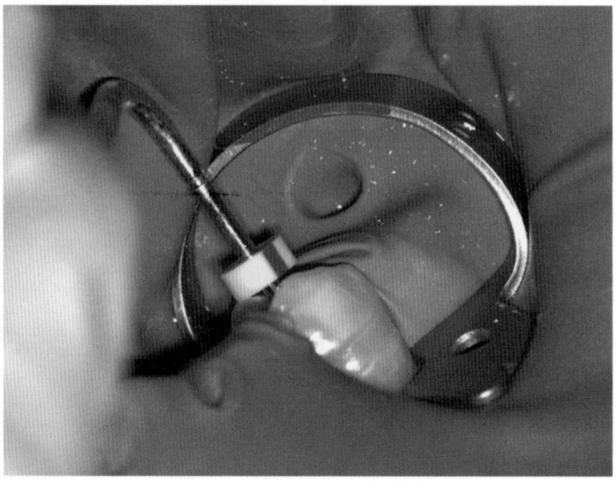

图 23-4　确认垂直加压器可到达距根尖 3 mm

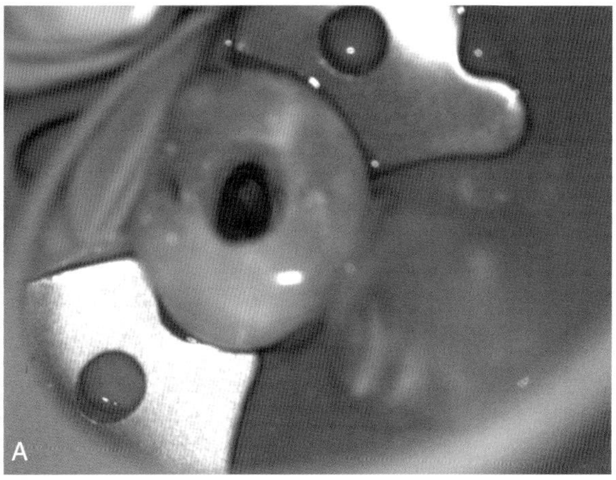

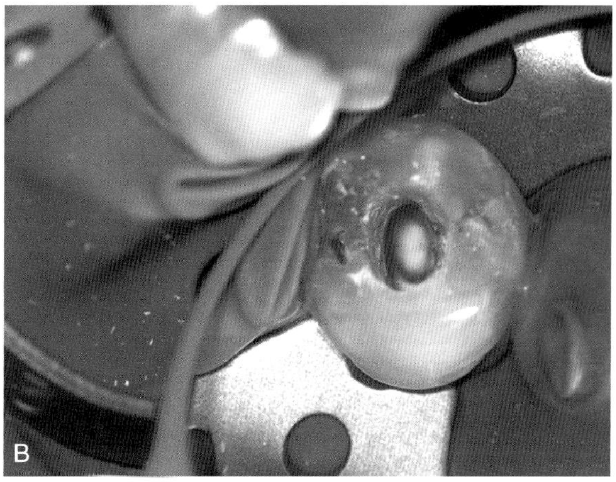

图 23-5　放置根尖屏障　A. 放置 MTA；B. 严密充填根尖段 4~5 mm（显微镜 ×10）

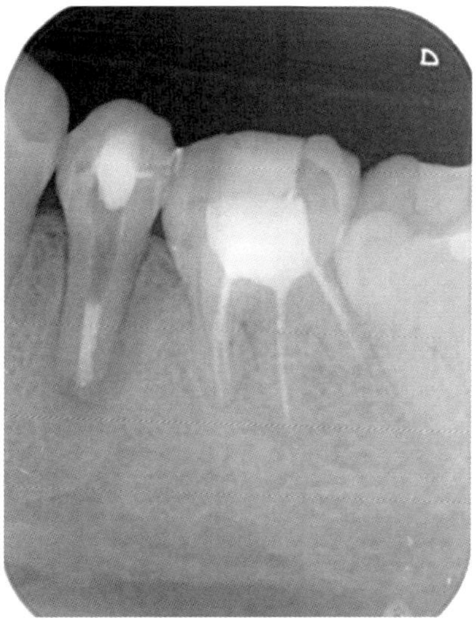

图 23-6　根尖屏障术后 X 线片

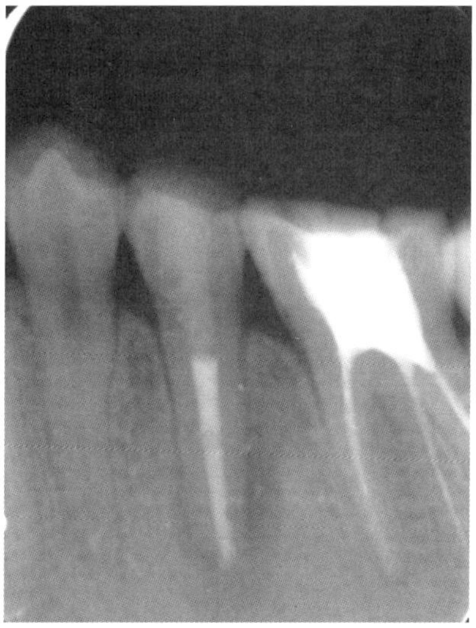

图 23-7　根充后 X 线片

完好，叩痛（-），正常生理动度，窦道口闭合。

医　嘱

终身勿用患牙咀嚼较硬食物。定期复诊。

病例小结

■病因

此病例为常见的牙体硬组织非龋性疾病——畸形中央尖导致的有窦型慢性根尖周炎。尖而长的畸形中央尖在萌出后容易折断，导致牙髓感染坏死，且影响根尖的继续发育，体现为 X 线片显示根尖呈喇叭口状或平行状开口。

■治疗方法

慢性根尖周炎伴根尖孔未闭合的治疗方法主要有根尖诱导成形术、MTA 根尖屏障术和根尖外科手术等方法。本病例患者为成年人且病程较长，外院多次根尖诱导效果不佳，故选用 MTA 根尖屏障术 + 根管治疗术。对侧同名牙为圆钝的畸形中央尖，无临床不适症状，故可不进行处理。

■ MTA 根尖屏障术治疗技术注意事项

（1）应确认根管已控制感染后进行；

（2）MTA 因材料调拌难度较大，应尽量选择技术熟练的助手配合；

（3）MTA 应直接放置根尖孔处，动作应迅速，防止 MTA 硬固堵塞根管；

（4）拍 X 线片确认 MTA 在根尖 4~5 mm 形成屏障；

（5）使用湿棉球为 MTA 硬固提供湿润环境，勿将棉球与 MTA 接触；

（6）需在 1~2 d 后检查 MTA 是否凝固。

在某些病例中，进行 MTA 屏障术过程中会出现因根尖渗出物过多导致半固体 MTA 不成形，为避免该问题，建议采用以下措施：

（1）MTA 调拌均匀后可放置几秒钟，待稍干燥后进行输送；

（2）建议每次放置后使用纸尖轻轻加压并可及时吸潮，反复多次，即可形成较为良好的屏障。

（董茜茜）

病例 24 畸形中央尖 2（病理性根折）

患者，女，23 岁。

主　诉

左上后牙咬合痛 3 月余。

病　史

现病史　3 个月前患者左上后牙出现咬合疼痛，在外院多次治疗，效果不佳，今来我院要求继续治疗。

既往史　否认心脏病、高血压、糖尿病等系统性疾病史，自述有阿莫西林药物过敏史。

家族史　否认家族遗传病史。

检　查

25 𬌗面可见开髓孔，髓腔远中侧壁缺损但未旁穿，探诊、冷诊无反应，叩痛（+），颊侧牙龈暗红，颊侧黏膜处可见窦道，松动 I 度，未探及深牙周袋。

15 可见畸形中央尖，其余检查未见异常。

• 影像学检查

X 线片示：25 𬌗面中央低密度影，髓腔及远中侧壁至牙颈部低密度影，25 牙根短、根管粗大、管壁薄、根尖可见虫蚀样改变、根尖孔呈喇叭口状，根尖周组织可见大面积低密度影（图 24-1）。

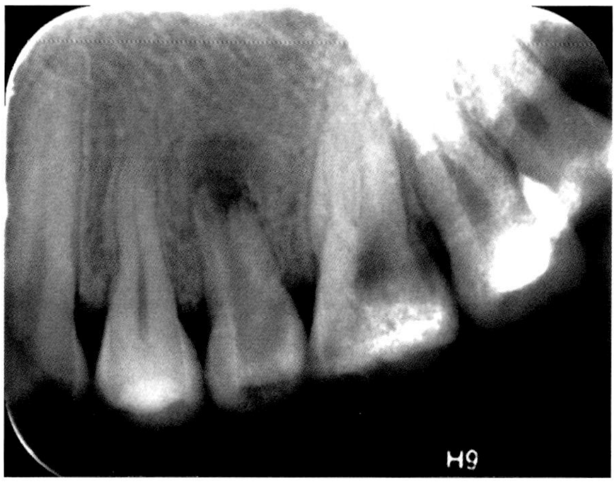

图 24-1　25 术前 X 线片

诊　断

25 慢性根尖周炎、根尖外吸收（畸形中央尖、牙根未发育完成、髓室远中侧壁部分缺损）。

• 诊断要点

1. 25 咬合痛病史、牙髓治疗史。对侧同名牙可见畸形中央尖。

2. 叩痛（+）。

3. X 线片示 25 牙根短、根管粗大、管壁薄、根尖可见虫蚀样改变、根尖孔呈喇叭口状，根尖周组织可见大面积低密度影。

治疗计划

25 试行根尖诱导成形术 + 根尖屏障术 + 根管治疗术。

告知患者：25 牙根短、根管粗大、管壁薄、髓腔远中侧壁部分缺损、根尖外吸收，先试行根尖诱导成形术 + 根尖屏障术 + 根管治疗术。此类患牙根尖不易严密封闭，牙根强度差，易发生再感染及病理性根折，故治疗后终身勿咬较硬食物，若治疗后出现反复牙床肿胀、咬合痛、根折等则需拔除，患者同意试治并签字。

治疗过程

1. 25 使用 ProTaper 40# 镍钛器械机械预备根管、1% 次氯酸钠溶液反复冲洗根管，电测仪测长，拍测长片：15 mm，06 锥度，40# 牙胶尖（修整尖端），参照点：颊洞缘（图 24-2）。

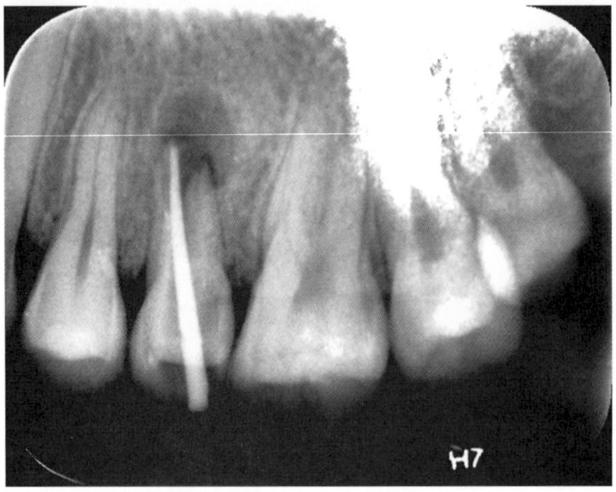

图 24-2　25 测长片

2. 超声荡洗根管、干燥，根管内置 Vitapex 糊剂（图 24-3），锌汀暂封，预约 2 个月后复诊。

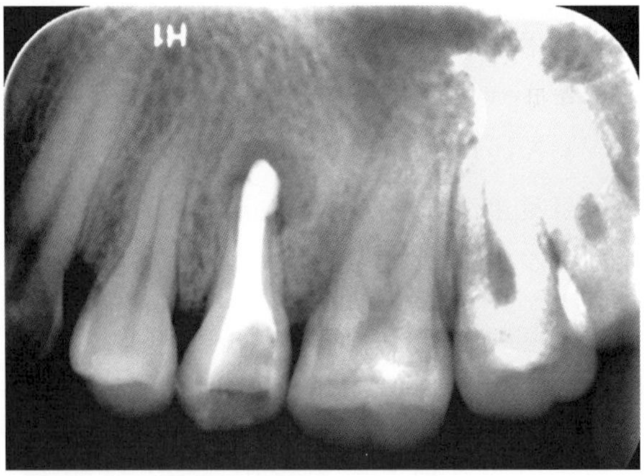

图 24-3　25 根管内置 Vitapex 糊剂

3. 2 个月后复查，检查：25 暂封完好，叩痛（-），无明显松动，颊侧窦道愈合。X 线示：25 根尖暗影缩小，Vitapex 糊剂部分吸收（见图 24-4）。处置：25 去暂封，扩洗根管，干燥后，根管内重新置 Vitapex 糊剂（图 24-5），锌汀暂封，预约 4 个月后复诊。

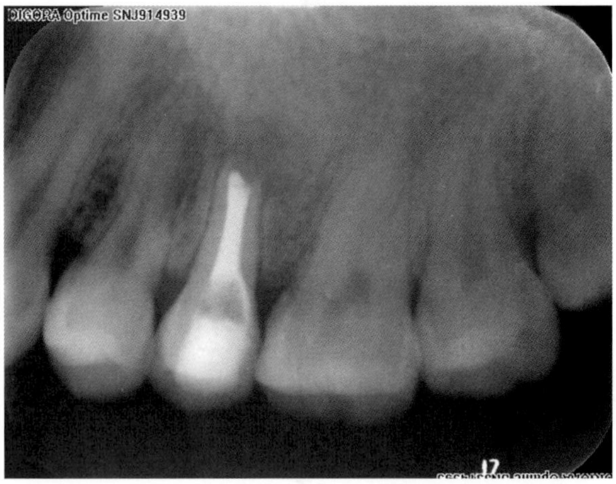

图 24-4　2 个月后 X 线片示 25 根尖暗影缩小，Vitapex 糊剂部分吸收

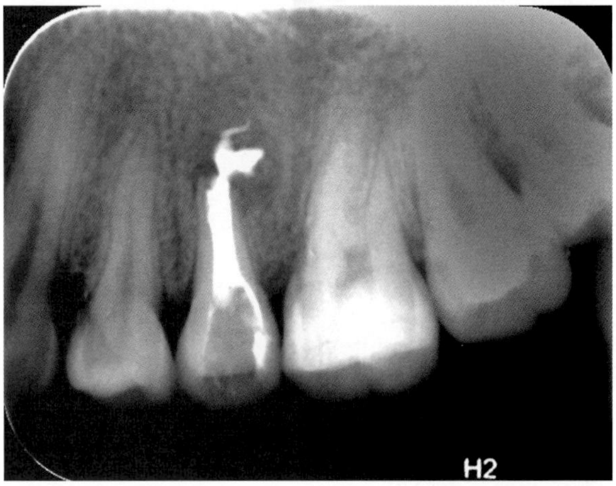

图 24-5　25 根尖诱导成形术后 2 个月再次封 Vitapex 糊剂

4. 4 个月后患者复诊。检查：25 暂封完好，叩痛（-），窦道消失。X 线示：25 根尖封闭形成，根尖暗影缩小（图 24-6、图 24-7）。处置：（1）生理盐水扩洗根管，超声荡洗根管 30 s，纸尖吸干，MTA 充填根尖 5 mm，窝洞口置潮湿消毒棉球，丁氧膏暂封。3 d 后去除暂封，探根管内 MTA 固化，热牙胶回填至

根管口下方 1 mm，牙胶暂封。拍摄 X 线片示：根充良好（图 24-8）。去除牙胶，酸蚀，涂布粘接剂，流动树脂封闭牙胶，3MP60B2 树脂充填，调𬌗抛光。

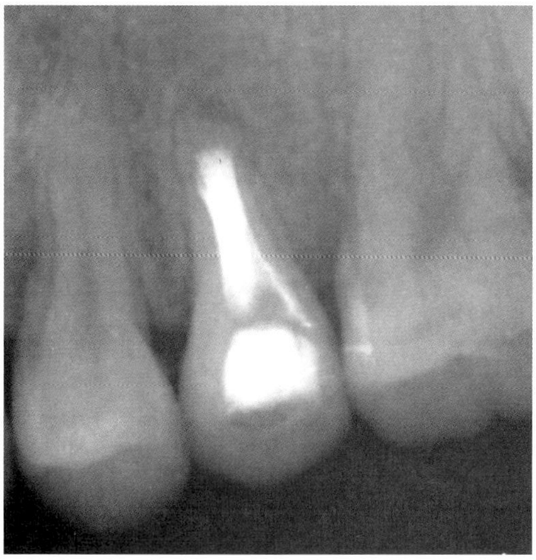

图 24-6　25 根尖诱导术后 6 个月根尖封闭形成，根尖暗影缩小

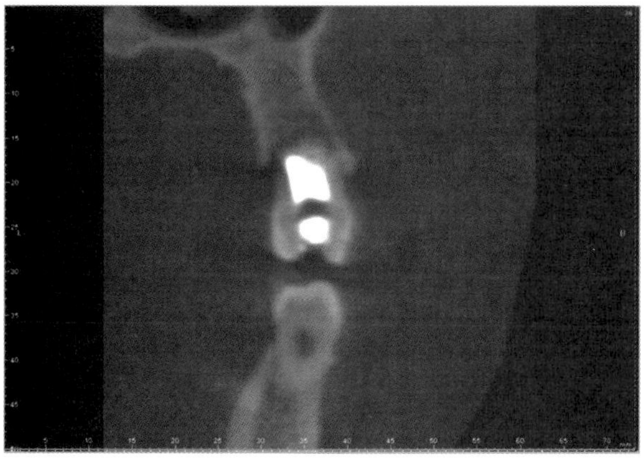

图 24-7　CBCT 示 25 根尖诱导术后 6 个月根尖封闭形成，根尖暗影缩小

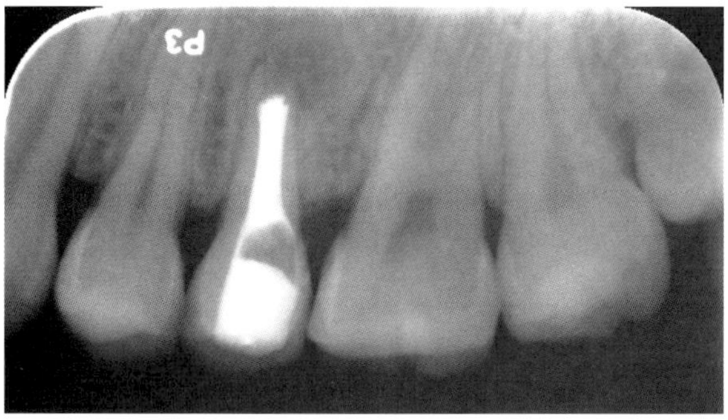

图 24-8　25 X 线片显示 MTA 根尖屏障术 + 热牙胶根充后

医　嘱

25 终身勿咬较硬食物，若治疗后出现反复牙床肿胀、咬合痛、根折等则需拔除。

术后随访

术后 30 个月患者就诊，诉 2 周前 25 咬合痛加重，于外院拔除，患者提供 25 拔除前 X 线片显示：25 根管异常增宽，根充材料与根管远中内壁之间可见线性透射影，根尖周组织可见低密度影（图 24-9）。

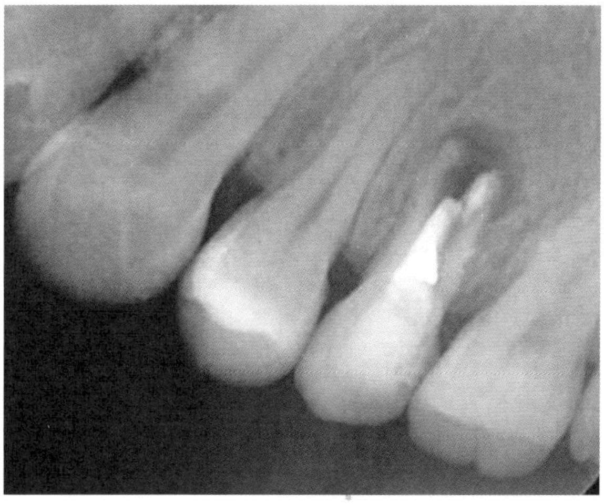

图 24-9　25 术后 30 个月 X 线片显示病理性根折

病例小结

■病理性根折

指经过或未经牙髓治疗的牙根在某些致病因素作用下发生的贯通髓腔与牙周膜间隙的折裂。常见病因如下。

（1）创伤性应力：邻牙或对侧牙患病或缺失，导致患侧牙齿咬合力负担过重的情况；或者患牙存在咬合面形态磨损不均、高陡牙尖等异常改变，导致𬌗干扰产生，使患牙咬合力绝对或相对过大而发生根折。

（2）牙根发育缺陷和解剖因素：由于牙根发育缺陷，使得患牙经受不起正常或过大的咬合力而发生根裂。

（3）牙周炎症：牙槽骨高度的降低使得临床牙冠变长，改变了牙齿受力的支点，使牙齿更容易遭受咬合创伤。牙周炎症时牙根表面吸收亦使牙根易于折裂。

■**病理性根折的临床表现**

患牙有时有咬较硬食物时突然疼痛的病史，多伴有咬合不适或咀嚼疼痛，未经过牙髓治疗的牙齿可有冷热刺激痛、自发痛；经过牙髓治疗的患牙常有牙龈反复肿胀和窦道形成，有不同程度的叩痛和松动，叩诊音浊，牙龈充血水肿或有脓肿，可探及深牙周袋。牙片或CBCT有时可观察到根管影像增宽或根管锥度异常、牙根折断、折片移位等影像，有时牙根无明显异常但根侧牙周膜间隙异常增宽或根侧牙槽骨有暗影等。

■**病理性根折的治疗**

解决咬合力负担过重的原因，对症治疗，可根据病情行截根术、半切术或拔除术。

■**术前告知的重要性**

本病例患牙的根尖诱导成形术、根尖屏障术均已成功，但最终仍由于患牙牙根发育不良、咬合力相对过大导致了病理性根折，提示对这类患牙应关注以下几点。

（1）术前应明确告知患者术后有发生病理性根折的可能性，嘱患者术后终身勿用患牙咬较硬食物，并签署知情同意书。

（2）为了降低根折的发生，应尽量保存健康的牙体组织，根尖屏障术后可采用自酸蚀粘接剂 + 复合树脂直接填充根管及窝洞以增加根管强度、缩减咬合面的颊舌径以减小患牙承受的咬合力。

■**髓室侧壁不完整、髓室侧穿**

该患者在外院的治疗已造成髓室远中侧壁缺损，但未侧穿，牙齿的抗力形会变差；若发生侧穿，可根据穿孔大小决定是否可修补，这是需要在术前向患者说明的问题之一。故术前拍摄X线片、了解外院治疗情况至关重要。

（赵广宁　蒋月桂）

病例 25 畸形根面沟

患者，女，23 岁。

主　诉

右上前牙反复肿痛数月。

病　史

现病史　患者数月来右上前牙反复肿痛，1 年前曾因反复肿痛行"根管治疗术"，术后疼痛缓解，现要求检查。

既往史　否认糖尿病、高血压、心血管疾病等系统性疾病史，否认肝炎等传染性疾病史。否认药物过敏史。

家族史　否认家族遗传病史。

检　查

患者口腔卫生较好。

12 远中切角釉质缺损，唇面可见约 3 mm × 3 mm 蓝黑色透出，边界不清，腭面可见牙色充填物，边缘有黑色色素渗透，未探及明显龋坏，探诊、冷诊无反应，叩痛（±），Ⅰ度松动。12 腭侧偏近中可见一条沟向根方延伸，探诊深度（PD）至根尖区，牙龈无明显充血水肿，唇侧牙龈可见窦道位于 11、12 之间，距离龈缘约 5 mm，探诊时有少量溢脓（图 25-1）。

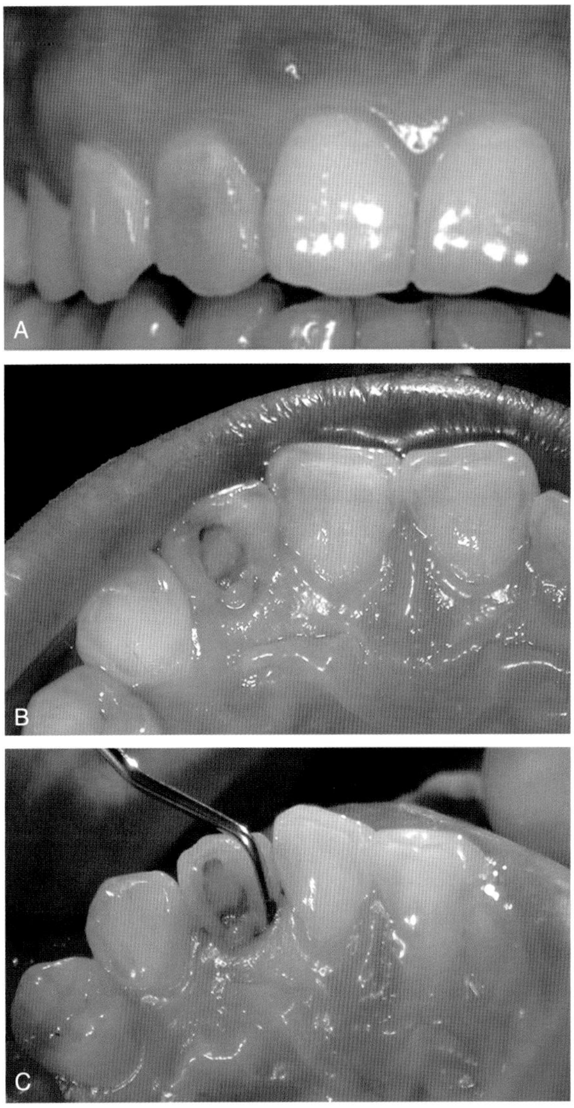

图 25-1　术前口内照片　A. 术前唇面观；B. 术前腭面观；C. 牙周袋探诊深度至根尖区

• 影像学检查

X 线片及 CBCT 示：12 根管内可见高密度影，根充长度、密度未见明显异常，近中根侧、根尖可见带状骨密度减低区（图 25-2）。

诊　断

12 畸形根面沟、牙周 - 牙髓联合病变、牙变色。

• 诊断要点

1. 12 唇面可见约 3 mm × 3 mm 蓝黑色透出。

2. 腭侧偏近中可见一条䪼根向沟向根方延伸，PD 至根尖区。叩痛（±），Ⅰ度松动。唇侧牙龈可见窦道。

3. X 线片显示 12 根充长度密度未见明显异常，近中根侧、根尖可见带状骨密度减低区。

治疗计划

12 试行再植术 + 引导骨再生技术（GBR）。

告知患者：12 畸形根面沟、牙周牙髓联合病变、牙变色，预后差，先试行再植术 + GBR，若术后牙齿咬合痛、牙龈反复肿胀、松动则需拔除并改行种植术或义齿修复。医生已履行完全告知义务，患者在完全知情的前提下，同意试行 12 再植术 +GBR 并签字。

治疗过程

1. 3% 过氧化氢溶液含漱，2% 氯己定溶液冲洗 12，上 1% 碘甘油。嘱暂勿使用患牙，预约手术时间。

2. 1 周后复诊：试行 12 再植术 +GBR。2% 氯己定冲洗 12。必兰麻局部浸润麻醉下行 12 分龈、拔出。12 未见根裂，根尖 1/3 处透黑，腭面偏近中可见一长度从颈缘至根尖 3 mm、深度约 1 mm 的纵行沟（图 25-3）。探牙槽窝，可见舌侧近中邻面骨缺失深度约 7 mm。搔刮牙槽窝，牙槽窝内血液丰富（图 25-4）。

3. 体外超声清理 12 根面沟及病变牙骨质。根面沟颈缘处约 2 mm 用 GC 玻璃离子封闭；颈缘下至根尖区用 MTA 严密封闭、清理沟边缘（图 25-5）。

4. 12 牙牙槽窝放置四环素粉，近中及唇侧放置并固定 Bio-Gide 膜（图 25-6A），（13.0 mm × 25.0 mm）+Bio-oss（0.125 g）骨粉（图 25-6B）。植入处理后的 12，修剪 Bio-Gide 膜（图 25-6C）。

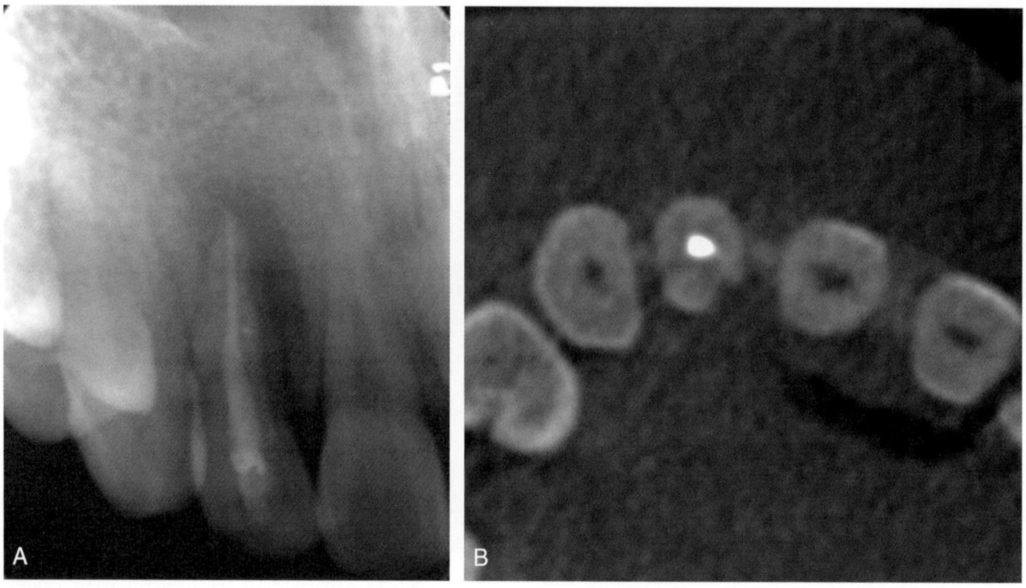

图 25-2　术前 X 线片　A. 术前牙片；B. 术前 CBCT

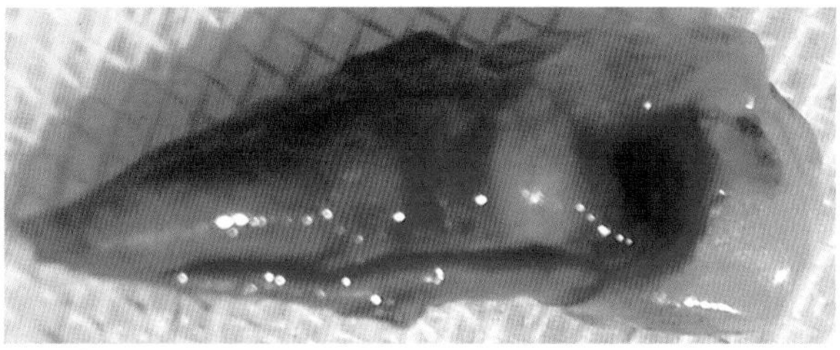

图 25-3　12 腭面偏近中的根面沟

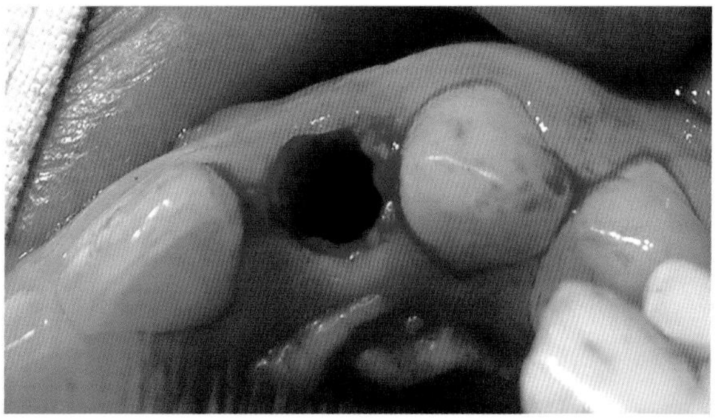

图 25-4　搔刮牙槽窝

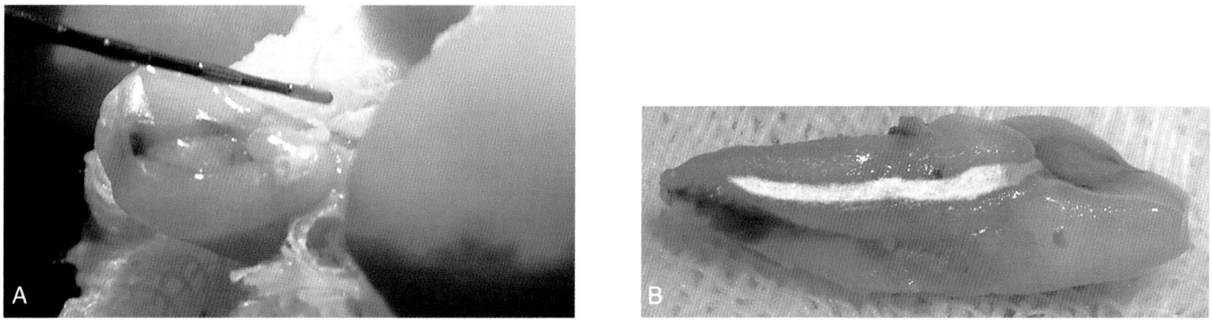

图 25-5　颈缘及根面沟的封闭　A. 12 根面沟颈缘处 2 mm 用 GC 封闭；B. 12 根面沟颈缘下至根尖区用 MTA 严密封闭

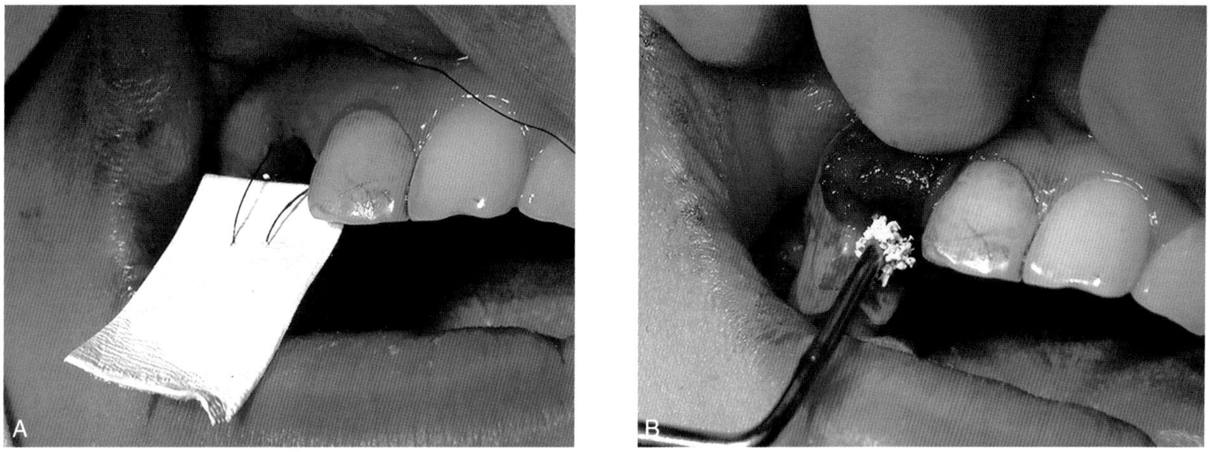

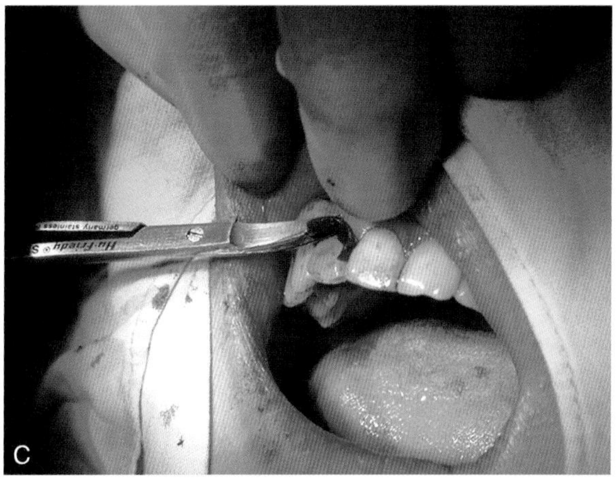

图 25-6　生物膜 / 骨粉的放置　A.12 近中及唇侧放置并固定 Bio-Gide 膜；B. 填入适量 Bio-oss（0.125 g）骨粉；C. 植入处理后的 12，修剪 Bio-Gide 膜

5. 严密缝合术区，术牙无固定、无松动（图 25–7）。

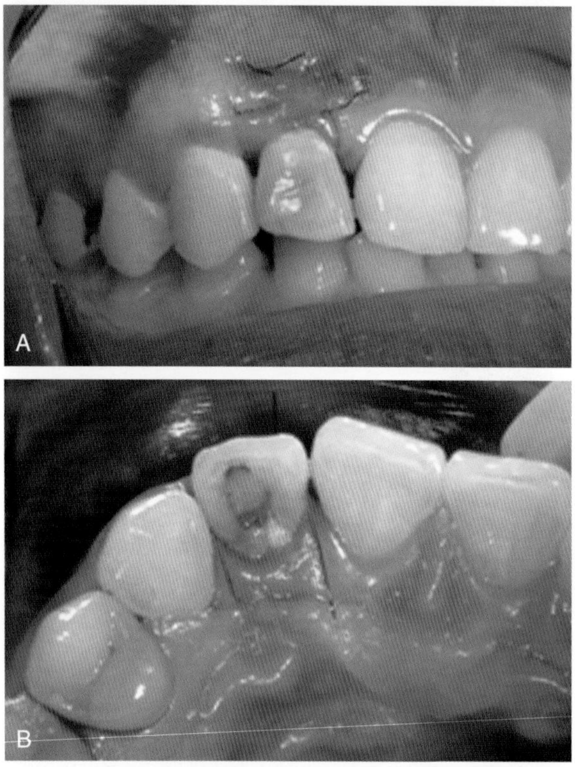

图 25–7　12 再植术后即刻　A. 唇面观；B. 腭面观

6. 术后即刻拍 X 线片，骨粉已充满骨缺损区（图 25–8）。

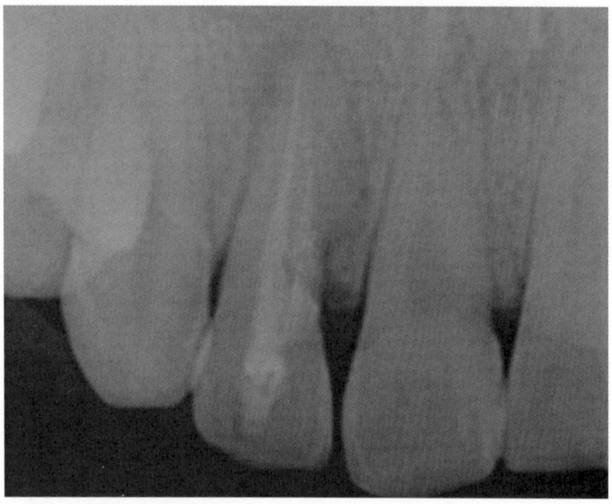

图 25–8　12 术后即刻 X 线片

医　嘱

1. 手术 2 h 后即可进食，手术当天宜吃温、软、稀、凉的食物；

2. 勿用患牙咀嚼。

3. 口服阿莫西林胶囊（0.5g，3 次 / 天）、奥硝唑胶囊（0.5g，2 次 / 天），连续用药 7 d。

4. 术区棉签清洁，保持口腔卫生。

5. 预约手术 2 周后拆线。

术后随访

1. 术后第 19 天复诊：自觉无明显不适，12 牙龈稍充血，龈沟区及原窦道口未见渗出物，窦道口已闭合，松动 Ⅰ ~ Ⅱ 度（图 25–9）。X 线片显示 12 根周骨缺损边界变淡（图 25–10）。处理：局部清洁。嘱 2 周后复诊，勿用患牙咀嚼。

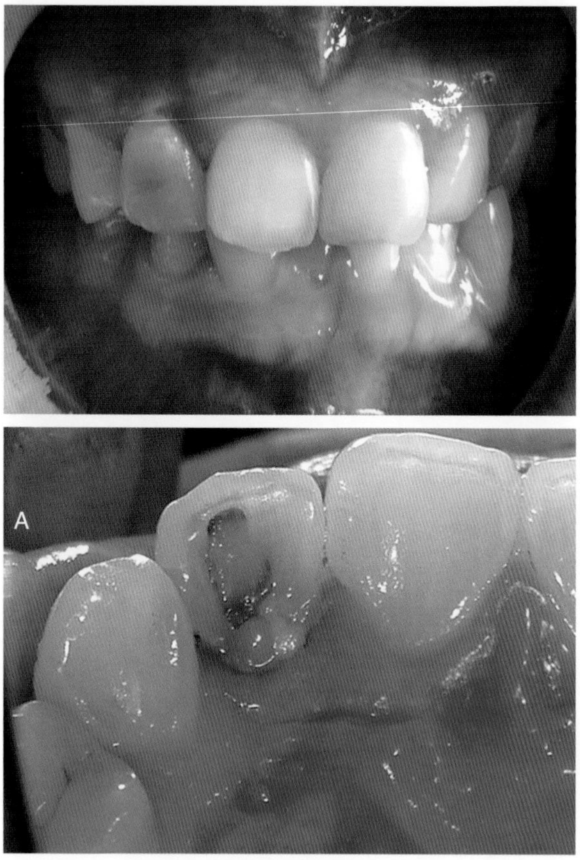

图 25–9　再植术后第 19 天复查　A. 唇面观；B. 腭面观

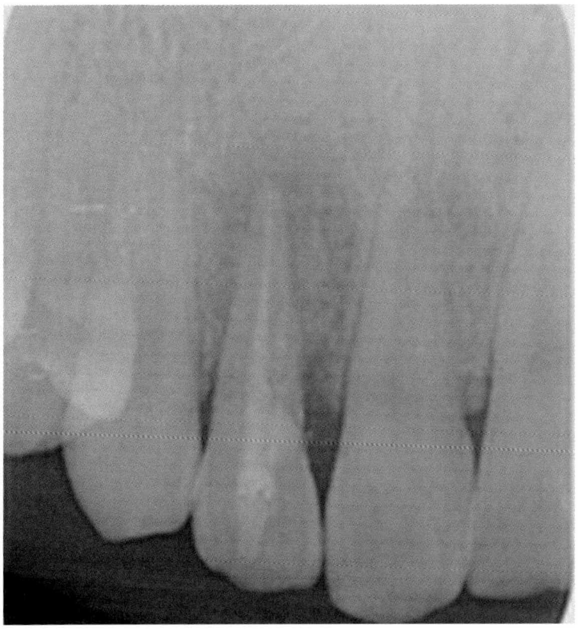

图 25-10 12 再植术后第 19 天 X 线片

2. 术后第 29 天复诊：患牙无明显不适，12 牙龈稍充血，轻探龈沟未探入，窦道口已闭合，正常生理动度（图 25-11）。X 线片显示 12 根周骨缺损边界变淡（图 25-12）。

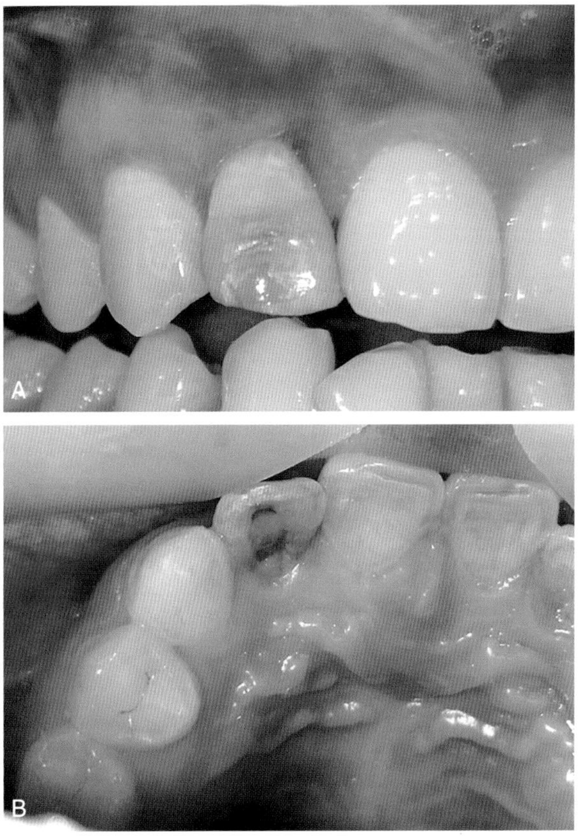

图 25-11 再植术后第 29 天复查 A. 唇面观；B. 腭面观

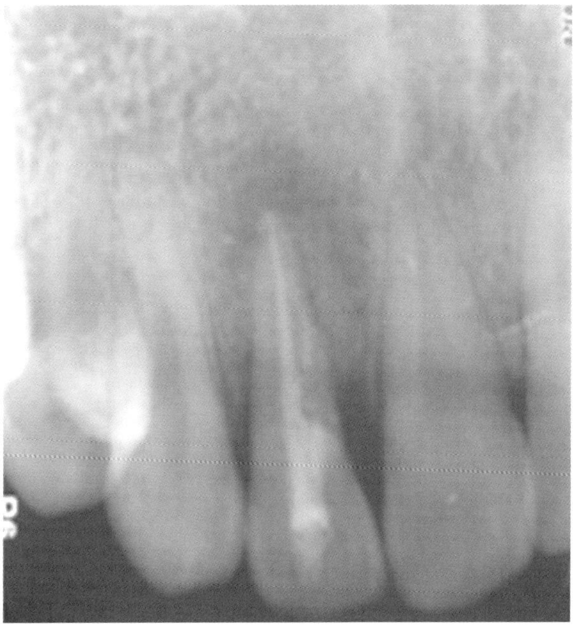

图 25-12 再植术后第 29 天 X 线片

12 术后 3 个月、半年、每年定期复查。待根尖周牙槽骨密度基本正常后再行 12 美学修复。

病例小结

■畸形根面沟

常发生于上颌侧切牙牙根的腭面，为一条纵行沟裂，常越过腭隆突并向根方延伸，严重者可将牙根分裂，形成额外根。患牙颈部因根面沟导致龈沟底附着上皮附着不良或缺陷常导致牙周袋形成、感染和沟内附近的牙骨质破坏，形成骨下袋、骨缺损。根面沟的深度和牙周袋的深度及宽度影响患牙的预后。畸形根面沟可能同时涉及牙根的多个面，因此需密切观察骨壁缺损情况。严重的畸形根面沟会导致牙周牙髓联合病变，预后差。袋内刮治常无法控制感染，故疗效不确定，属于试治范畴，术前需向患者充分告知、沟通并签署知情同意书。

■ GC 玻璃离子

用于畸形根面沟的颈部封闭，具有硬固快、

有一定硬度、形态可塑性强、光洁度好、组织相容性好的特点。

■ MTA、iRoot BP[PLUS]

由于硬固时间过长，用于颈部封闭不方便，但可用于封闭畸形根面沟，操作要点如下：

（1）用生理盐水纱布包裹牙齿进行操作，操作过程中应注意尽可能保留健康的牙周膜，以期达到最好的预后和最少的牙根吸收；控制体外操作时间在 15 min 内。

（2）沟面应进行完善的清理，清除牙结石、菌斑、肉芽组织、病变牙骨质等感染物质，充分冲洗；也有主张病变区域使用 EDTA 根面脱钙处理。

（3）MTA 调制后需充填密实，避免气泡残留。清理干净沟边缘与 MTA 交界处。

■ Bio-Gide 膜

能够为骨再生创造空间环境，并有良好的固位和稳定作用，为骨再生提供了宝贵的口腔环境，促进骨再生；同时它具有可降解的材料学特性，无须手术取出，减少了医生的操作难度，减轻了患者的痛苦。

■ Bio-oss 骨粉

有良好的生物相容性，在骨再生的过程中作为支架起到骨引导和支持作用，但操作过程中要注意不能把骨粉填的过度密实，以免影响成骨效果。

■**再植牙的术后固定**

不同学者有不同看法。本病例在生物膜和骨粉的帮助下，植入患牙后固位效果良好、无明显松动度，故没有采用牙冠部固定的固定方法。需注意消除咬合高点。

■**畸形根面沟患牙行再植术的预后**

属研究性治疗，国内外学者均有报道，远期疗效尚待观察。

（王宝彦　洪姗珊　蒋月桂）

第三部分

牙髓病和根尖周病

病例 26 急性牙髓炎

患者，男，21 岁。

主 诉

右上后牙自发剧痛 3 d。

病 史

现病史 患者 3 d 前开始出现右上后牙自发剧痛，夜间加剧，冷热刺激加重，不能定位，疼痛放射至同侧头部，1 年来自觉右上后牙“有洞”，伴食物嵌塞。

既往史 否认系统性疾病史及与牙科治疗相关的过敏史。否认药物过敏史。

家族史 否认家族遗传病史。

检 查

16 远中邻𬌗面深大龋坏，已穿髓，探诊剧痛，冷诊激发痛，叩痛（+），正常生理动度，牙龈正常。

• 影像学检查

X 线片示：16 远中邻𬌗面低密度影像累及髓腔，髓腔、根管空虚，根尖区未见低密度透射影像（图 26-1）。

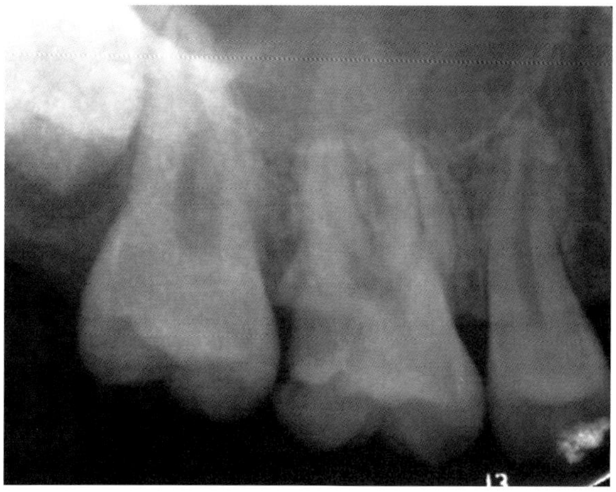

图 26-1 16 术前 X 线片

诊 断

16 急性牙髓炎。

• 诊断要点

1. 右上后牙“有洞”伴食物嵌塞，自发痛、夜间痛，冷热刺激痛 3 d，放射至同侧头部，不能定位。

2. 16 远中邻𬌗面深大龋坏，已穿髓，探诊剧痛，冷诊激发痛，叩痛（+）。

3. X 线片示：16 远中邻𬌗面低密度影像累及髓腔。

治疗计划

16 根管治疗术，术后可根据牙体剩余量选择全冠、高嵌体或者树脂直接修复。

告知患者病情、治疗计划、预后及费用，患者知情同意。

治疗过程

1. 向患者宣传口腔预防及口腔卫生保健相关知识，患者能理解并接受根管治疗和术后修复的过程、费用及术中、术后注意事项。

2. 16 局部浸润麻醉后，橡皮障隔湿。

3. 16 去龋，开髓，揭髓顶，超声器械髓腔修整。找到 MB、DB 和 P 三根管，在 MB 和 P 根管连线之间探查，显微镜下在 MB 腭侧 2 mm 处探查到 MB2。

4. 10#、15#K 锉测量工作长度，以洞缘为参考点，MB，MB2 和 DB 为 19.0 mm，P 为 21.0 mm。Pathfill 疏通根管至 19#，ProTaper next 镍钛旋转器械配合 EDTA 预备根管，MB、MB2 和 DB 预备至 25#，P 预备至 30#。5.25% 次氯酸钠溶液冲洗并浸泡根管 10 s，超声荡洗根管 30 s，纸尖吸干，试主尖（MB、MB2 和 DB：06 锥度，25#；P：06 锥度，40#）。试主尖 X 线片示：恰到根尖孔（图 26-2）。采用热牙胶行根管充填，回填至根管口根方 1 mm。

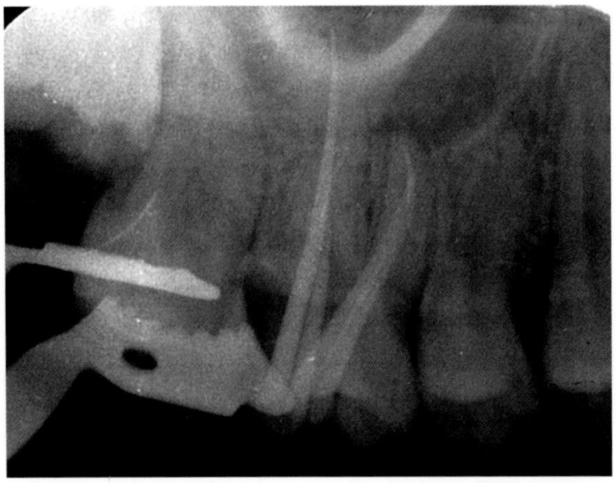

图 26-2　试尖 X 线片

5. 16 去净龋坏组织后仅远中邻面牙体缺损，腭侧功能尖大部分完整，腭侧、颊侧厚度均大于 2 mm，近中牙体组织厚度大于 3 mm，故可选择树脂直接修复。16 远中邻面置入 V3 成形片系统（图 26-3），选择性酸蚀釉质边缘，涂布自酸蚀粘接剂并光照固化（图 26-4）。采用流动树脂形成约 1 mm 厚远中邻面壁（图 26-5），采用牙本质色复合树脂逐层斜向充填髓腔至牙本质层，约至𬌗面 2 mm 处，预留釉质层充填空间（图 26-6）。釉质层充填的同时进行𬌗面的牙尖、窝沟及斜嵴的塑形。上颌第一磨牙的重要特点是远中颊尖与腭尖之间形成斜嵴，可采用牙尖堆塑法恢复牙尖嵴斜嵴形态，利用“尖”“嵴”之间的自然凹陷形成窝沟。取牙釉质树脂，塑形成小球状置于需恢复的牙尖处。根据需要恢复牙尖的大小选择树脂小球的大小，注意远中颊尖与腭尖之间相连，成为连续的斜嵴。用树脂球确认牙尖的位置和高度后，再进行窝沟处的充填（图 26-7），边缘嵴高度参照邻牙（图 26-8）。

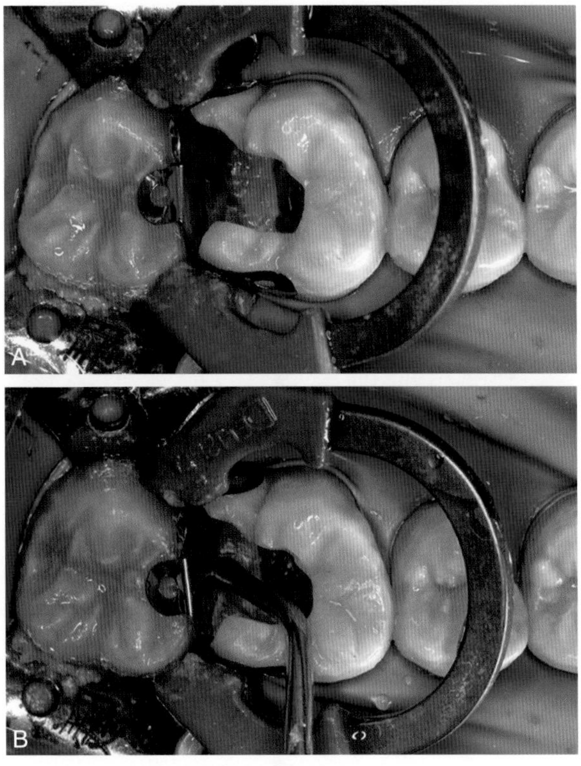

图 26-3　放置成形片　A. 放置片段式邻面成形片；B. 轻压成形片建立邻面接触区

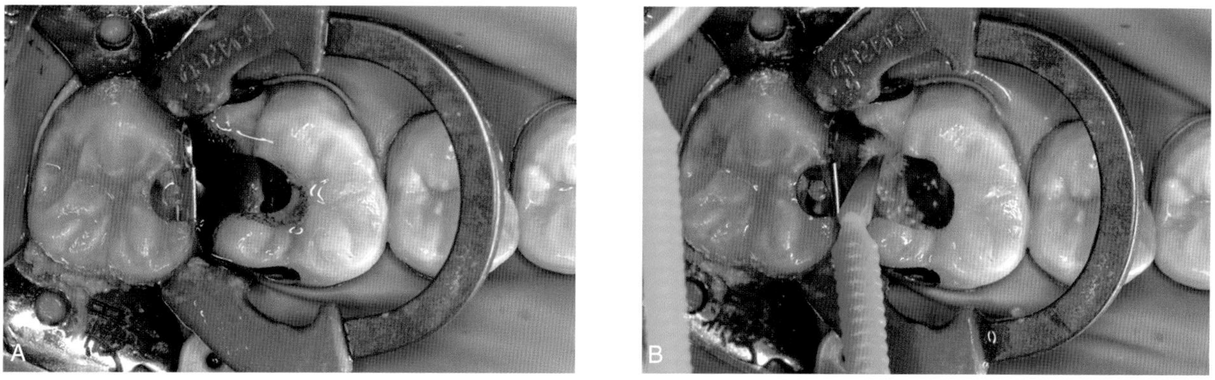

图 26-4　**酸蚀、粘接**　A. 选择性酸蚀釉质；B. 涂布自酸蚀粘接剂

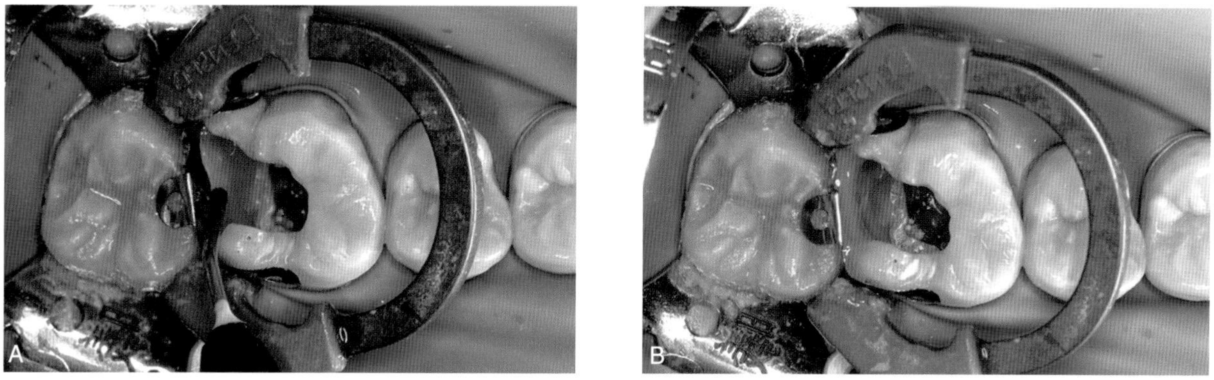

图 26-5　**流动树脂形成邻面壁**　A. 流动树脂注入；B. 形成邻面壁

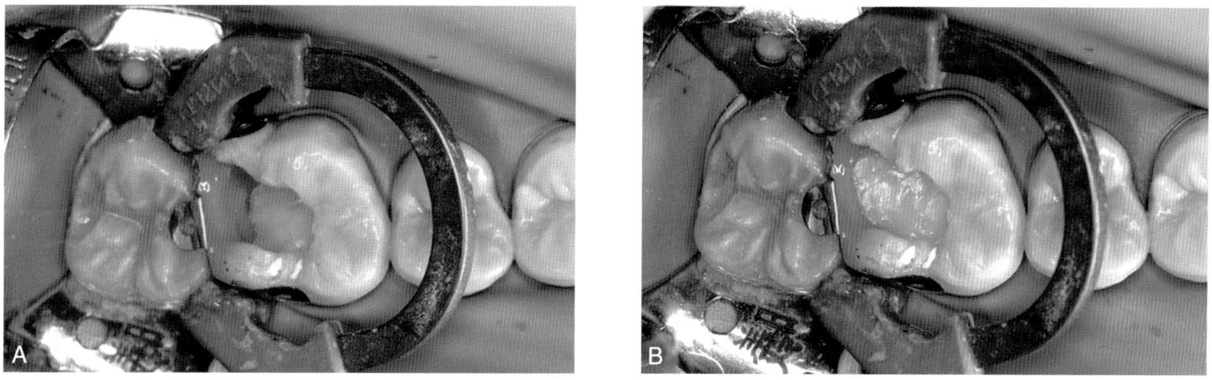

图 26-6　**逐层斜向充填法充填髓腔及牙本质层**　A. 分层充填树脂；B. 分层固化牙本质层树脂

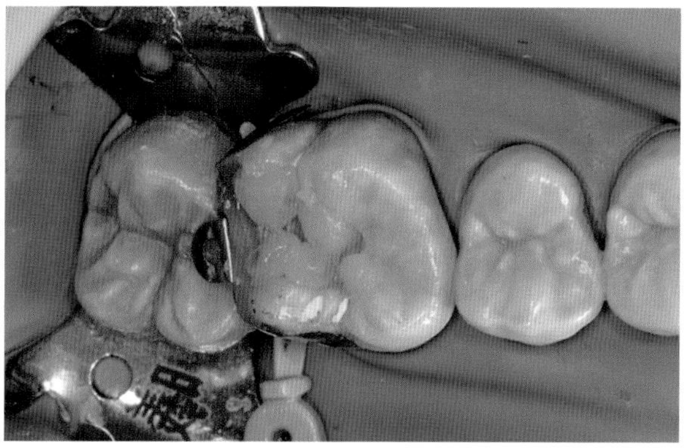

图 26-7　牙尖嵴同步添加小块树脂

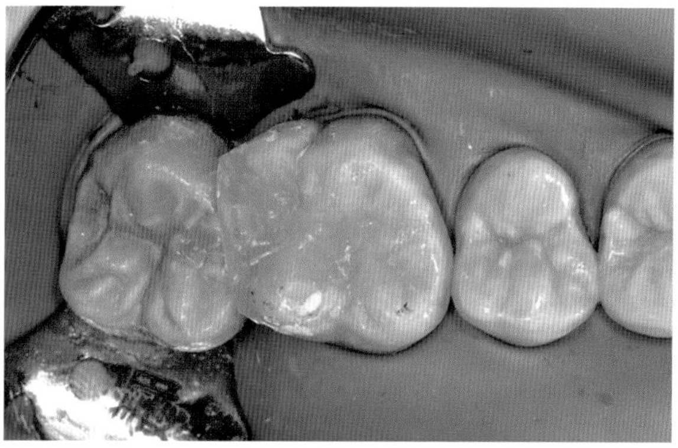

图 26-8　恢复殆面形态

6. 调𬌗及抛光：使用咬合纸检查咬合高点，在调整咬合高点时要注意车针需顺牙尖走形进行调整，微量多次调整，不要过多磨除堆塑的牙尖形态（图 26–9）。充填体表面的光整程度与菌斑的附着、继发龋的产生以及表面的磨耗密切相关。充填体表面是釉质树脂，有很好的抛光性能，充分抛光好表面可能达到良好的光整度（图 26–10）。涉及邻面的充填还需使用抛光条进行邻面抛光（图 26–11）。

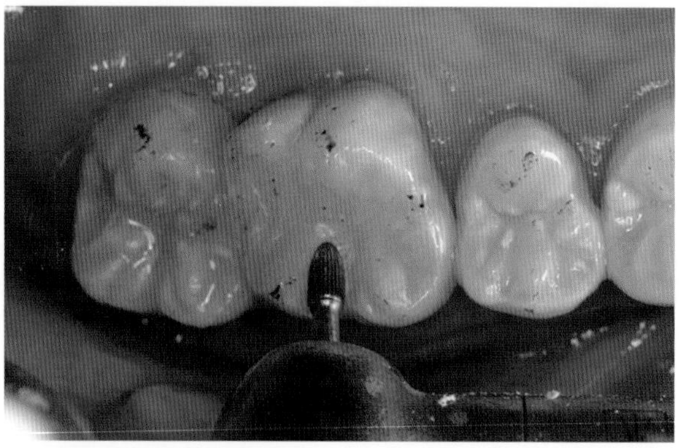

图 26–9 钨钢车针调𬌗

7. 完成治疗（图 26–12），拍摄术后 X 线片：根充恰填，充填物边缘无悬突（图 26–13）。

病例小结

后牙直接修复是日常医疗实践中广泛应用的技术，常规的逐层斜向充填技术能有效减小后牙大体积堆塑时的聚合收缩，帮助初级医生在充填过程中逐步恢复牙体形态，是一种较容易掌握的树脂堆塑技术。但是，后牙𬌗面形态是非常复杂的，单纯使用逐层斜向充填技术很难恢复𬌗面的解剖形态。目前国际上许多学者提出各种不同的𬌗面塑形法，牙尖堆塑法是一种比较容易掌握的恢复𬌗面形态的方法。

后牙𬌗面的解剖结构虽然有很强的变异性，但是每个牙位的后牙均有很典型的特点。如下颌第一磨牙的 W 形窝沟，下颌第二磨牙

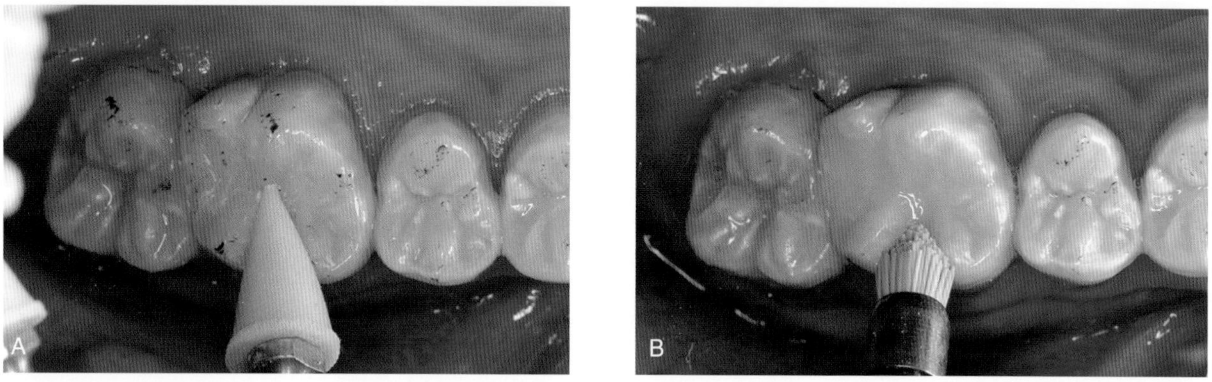

图 26–10 𬌗面抛光 A. 抛光轮；B. 抛光刷

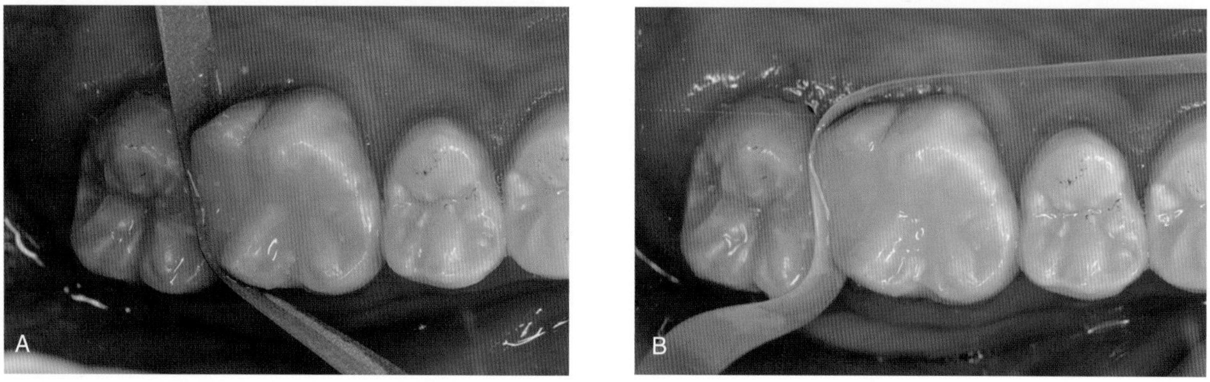

图 26–11 邻面抛光 A. 远邻颊外展隙抛光；B. 远邻腭外展隙抛光

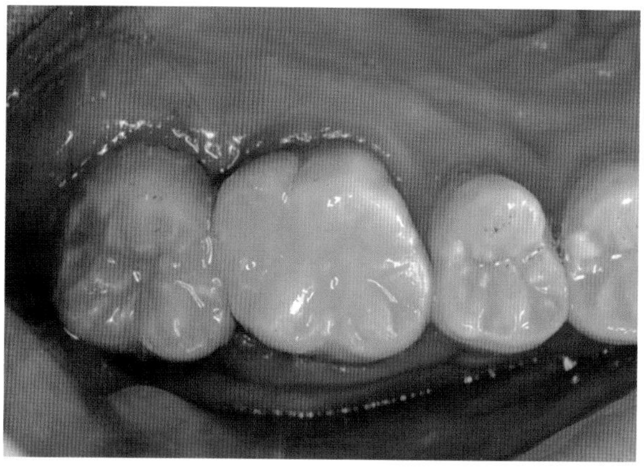

图 26-12　术后照片

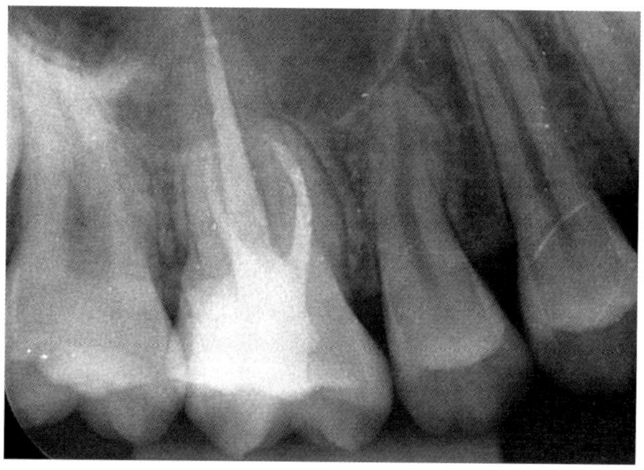

图 26-13　术后 X 线照片

的十字形窝沟，以及上颌第一磨牙的斜嵴结构等。当𬌗面解剖形态由于龋病或充填不当而部分缺失时，准确分析剩余𬌗面组织的解剖结构信息具有重要作用。从剩余𬌗面组织和对侧同名牙形态获取如嵴的陡度、牙尖的位置、主要和次要牙嵴和窝沟的位置等重要信息，以实现标准化基础上个性化的𬌗面形态恢复。这些需要在使用橡皮障隔湿之前进行临床检查、信息收集和设计。

■牙尖堆塑法的简要操作流程

（1）观察治疗牙、邻牙及对侧同名牙的形态，确定其窝沟深度，牙尖斜度和边缘嵴高度。

（2）橡皮障隔湿，后面会讲到树脂直接修复时的隔离范围，应从治疗牙的远中一直隔离至同侧中切牙。

（3）标准化程序：以标准洞形深度为𬌗面塑形的起点，使步骤程序具有可重复性。首先采用逐层斜向充填法充填窝洞，使洞底深度比边缘嵴低约 1~2 mm，具体深度的确定以邻牙和对侧同名牙的洞底深度为参考，牙尖锐利则洞底较深，牙尖圆钝则洞底较浅。注意洞底深度应以边缘嵴高度为参考，而非牙尖高度，如果洞形深度为 1.5 mm，则颊尖顶到窝沟的平均深度可为 3 mm 左右（图 26-7）。

（4）牙尖堆塑：对于两个或多个牙尖缺损的牙齿，所有缺损的牙尖同步进行第一次添加小块复合树脂（图 26-8），以便更好地预览牙尖之间的关系。为控制收缩应力，各牙尖嵴的延伸部分应该互不接触。在这个步骤中，我们应该确定的信息有：主要牙尖嵴的方向、位置和体积；“沟”的基本走形；“窝”的基本位置。依牙尖的大小、位置酌量放置小块树脂，沿着完好的剩余牙体组织边缘，平行推动锐利器械去除牙面多余复合树脂材料，光固化前完成牙尖形态的调整。

（5）关闭𬌗面：𬌗面中央的间隙源于牙尖嵴的不完全塑形，同时也是窝沟所在的位置，𬌗面的窝沟应该是牙尖、牙嵴和牙尖斜面这样的“山峰”交汇所形成的“山谷”，而非可以雕刻而成。因此，牙尖堆塑完成后，只需用少量树脂关闭牙尖中央间隙，形成主窝沟，固化前稍稍形成次窝沟即可。复杂的发育沟并非具有解剖功能的形态，没有必要去完全模拟。

（6）咬合调整：依𬌗面形态完成的树脂修复形成的是一个以标准化为基础的个性化𬌗面，因此，咬合调整时一般仅需少量磨除即可完成。重点去除正常牙体组织上意外覆盖的树脂和因为个性化咬合关系改变而产生的咬合高点。

邻面成形技术和修形抛光技术与常规技术相同，在此不再赘述。

牙尖堆塑法的重点是首先使用传统充填方法形成标准化的洞形，即低于边缘嵴 1~2 mm 的 I 类洞；然后用分离的小块树脂定位牙尖，注意在 面中央不要连接到一起，避免产生不恰当的收缩应力；最后仅通过添加少量树脂关闭 面，通过牙尖嵴连接确定窝沟的位置和走形。

（陈杨曦）

病例 27 慢性增生性牙髓炎

患者，男，22 岁。

主　诉

右上前牙折断 1 个月。

病　史

现病史　1 个月前因外伤至右上前牙牙冠折断，无自发痛，冷热刺激不适，一直未做治疗。今来我院就诊。

既往史　否认心脏病、高血压、糖尿病等系统性疾病史，否认药物及食物过敏史。

家族史　否认家族遗传病史。

检　查

11 切 2/3 缺损，唇侧断端位于龈上，腭侧断端平龈，可见牙髓息肉覆盖根管口上方，探易出血，探诊、冷诊疼痛，叩痛（±），正常生理动度，近远中边缘可见牙龈部分增生、覆盖断面，周围牙槽黏膜处未见窦道（图 27-1、图 27-2）。

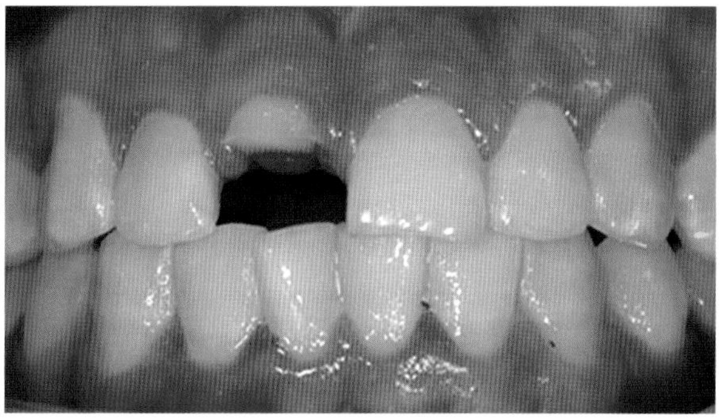

图 27-1　术前唇面观

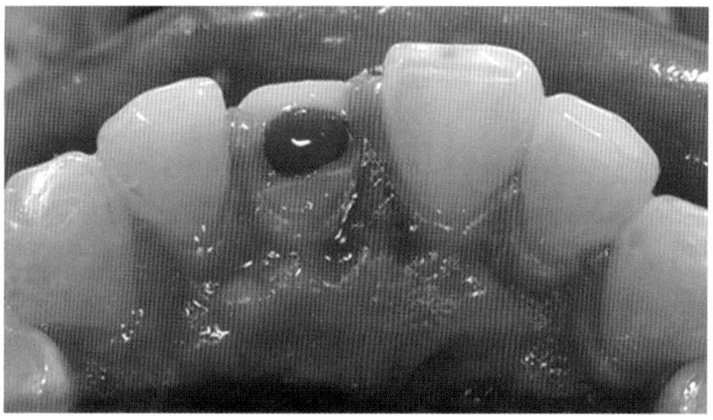

图 27-2　术前舌面观

- **影像学检查**

X 线片示：11 根长尚可，根管空虚粗大，牙根未见明显折裂线影像，根尖周组织未见明显异常（图 27-3）。

诊　断

11 复杂冠折、慢性增生性牙髓炎。

- **诊断要点**

1. 11 外伤史，牙髓暴露史。
2. 长期冷热刺激不适，冷诊疼痛。
3. 肉眼可见息肉来源于牙髓组织。
4. X 线显示根管及根尖孔粗大。

治疗计划

11 根管治疗术 + 桩冠修复。

告知患者：11 冠折露髓，缺损较大，根

管治疗术 + 桩冠修复后，勿用患牙咬较硬食物。

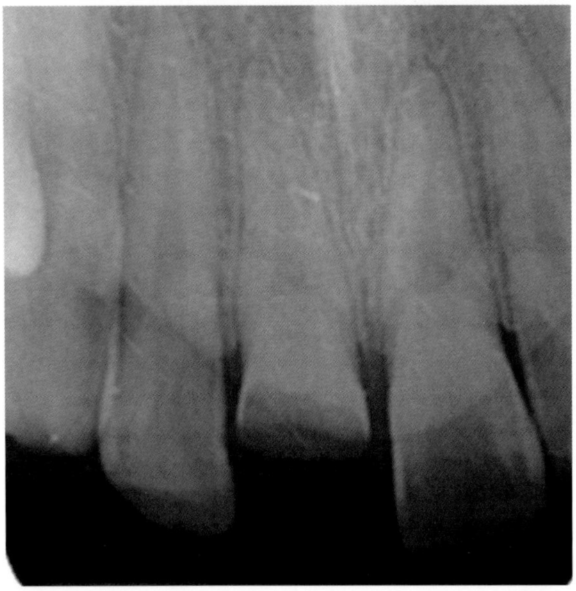

图 27-3　术前 X 线片

治疗过程

1. 11 必兰麻局部浸润麻醉，电刀切除近远中处增生牙龈，修整腭侧牙龈，暴露牙冠边缘（图 27-4）。

2. 安放橡皮障（图 27-5）。

3. 使用拔髓针拔髓，25#K 锉探查根管，测量根管长度 17.0 mm（以唇侧断端为参考点），使用机用镍钛器械 WaveOne 配合 EDTA 预备根管至 40#，40#K 锉清理根管壁（图 27-6），5.25% 次氯酸钠溶液冲洗并浸泡根管 10 s，超声荡洗根管 30 s，纸尖吸干，试主尖，拍摄 X 线片示：恰到根尖孔（图 27-7）。

4. 采用 Beefill 热熔牙胶系统充填根管（图

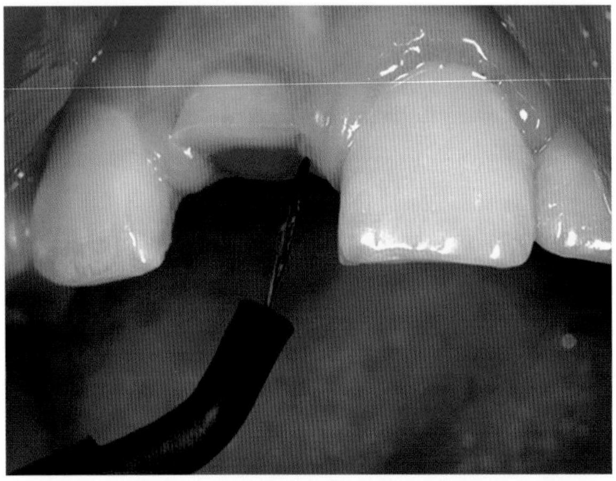

图 27-4　局部麻醉下电刀切除 11 近远中增生牙龈，暴露牙冠边缘

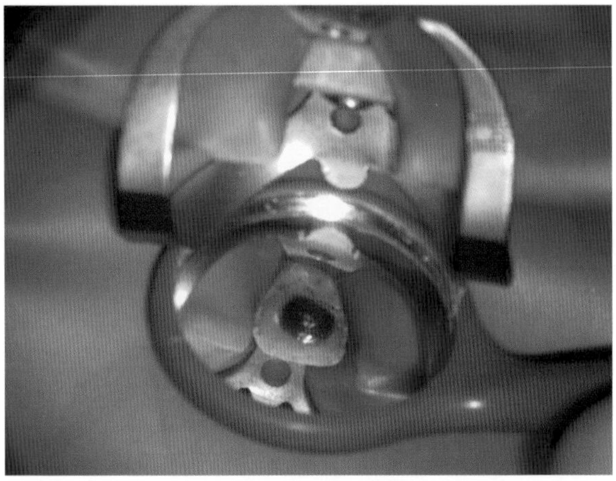

图 27-5　安放橡皮障，可见清晰的牙髓息肉（显微镜 ×4）

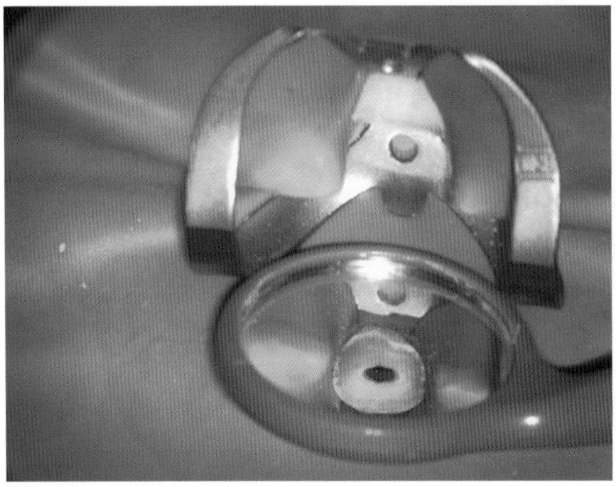

图 27-6　根管预备完成（显微镜 ×4）

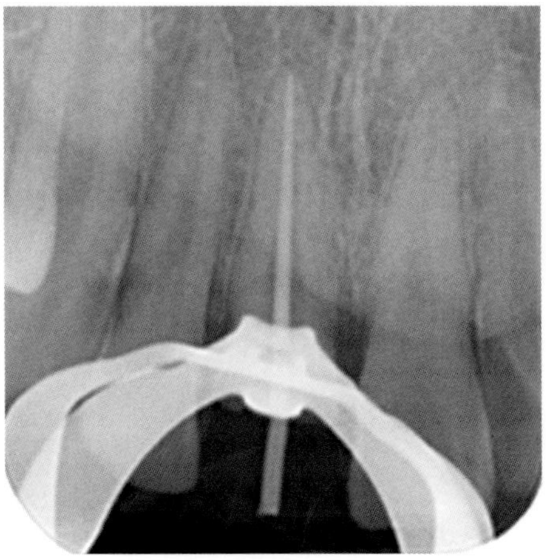

图 27-7　11 试尖片

27-8），再拍根充片示根充良好（图 27-9）。

5. 1 周后修复科就诊，使用 MACRO-LOCK POST ILLUSION 系统预备桩道，保留根尖 5 mm 根充封闭，放置 2# 纤维桩，确定固位合适（图 27-10），粘接并制备树脂核，排龈并预备基牙（图 27-11）。

6. 使用硅橡胶印模取模，制备 3M 树脂临时冠，比色确定牙冠颜色（图 27-12），预约再次复诊时间。

7. 再次就诊，试戴 Zenostar 氧化锆全瓷冠，

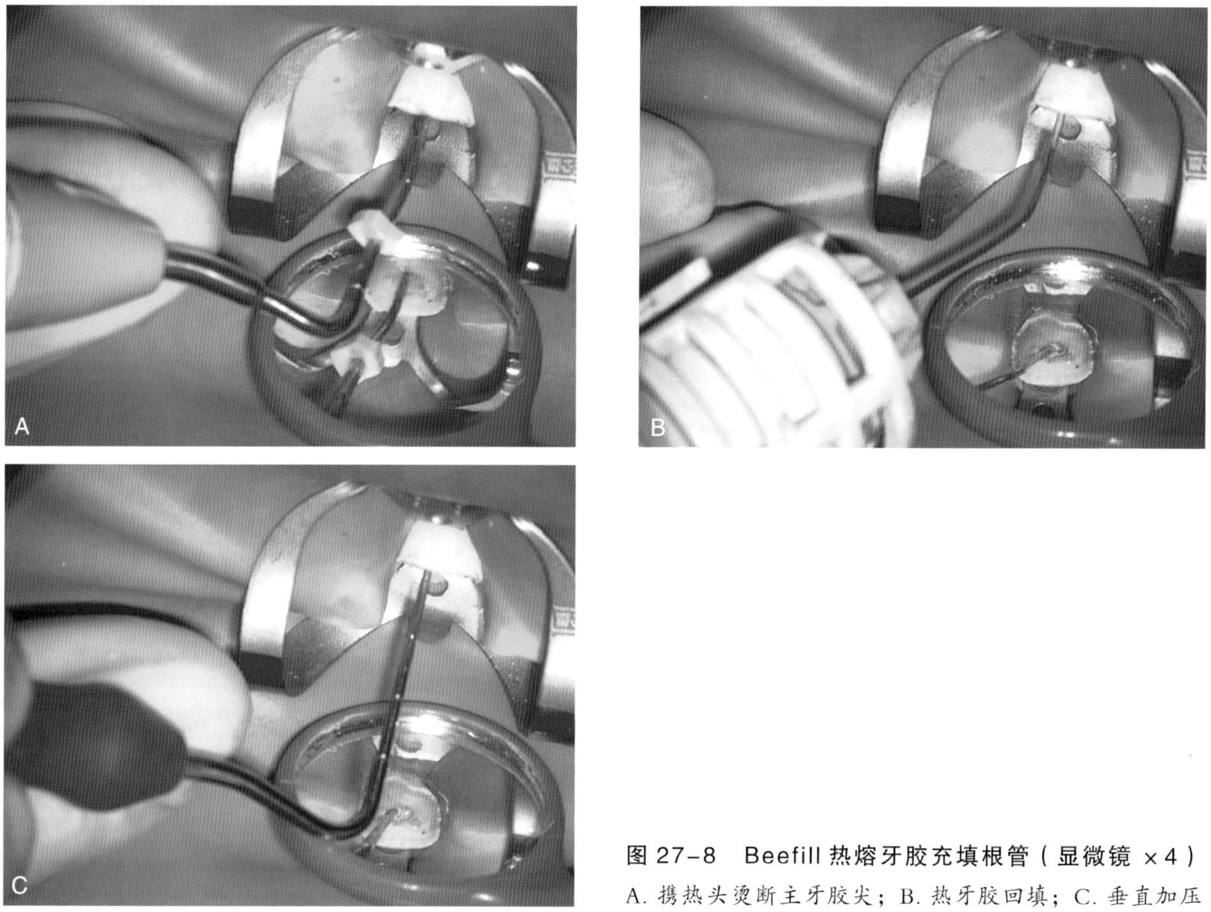

图 27-8　Beefill 热熔牙胶充填根管（显微镜 ×4）

A. 携热头烫断主牙胶尖；B. 热牙胶回填；C. 垂直加压

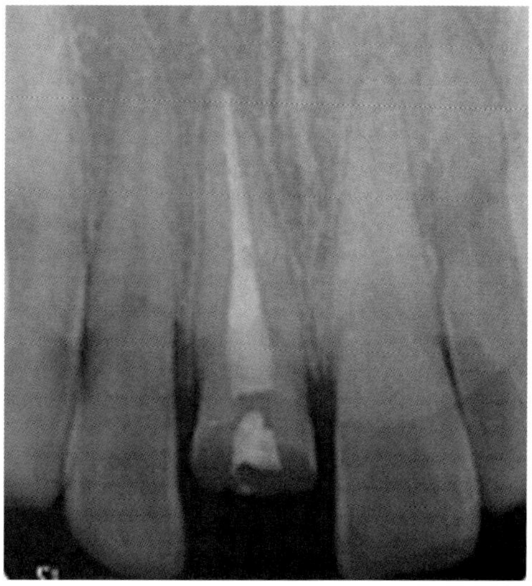

图 27-9　11 根充片

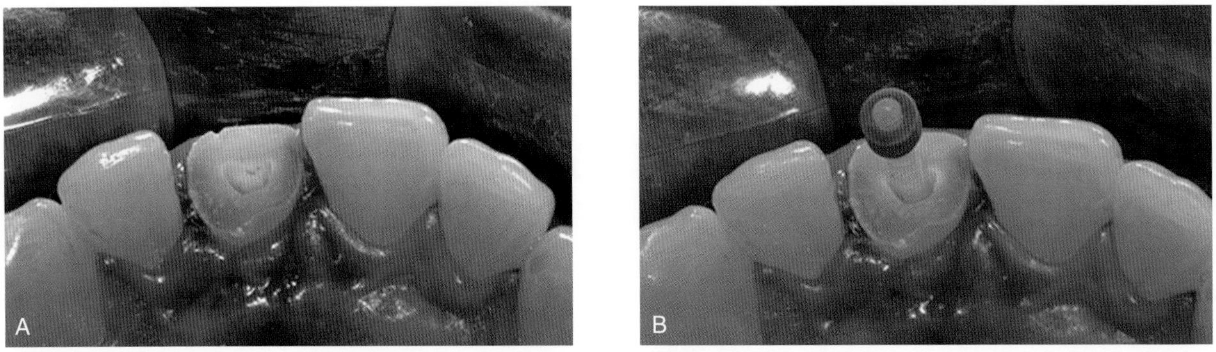

图 27-10　纤维桩固位　A. 预备桩道；B. 放置 2# 纤维桩，确定固位合适

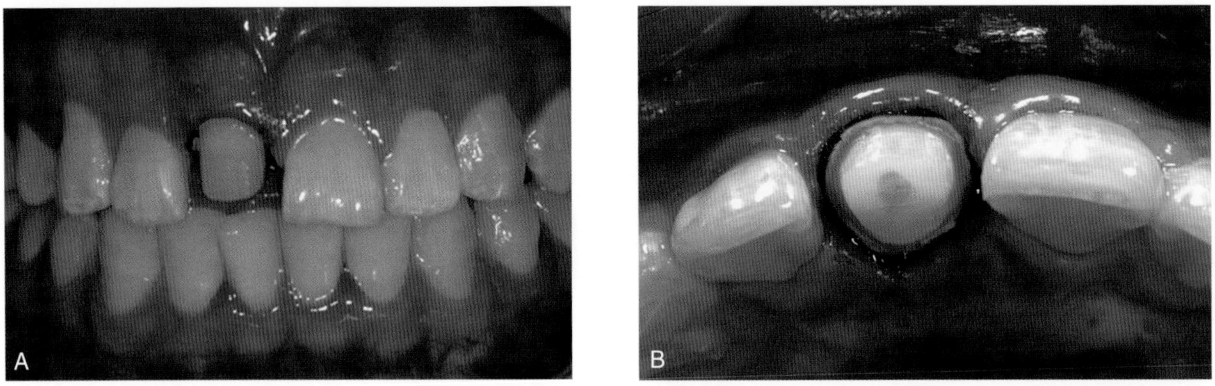

图 27-11　制备纤维桩树脂核　A. 制备树脂核；B. 排龈并预备基牙

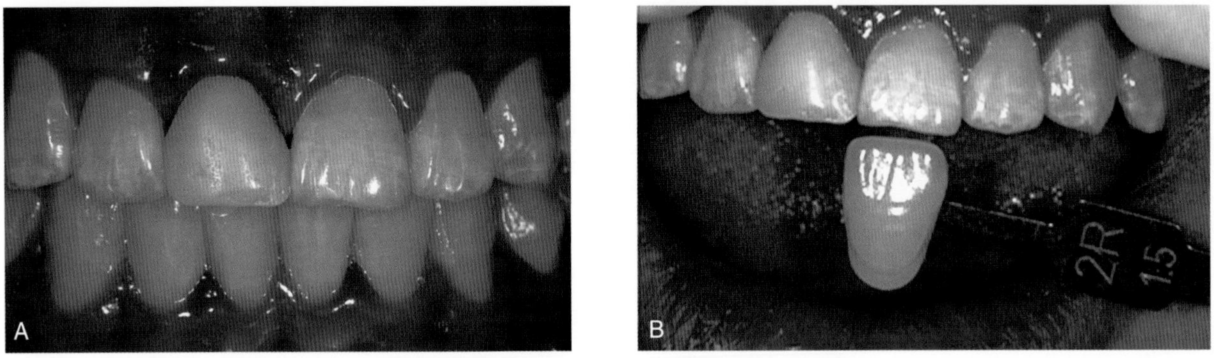

图 27-12　取模后制备临时冠　A. 制备临时冠；B. 比色

确定就位合适，粘接全冠，调𬌗抛光，最终完成修复（图 27-13）。

病例小结

慢性增生性牙髓炎在临床上多见于根尖孔粗大、血运丰富、足以允许炎症牙髓增生的患牙，增生的牙髓呈息肉状自髓腔突出。患者多无明显自发痛，常有冷热刺激痛或出血现象。口内检查可见自髓腔来源的牙髓息肉，探诊无明显痛感、易出血。需要鉴别牙髓息肉、牙周膜息肉及牙龈息肉，可根据 X 线片观察髓室底影像的连续性及息肉蒂部来源加以判断。

冠根一体化治疗是指根管治疗术完成后及时进行冠方修复，以达到根管严密充填、冠方

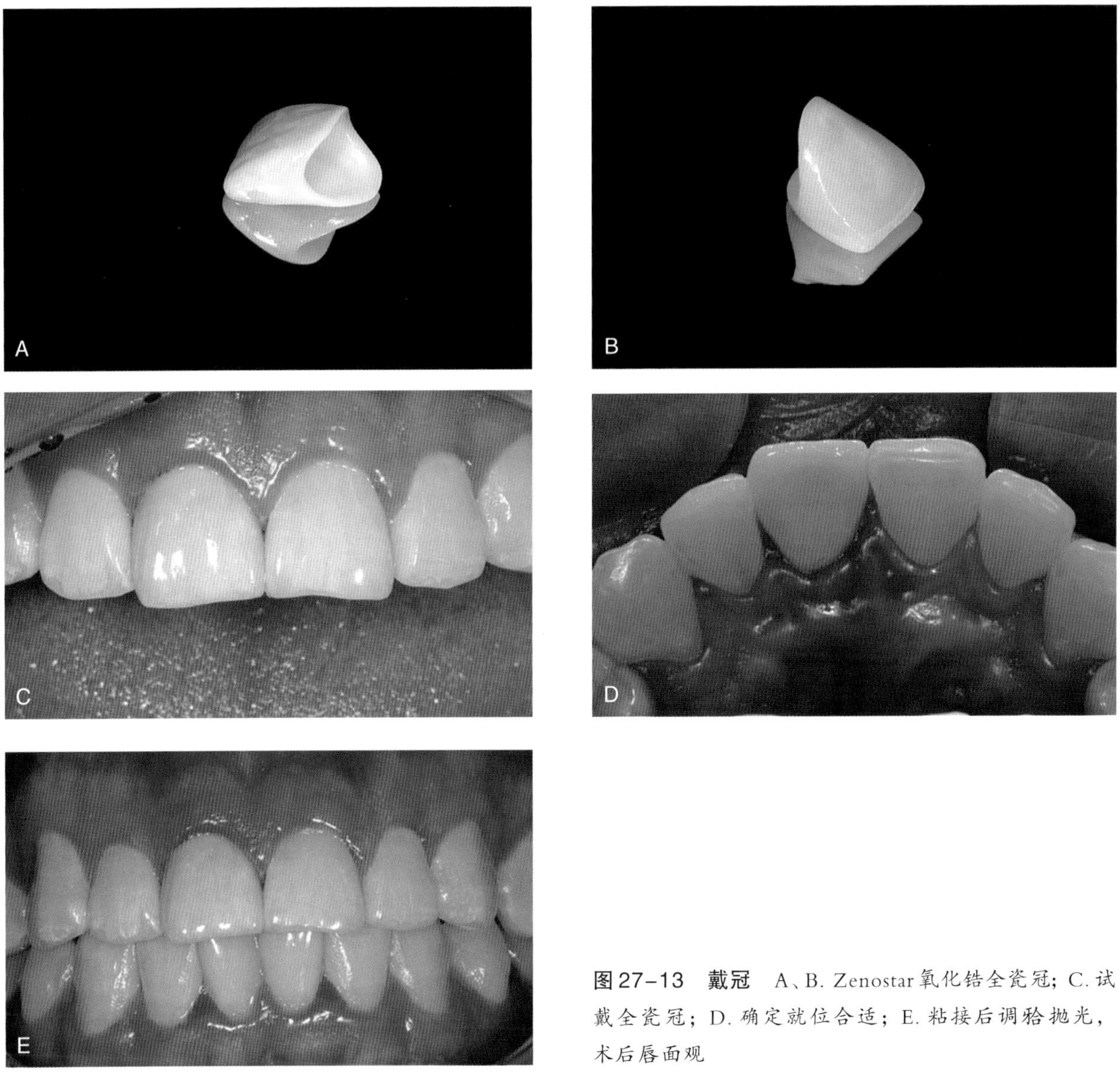

图27-13　戴冠　A、B. Zenostar氧化锆全瓷冠；C. 试戴全瓷冠；D. 确定就位合适；E. 粘接后调𬌗抛光，术后唇面观

严密封闭、恢复功能的目的，前牙冠根一体化治疗更是能及时做到治愈疾病、恢复前牙美观及功能的效果。如本病例所示，及时的根管治疗及冠方修复减少了患牙再次感染的概率，更使前牙的美观、语言、切割、心理等功能得到及时的恢复，患者对修复效果非常满意。

（薛云鹏　李蕴聪）

病例 28 慢性牙髓炎（下颌前磨牙 3 根管）

患者，男，51 岁。

主　诉

左下后牙自发痛 3 d。

病　史

现病史　患者左下后牙 3 d 前开始出现自发性疼痛，夜间加重，放射至同侧头部，不能定位，有冷热刺激痛，未做处理，今就诊。

既往史　既往体健，否认高血压、心脏病等系统性疾病史，否认药物过敏史。

家族史　否认家族遗传病史。

检　查

34 远中邻𬌗面见龋损，已穿髓，探诊疼痛，冷诊剧烈激发痛，叩痛（+），牙龈充血，正常生理动度。

• 影像学检查

X 线片示：34 远中邻𬌗面牙体组织密度减低影近髓，根管影像“中断”，根尖周组织未见明显异常（图 28-1）。

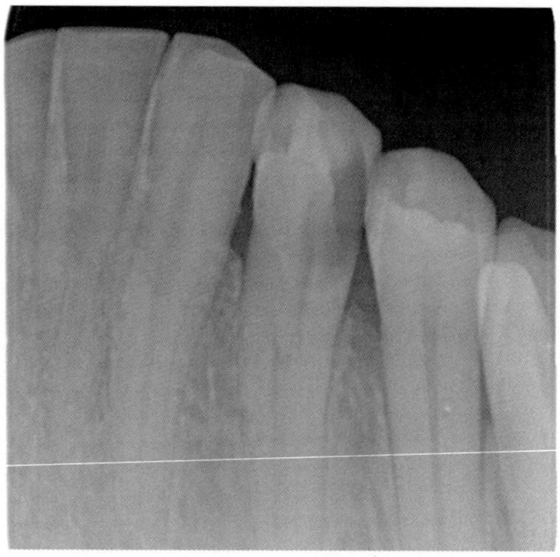

图 28-1　术前 X 线片，根管影像“中断”

诊　断

34 急性牙髓炎（多根管牙）。

• 诊断要点

1. 自发痛病史、夜间痛及冷热刺激痛史。
2. 探诊疼痛，冷诊剧烈激发痛，叩痛（+）。
3. X 线根管影像“中断”。

治疗计划

34 试行显微根管治疗术 + 桩冠修复。

告知患者：34 多根管分布罕见，试行多根管的显微根管治疗术，难度较大，若术后咬合痛、牙床反复肿痛则需拔除，行种植术或义齿修复。患者同意试治并签字。

治疗过程

1. 34 必兰麻局部浸润麻醉下去龋，开髓，揭髓顶，拔髓，测长，根管内置 EDTA，

ProTaper 清扩根管至 25#，1% 次氯酸钠溶液冲洗根管，拍 X 线片试主牙胶尖，X 线片示 34 为多根牙（图 28-2）。

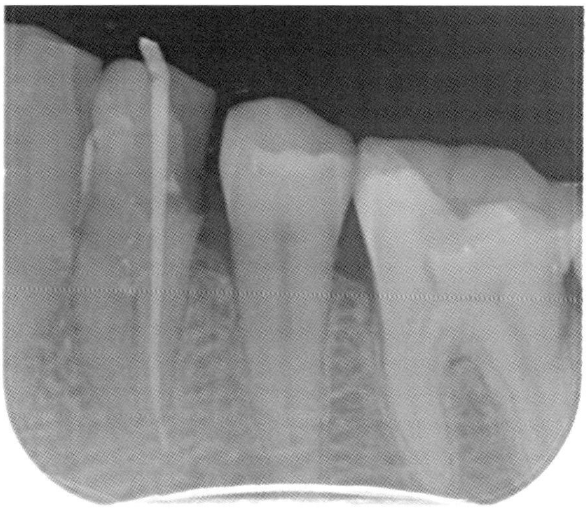

图 28-2　术中 X 线片，确认存在多根管

2. 34 清理髓腔，玻璃离子做远中假壁，使用翼法安装橡皮障，根管显微镜下超声 ET18D 清理髓腔及根管上段，建立直线通路，可见根管上段根管口呈颊舌向分布（图 28-3）。

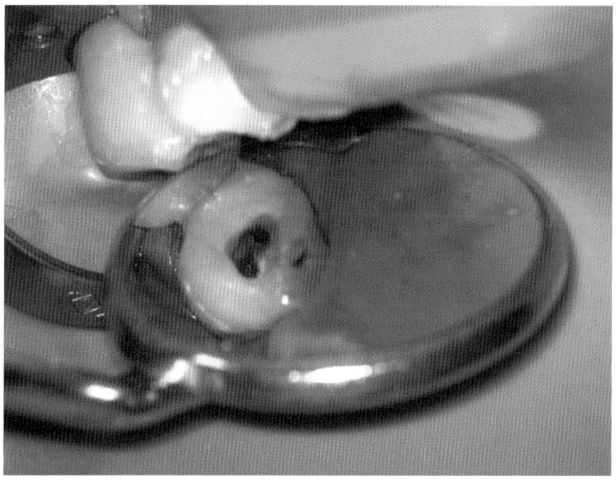

图 28-3　根管上段根管口颊舌向分布（显微镜 ×6.4）

3. 根管显微镜下超声 ET20 继续清理至根管中段，可见根管深部疑似台阶，21 mm10# K 锉探及颊侧根管分为近颊及远颊根管。

4. K 锉清理、扩锉根管至 20#，测长，1% 次氯酸钠溶液冲洗根管，机用镍钛 WaveOne 清扩根管至 25#，超声荡洗根管，根管内置氢氧化钙，丁氧膏暂封，拆除橡皮障。拟 1 周后行热牙胶垂直加压充填根管。

5. 1 周后复诊，患牙无不适。34 上橡皮障，去暂封，生理盐水冲洗根管，超声荡洗根管，试主牙胶尖，X 线片示主尖合适（图 28-4）。

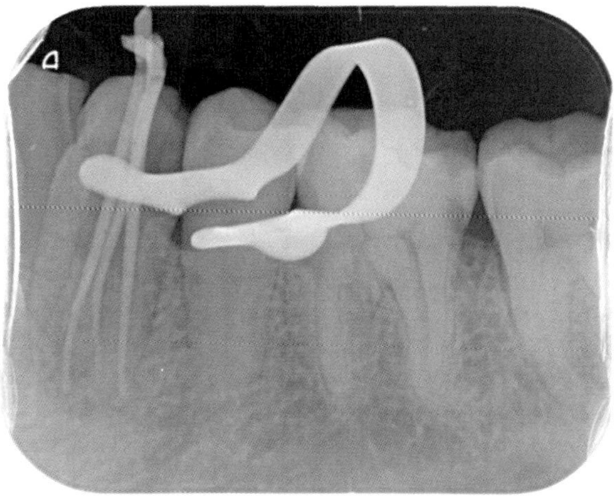

图 28-4　试尖片

6. 吸潮纸尖干燥根管（图 28-5），根充糊剂加大锥度牙胶尖充填根管。根管显微镜下充填颊侧近颊及远颊根管，齐根管口截断牙胶后垂直加压（图 28-6），充填舌侧根管并齐根管口截断牙胶后垂直加压（图 28-7），热牙胶回填 3 根管上段至根管口（图 28-8），X 线片示根充可（图 28-9），患者要求暂不做桩冠修复，因此流动树脂封闭根管口，酸蚀，粘接，光敏树脂充填，调𬌗，抛光。

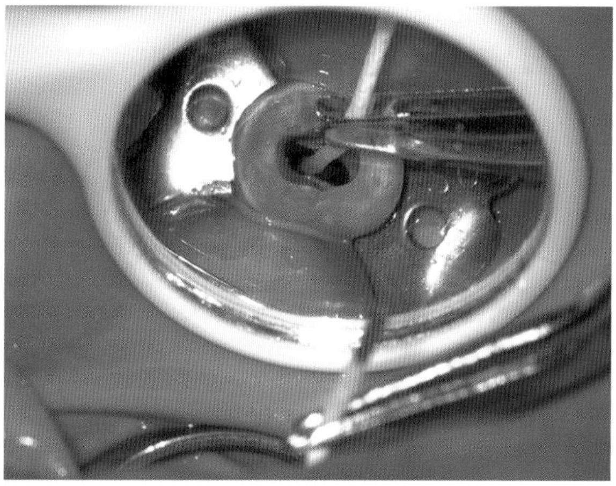

图 28-5　吸潮纸尖干燥根管（显微镜 ×6.4）

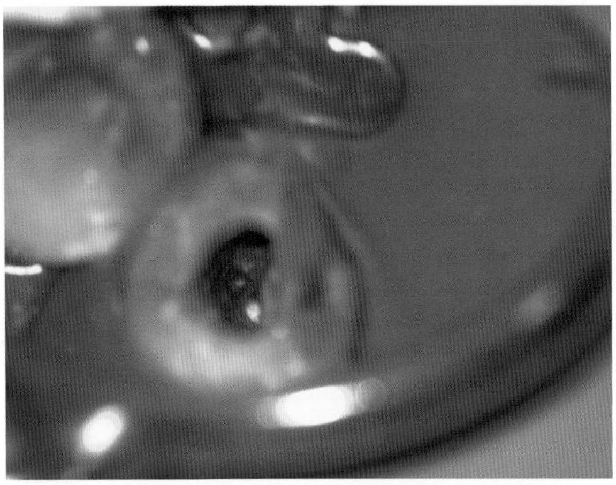

图 28-6　充填颊侧两根管（显微镜 ×10）

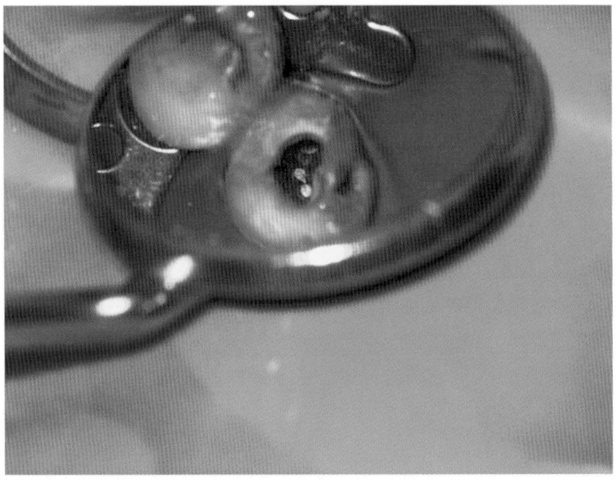

图 28-7　牙胶尖自根管口截断（显微镜 ×6.4）

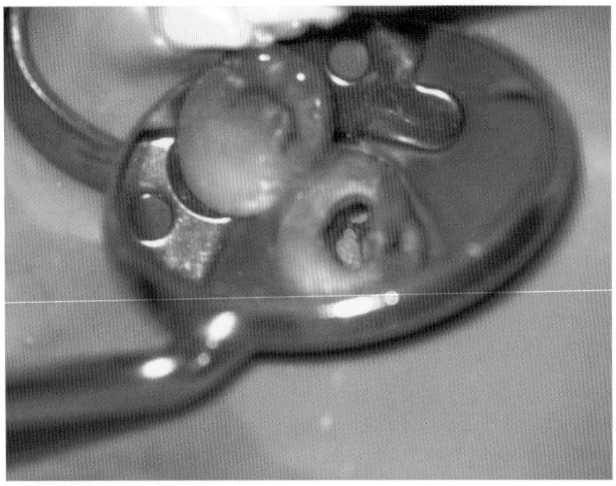

图 28-8　热牙胶回填根管上段至根管口（显微镜 ×6.4）

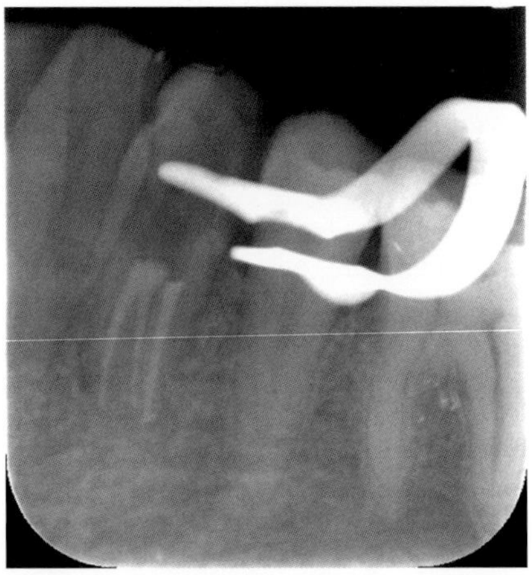

图 28-9　根充完成

医　嘱

34 戴冠前勿咀嚼食物，1 周转修复科做全冠保护。

病例小结

下颌第一前磨牙 3 根管少见，约 5%。

采用不同角度的术前及诊断丝拍摄根尖片有助于发现下颌前磨牙的多根管。下颌前磨牙多根管的 X 线诊断注意事项如下。

（1）牙片要特别注意牙根中、下 1/3 处的形态：如根管的位置和走向不在牙根中心、偏向近中或远中较粗大根管在根管中、下 1/3 突然消失；根管走向突然改变、模糊或中断，则提示多根管的存在。

（2）牙根有内凹转折处，提示多根管的存在。

（3）X 线片上牙周膜间隙突然增宽或出现双重影像，提示多根管的存在。

（4）牙根若有根尖 1/3 突然膨大似球状鼓起，提示多根管存在。

根管显微镜可提供良好的光源及根管放大效果，当疑似存在多根管的可能性时，及时应用显微镜治疗，避免盲目操作形成台阶及侧穿，为后续治疗带来麻烦。根管显微镜可使术者准确地观察到根管深部，清楚地看到根管分叉处。下颌前磨牙多根管处理时，在显微镜下利用超声工作尖充分打开分叉以上的部分，形成直线通道，使分叉区完全暴露，再去除分叉区根管口的钙化牙本质，可避免根管的遗漏。

橡皮障的使用可避免治疗过程中唾液及细菌对根管的再次感染。机用镍钛有良好的柔韧度及切割能力，可很好地对根管进行预备。鉴于根管系统的复杂性，单纯的机械预备并不能彻底清除根管峡部及侧支的牙髓及感染物，化学预备可弥补机械预备的不足，化学性根管预备具有同样的重要性。

根管中下段分叉的下颌前磨牙，若采用侧向加压充填法，主牙胶尖和副牙胶尖的体部易挡住视线，妨碍侧压针和副尖的放置，传统的侧方加压充填技术并不能有效使分叉处根管口得到完善充填。热牙胶垂直加压充填技术可以使分叉较低的根管逐个充填，加热软化的牙胶可进入根管的不规则区域，达到致密的三维充填效果。

（强文娟）

病例 29 残髓炎

患者周某，女，49 岁。

主　诉

左上后牙咬合酸痛不适半年余。

病　史

现病史　半年前因左上后牙遇冷热刺激持续性疼痛在外院治疗，疼痛有所缓解，近半年来仍感咬合时酸痛不适、影响进食，现来我院求治。

既往史　左上后牙有较长期食物嵌塞史；否认心脏病、高血压、糖尿病等系统性疾病史，否认药物及食物过敏史。

家族史　否认家族遗传病史。

检　查

26 近中邻殆面部分白色暂封材料在，探诊无反应，冷、热诊迟钝，叩痛（+）、扪诊（-）、咬诊（+）、正常生理动度，牙龈乳头红肿、BOP（+）、未探及牙周袋。

27 近中邻殆面白色暂封材料较完整，探诊无反应，冷、热诊迟钝，叩痛（±）、扪诊（-）、咬诊（+）、正常生理动度，牙龈乳头红肿、BOP（+）、未探及牙周袋。

25 远中邻殆面金属充填物在，探诊、冷诊无反应，叩痛（-），正常生理动度，牙龈正常，未探及牙周袋。

• 影像学检查

X 线片示：26、27 髓腔内高密度影像，根管空虚影像模糊；26 近远中牙槽嵴顶有角形吸收 I 度，近颊根尖牙周膜增宽；27 根尖周组织未见明显异常。25 远中邻殆面高密度影入髓腔，根管空虚，根尖周可见少许低密度透射影像（图 29-1）。

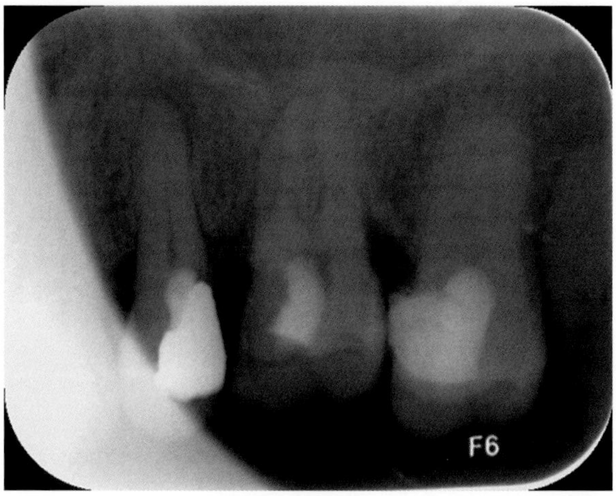

图 29-1　26、27 术前 X 线片

诊　断

1. 26、27 残髓炎（主要诊断）。
2. 25 慢性根尖周炎（次要诊断）。

• 诊断要点

1. 25~27 牙髓治疗史，26、27 咬合不适病史。

2. 26、27 叩痛（±）。

3. X 线显示 26、27 根尖周未见明显异常；25 根尖周组织可见少许低密度影像。

治疗计划

1. 26、27 根管治疗术 + 全冠修复术。

2. 25 根管治疗术 + 桩核冠修复。

告知患者：26、27 残髓炎，是引起症状的主诉牙，建议即刻根管治疗，均为多根管磨牙，属高难度治疗病例；25 牙是慢性根尖周炎，尚未引起临床不适，可择期根管治疗。患者同意治疗方案并签字。

治疗过程

1. 橡皮障隔离 26、27，裂钻去除原暂封物，去净腐质，裂钻和球钻配合揭全髓顶，修整髓腔，使用 DG16 探针结合 10#K 锉仔细探查，26、27 均检出近颊第二根管口（MB2），各可见 4 个根管口，探查各根管内有不同程度探痛（提示有残髓）（图 29-2）。

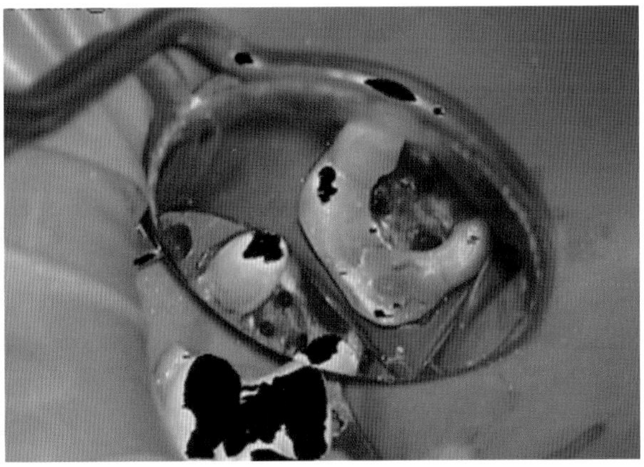

图 29-2　26、27 髓室底均可见 4 个根管口（显微镜 ×4）

2. 10#、15#K 锉疏通根管，RootZX 根管测长仪（日本森田）测量工作长度，插入初尖锉拍摄 X 线片，确定根管工作长度（图 29-3）。

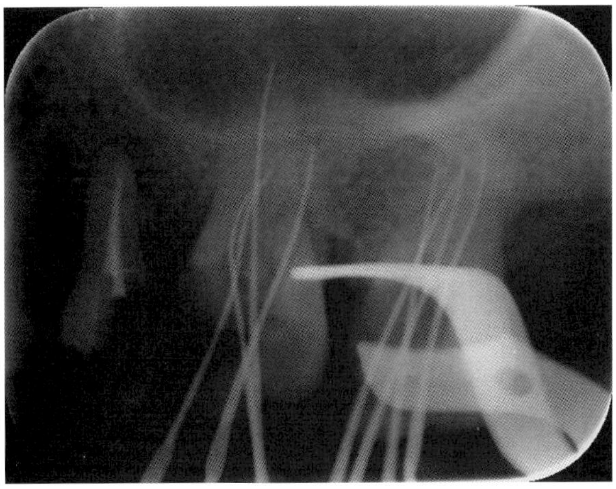

图 29-3　26、27 初尖锉示踪片

3. ProTaper 镍钛旋转器械配合 EDTA 预备根管，1% 次氯酸钠溶液冲洗并浸泡根管 10 s，超声荡洗根管 30 s，纸尖吸干，根管内置入氢氧化钙根管消毒糊剂，氧化锌丁香油水门汀暂封，预约 1 周后复诊。26、27 预备完成后髓腔结构如图 29-4 所示，各根管长度、锥度、参考点如表 29-1 所示。

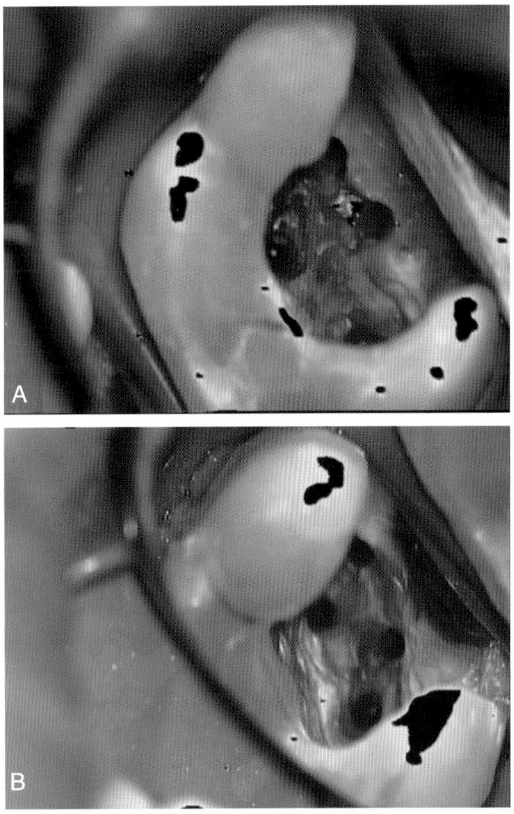

图 29-4　根管口分布　A. 26 有 4 个根管口（显微镜 ×10）；B. 27 有 4 个根管口（显微镜 ×16）

表 29-1　26、27 各根管长度、锥度、参考点

牙位	根管情况	初锉 IAF	主锉 MAF	工作长度 WL	冠部参考点
26	MB1	10#	25#/08	18 mm	平齐相应的洞缘
	MB2	10#	25#/08	20 mm	
	DB	10#	25#/08	18 mm	
	P	15#	30#/09	20 mm	
27	MB1	10#	25#/08	19 mm	平齐相应的洞缘
	MB2	10#	25#/08	17 mm	
	DB	10#	25#/08	18 mm	
	P	15#	30#/09	17 mm	

4. 1 周后复诊：主诉症状缓解，检查 26、27 暂封物完整，叩痛（-）。橡皮障隔离下，裂钻去除原暂封物，超声荡洗根管 30 s，纸尖吸干，试主尖，拍摄 X 线片显示：主尖合适，恰到根尖孔（图 29-5）。

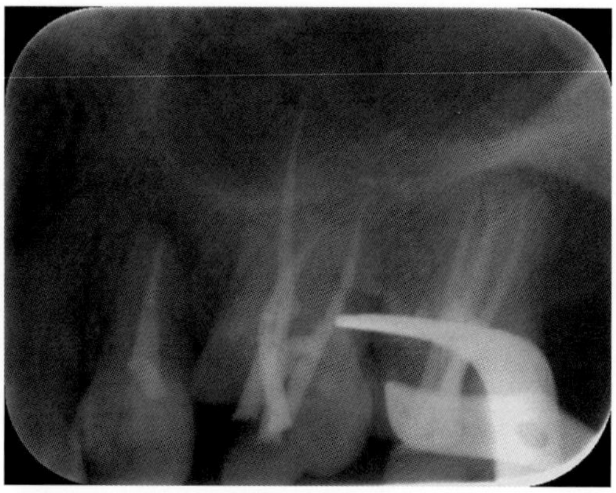

图 29-5　26、27 试尖片

5. 导入根管封闭剂，采用 Beefill 热熔牙胶系统充填根管，回填牙胶至根管口下方 1 mm，玻璃离子垫底，复合树脂修复冠部缺损，术后 X 线片显示：根充恰填，密度佳（图 29-6）。

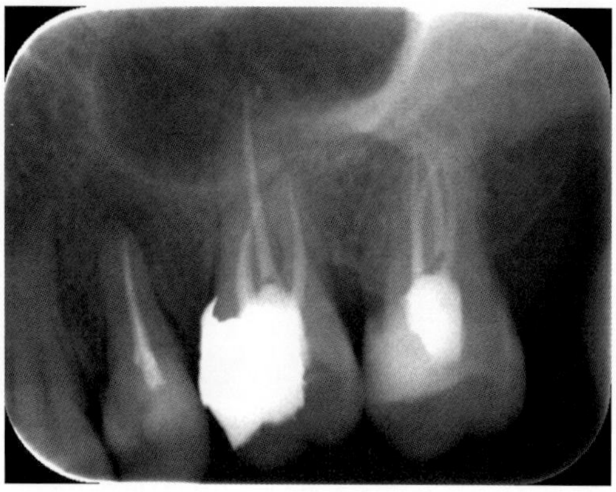

图 29-6　26、27 根充片

医　嘱

26、27 戴冠前勿用患牙咀嚼，1 周后转修复科做全冠修复。

术后随访

术后 3 个月随访

1. 患者诉无不适。

2. 26、27 充填体完好，尚未行全冠修复。

3. 叩痛（-）、正常生理动度，牙龈未见异常。

4. X 线片：根尖周组织未见明显异常（图 29-7）。

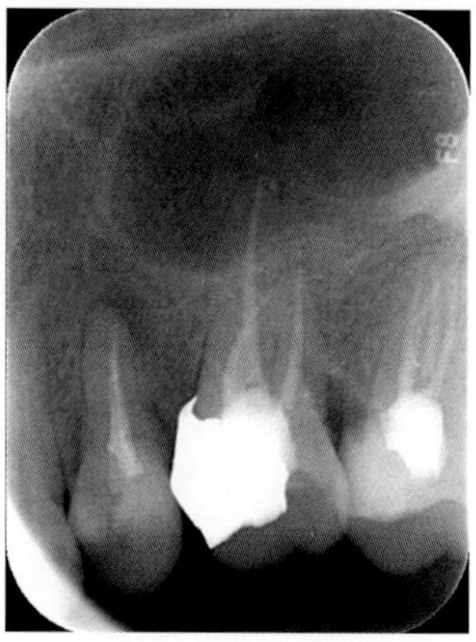

图 29-7　术后 3 个月随访 X 线片

病例小结

■术前诊断的重要性

患侧有多颗病灶牙，明确主诉牙及其诊断并制订正确的治疗计划，采取相应的治疗是消除患者病痛的根本。

■术前治疗难度分析的重要性

（1）患牙位于磨牙区。

（2）曾经的牙髓治疗史。

（3）第一、第二磨牙均有 MB2 根管。

（4）根管伴有不规则的钙化。

（5）近中根管弯曲度较大。

■新技术在治疗中的应用

（1）根管显微镜提供放大和照明双重效果，便于检出 MB2 根管。

（2）根管的清理扩大成形：建立直线通路；10#、15#K 锉预弯疏通根管；测长；机扩系统扩大成形根管并形成根尖挡；冲洗液配合超声荡洗化学预备根管。

（3）热熔牙胶根管充填系统充填根管。

■根管治疗术后的修复方式选择

当剩余牙体抗力形尚可时，可采用树脂充填术、（髓腔固位冠）嵌体修复、全冠修复。当剩余牙体抗力形较差时，可采用桩核冠修复。

■该病例的诊治关键在于术前对主诉牙的明确诊断。术者在术前对治疗难度进行了充分分析，结合显微根管治疗及超声技术制定了详尽的治疗方案，保证治疗计划的顺利完成。

该病例获得 2010 年度全国根管治疗技术竞赛一等奖。

（李志丹）

病例 30 逆行性牙髓炎

患者，男，43 岁。

主　诉

右上后牙自发痛 3 d。

病　史

现病史　患者 3 d 前右上后牙区出现自发剧痛，呈阵发性，夜间加重，放射至同侧颞部、耳部，1 d 前含凉水可稍缓解，1 个月前曾遇冷热刺激疼痛，今来我院就诊。

既往史　否认心脏病、高血压、糖尿病等系统性疾病史，否认手术外伤史，否认药物及食物过敏史。

家族史　否认家族遗传病史。

检　查

17 冠基本完整，色暗，冷诊迟钝，热诊引起剧烈激发痛，叩痛（++）。牙龈红肿，近中颊侧有深而狭长的牙周袋，深度为 8 mm，远中颊及腭侧牙周袋深约 4 mm，松动 I 度。

16 近中牙颈部可探及龋坏近髓，探诊、冷热诊敏感，叩痛（－），牙龈红肿，牙周袋均约为 4 mm，松动 I 度。

• 影像学检查

X 线片示：17 近中牙根周牙槽骨垂直吸收至根尖区，远中根及腭根牙槽骨水平吸收至根中 1/3，远中根及腭根根尖区未见明显异常。16 近中牙颈部可见低密度透射影近髓腔。牙槽骨水平吸收至根中 1/3，根尖区未见明显异常（图 30–1）。

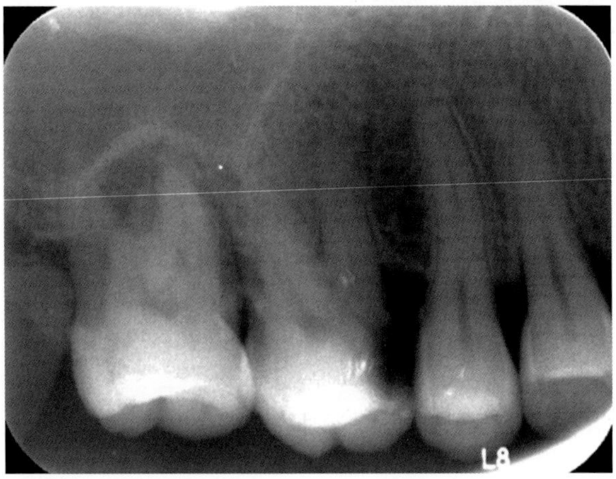

图 30–1　术前 X 线片

诊　断

1. 17 逆行性牙髓炎。
2. 16 深龋？慢性牙髓炎？慢性牙周炎。

• 诊断要点

1. 自发痛病史；热痛冷缓解特点。

2. 17 牙体常规检查异常：色暗，冷诊无反应，热诊引起剧烈激发痛，叩痛（++）。

3. 17 牙周疾患：近中颊侧有深而狭长的牙周袋，深度为 8 mm，远中颊及腭侧牙周袋深约 4 mm，松动 I 度。

4. X 线片示 17 近中牙根周牙槽骨垂直吸

收至根尖区。

5. 16 近髓龋坏及温度诊异常，牙周异常。

治疗计划

1. 17 试行根管治疗术。

2. 16 去龋后探查，进一步确定诊治计划。

3. 16、17 牙周系统治疗。

告知患者：17 逆行性牙髓炎的治疗效果不确定，需在根管治疗术后行牙周治疗，必要时需行牙周手术甚至拔除，患者同意试治并签字。

治疗过程

1. 17、16 行必兰麻局部浸润麻醉。

2. 17 开髓及髓腔预备，冠髓坏死，裂钻和球钻配合使用揭髓顶，超声器械修整髓腔，建立直线通路。

3. 探查根管口，探及近颊根 2 根、远颊 1 根、腭根 2 根，共 5 个根管口（图 30-2）。其中近颊第一根和腭根（偏远中）较细小，采用 8#、10# 先锋锉疏通根管，其余 3 根初尖锉均为 15#。测长分别为近颊第一根管 17.0 mm，近颊第二根管 17.0 mm，远颊根 16.5 mm，腭根（偏近中）17.5 mm，腭根（偏远中）18.5 mm。

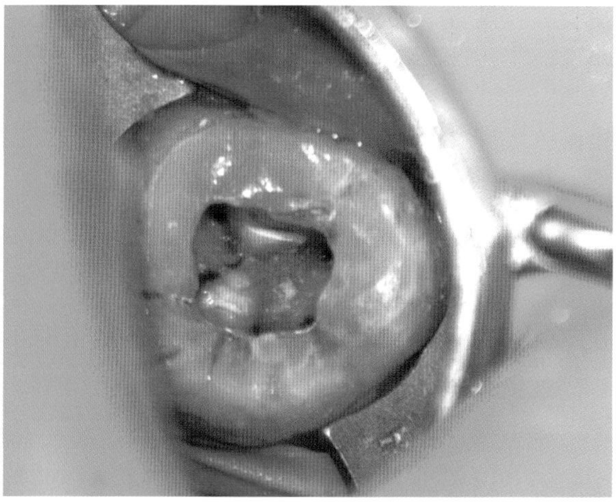

图 30-2　5 个根管口（显微镜 ×6.4）

4. 16 近中玻璃离子制作假壁，用翼法安装橡皮障，16 去龋，未去净腐质已穿髓，确定诊断为“16 慢性牙髓炎”，确定治疗计划为“16 根管治疗”。开髓及髓腔预备，冠髓活髓，建立直线通道，探查根管口，探及近颊根 1 根、远颊根 1 根、腭根 1 根，共 3 根管口，经显微镜及超声探查，未探及 MB2。15#K 锉疏通根管，测长分别为近颊 19.0 mm，远中根 19.5 mm，腭根 20.0 mm。拍摄初尖锉（15#）示踪 X 线片（图 30-3）。

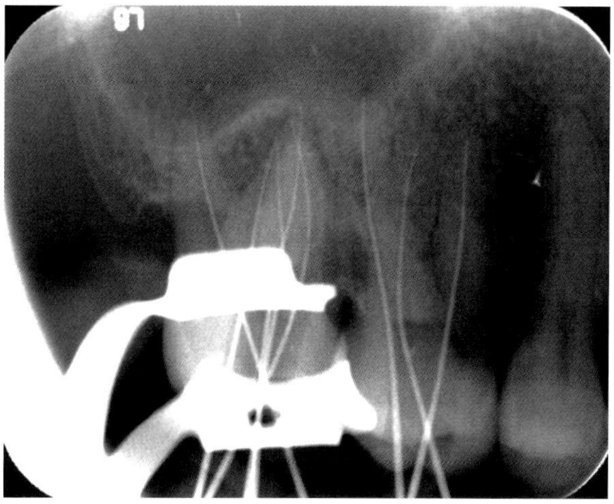

图 30-3　初尖锉示踪片

5. Reciproc 镍钛旋转器械配合 EDTA 预备根管均至 R25，5.25% 次氯酸钠溶液冲洗并浸泡根管 10 s，超声荡洗根管 30 s，纸尖吸干，根管内封氢氧化钙，ZOE 暂封。

6. 复诊：16、17 上橡皮障，去暂封，超声荡洗根管，吸干，试主牙胶尖（04 锥度，25#），拍摄主尖 X 线片：均恰到根尖止点（图 30-4）。

7. 采用 Beefill 热熔牙胶充填法充填根管至根管口根方 1 mm。流动树脂封闭根管口，纳米复合树脂充填，调𬌗，抛光。拍摄根充后 X 线片：根充长度、锥度、密度均可（图 30-5）。

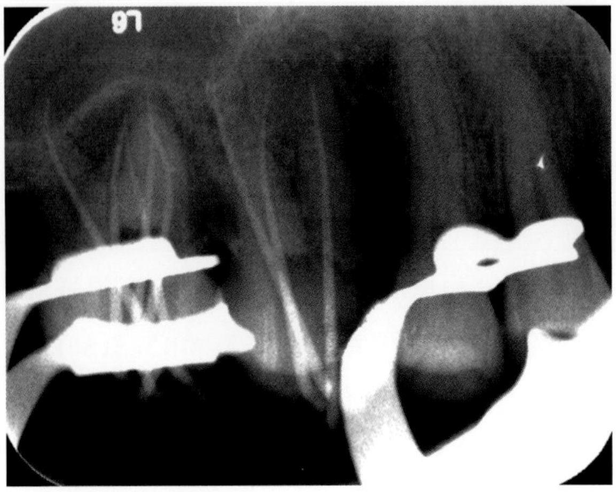

图 30-4　主尖测长片

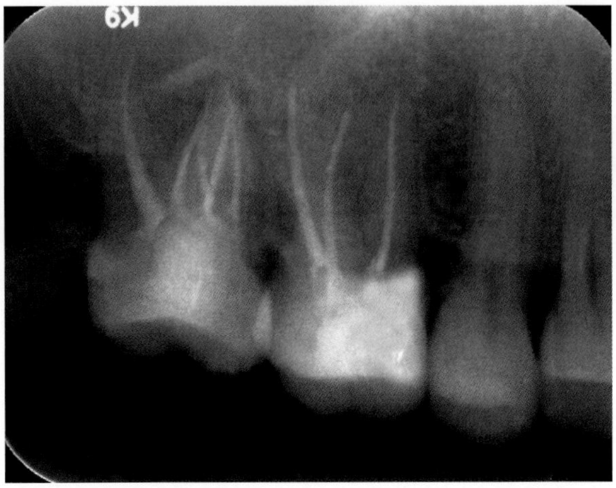

图 30-5　术后 X 线片

医　嘱

转牙周科行牙周治疗。

术后随访

术后 3 个月采用电话随访，询问预后及牙周治疗情况如下：

患者未出现自发痛、咀嚼痛及充填物脱落，有轻微食物嵌塞情况，尚未完成牙周系统治疗。

病例小结

■主诉牙的判断

该患者症状符合典型的急性化脓性牙髓炎表现。但主诉牙的判断是本病例的难点。16 有典型的近髓龋洞，但其冷热诊仅为敏感，无典型的激发痛及叩诊阴性的体征提示我们该牙可能不是引起剧烈疼痛的主诉牙。而 17 牙体变色，8 mm 的牙周袋、热诊引起剧烈激发痛及中度的叩诊疼痛可提示 17 为引起剧烈疼痛的主诉牙。需要注意的是，多根牙的逆行性牙髓炎有时仅在个别牙根周有较深的牙周袋，从而不易发现，松动度增加也不明显，因此，本病需要非常仔细耐心地进行标准的牙周探诊，从而帮助判断主诉牙。

■上颌第二磨牙根管的探查

17 在开髓后，术者按照常规探查近颊、远颊及腭根，并在寻找到 3 根后寻找 MB2，在近颊根腭侧发现 MB2 的存在。与普通 MB2 不同的是距离近颊根较远，且较粗大。另外在腭侧远中又发现第五个根管口。5 个根管几乎围绕髓底呈现“梅花形”。这种发生在上颌第二磨牙的根管分布较为罕见，但无论发生怎样的变异，揭全髓顶以及顺应髓底颜色较深的沟寻找根管口是牙髓医生必须熟练掌握的技能。

■上颌第一磨牙根管的探查

16 为常规的上颌第一磨牙根管治疗术，因该牙位 MB2 发生率高达 60% ~90%（不同报道结果有差异），所以应在寻找到近颊、远颊、腭侧根管之后常规寻找 MB2，直到无法探查到为止。MB2 位于近颊根的腭侧（多为近中）方向，沿着髓底的较深的“黑线”，利用显微镜，超声器械和显微探针进行探查，在活髓牙可能出现“红线”，或者利用器械切削碎屑产生的“白线”进行探查。需要注意的是，由于 MB2 常常较为细小且偏向腭侧近中，因此，更应建立良好的直线通路，尤其是近中侧的直线通路，不可因急于达到根尖孔而使用过大的力量旋转器械。

该病例获得 2014 年陕西省第一届根管治疗大赛三等奖。

（董茜茜）

病例 31 慢性根尖周炎（无窦型）

患者，女，28 岁。

主　诉

右下后牙咬合痛 1 个月。

病　史

现病史　患者约 1 个月前出现咬合不适，无冷热刺激疼痛，无自发痛，于当地医院就诊诊断为“慢性根尖周炎”，行“根管再治疗时”发现根管内器械分离，4 年前曾于外院行“杀神经治疗”，转来我院就诊。

既往史　否认心脏病、高血压等系统性疾病史，否认药物及食物过敏史，否认肝炎等传染病史。

家族史　否认家族遗传病史。

检　查

46 远中邻殆面开髓洞形，髓腔内有棉球，探诊、冷诊无反应、叩痛（+），正常生理动度，颊侧牙龈无肿胀，无压痛，无明显牙周袋（图 31-1）。

• 影像学检查

院外再治疗前 X 线片不清晰，可见 46 髓腔阻射，根充欠填，远颊下段可见长度约 3 mm 高密度影（图 31-2），我院就诊时 X 线显示髓腔低密度影，远中 1 根管下段及近中根下段均可见长度约 3 mm 的高密度影，根尖未见明显阴影（图 31-3）。

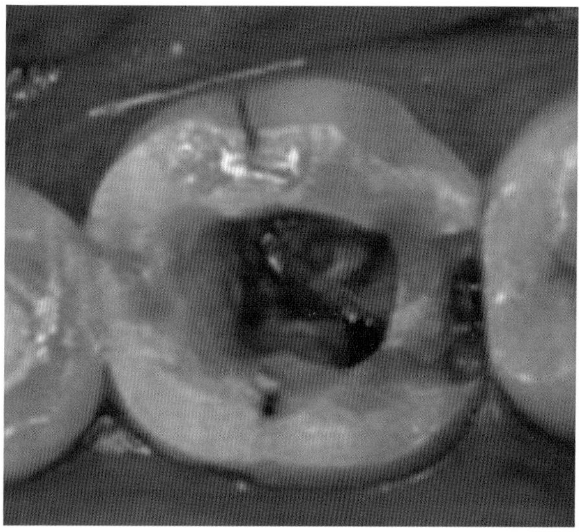

图 31-1　46 术前口内照片（显微镜 ×10）

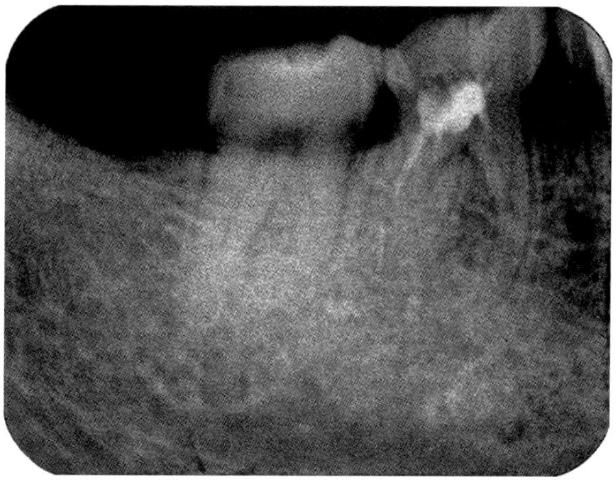

图 31-2　46 再治疗前其他医院拍摄的 X 线片显示根充欠填，远中根下段有 3 mm 长高密度影

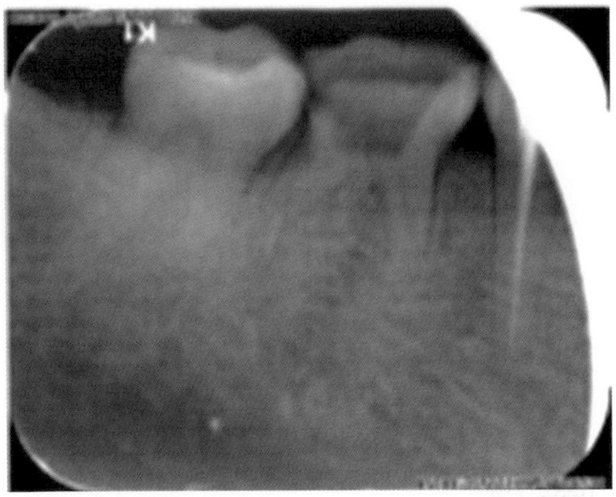

图 31-3　我院再治疗前 46 X 线片示近中根下段可见 3 mm 长、高密度线性影像

诊　断

46 慢性根尖周炎（无窦型）、器械分离（近、远中根）。

• 诊断要点

1. 46 既往根管治疗病史及现病史。

2. 叩痛（+）。

3. X 线片显示远中根、近中根下段均可见长度约 3 mm 高密度影。

治疗计划

46 试行 CBCT 导航下试取分离器械及根管再治疗术 + 全冠修复。

告知患者：46 为慢性根尖周炎，且存在多发根管内器械分离，为高难度治疗，拟于 CBCT 导航下试取分离器械及根管再治疗，若治疗失败则需试行显微根尖手术或拔除患牙，患者同意试治并签字。

治疗过程

1. 46 上橡皮障隔离，显微镜下使用 Zumax 分离器械提取套装提取远颊根分离器械。首先使用环钻增隙，暴露分离器械断端约 1.5 mm（图 31-4）。

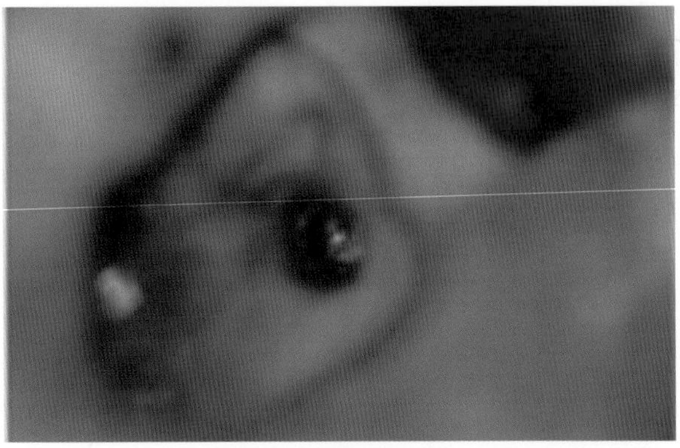

图 31-4　46 上橡皮障，环钻增隙，暴露远颊根内分离器械断端（显微镜 ×25）

2. 使用套管夹住分离器械，取出（图 31-5）。

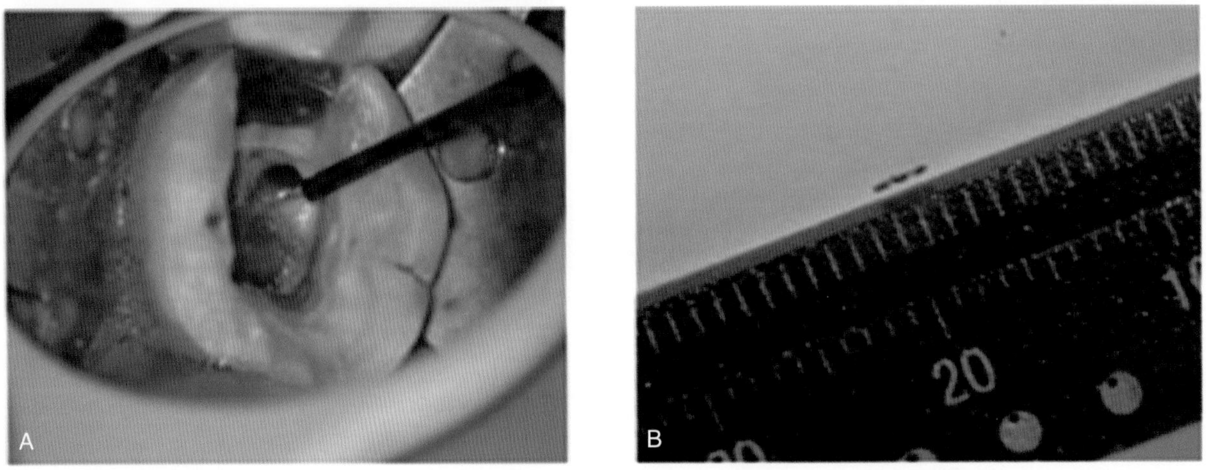

图 31-5　远颊根管分离器械的取出　A. 使用套管夹住分离器械并取出；B. 分离器械为长度约 2.5 mm 的 K 锉（显微镜 ×10）

3. 近中分离器械位于近舌根管内，CBCT 可见器械处于根尖 1/3，颊舌向及近远中向弯曲角度均 >30°，属于高难度弯曲根管（图 31–6）。

4. 因根管弯曲度过大，近中分离器械无法使用环钻，遂使用 ET25 超声工作尖振松分离器械，取出（图 31–7）。

5. 拍 X 线片确认近远中根管内器械均已取出，然后使用 VDW Reciproc 单支锉预备根管，次氯酸钠溶液 + 生理盐水冲洗根管，封氢氧化钙 2 周（图 31–8）。

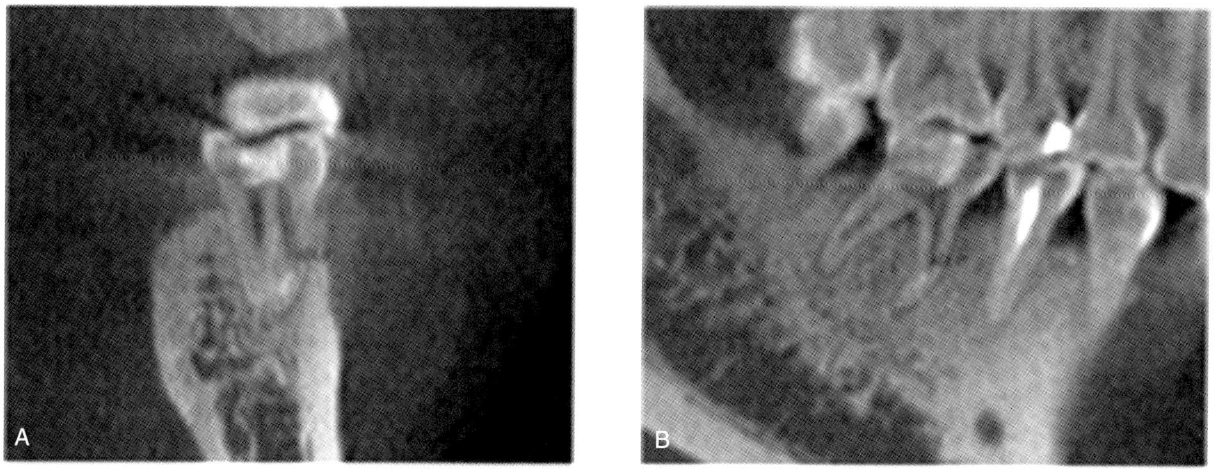

图 31–6　CBCT 定位近中根内分离器械的位置　A. 分离器械位于近中舌根管；B. 近中根颊舌向弯曲 37°，近远中向弯曲 34°

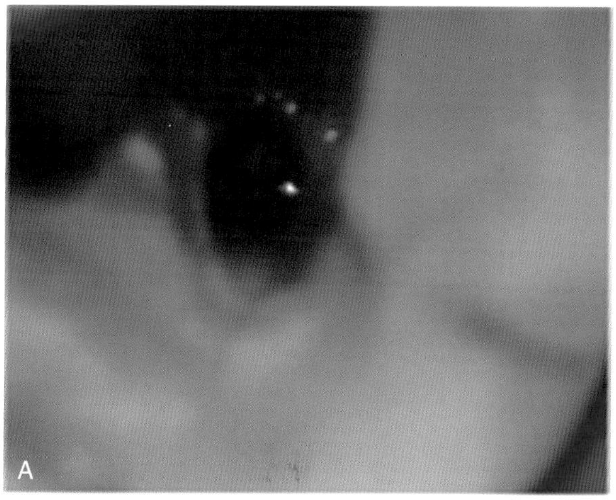

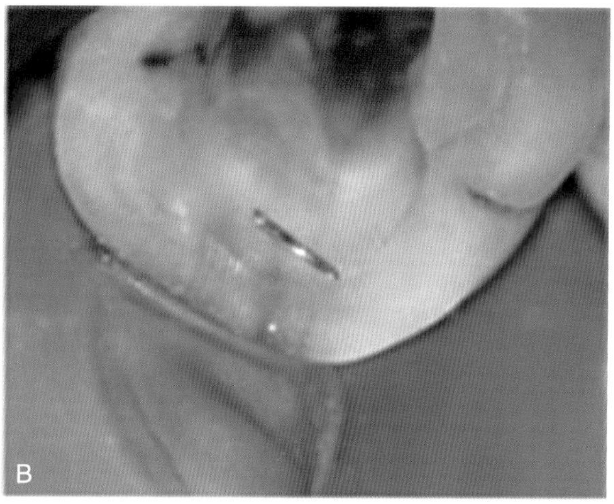

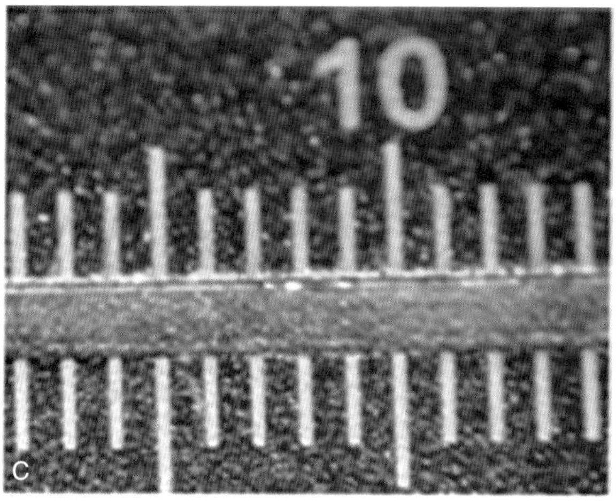

图 31–7　近舌根管内分离器械的取出　A. 近中舌根上段去除部分牙本质，ET25 去除根尖段牙本质，暴露分离器械断端（显微镜 ×40）；B. 振松，取出（显微镜 ×16）；C. 分离器械为长度约 2 mm 的扩大针

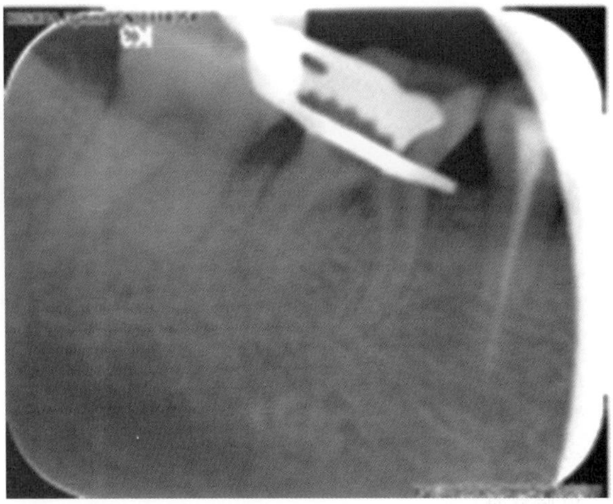

图 31-8　X 线片显示器械已取出

6. 1 周后复诊去除封药，荡洗根管，插牙胶拍片确认长度合适，AH Plus 糊剂 + 大锥度牙胶尖热垂直加压充填根管（图 31-9），远颊根管内加纤维桩，树脂堆核（图 31-10）

7. 术后 3 周冠修复（图 31-11）。

术后随访

术后 1 年随访

1. 患牙无任何不适。

2. 46 叩痛（-），正常生理动度，修复体边缘良好。

3. 术后 1 年 X 线：根尖无暗影（图 31-12）。

病例小结

■器械分离

无窦型根尖周炎因根尖骨质未形成大范围破坏或通过牙周袋引流，因此无窦道形成，其治疗方式为根管治疗术。

器械分离是根管治疗难以避免的并发症，常见原因为如下。

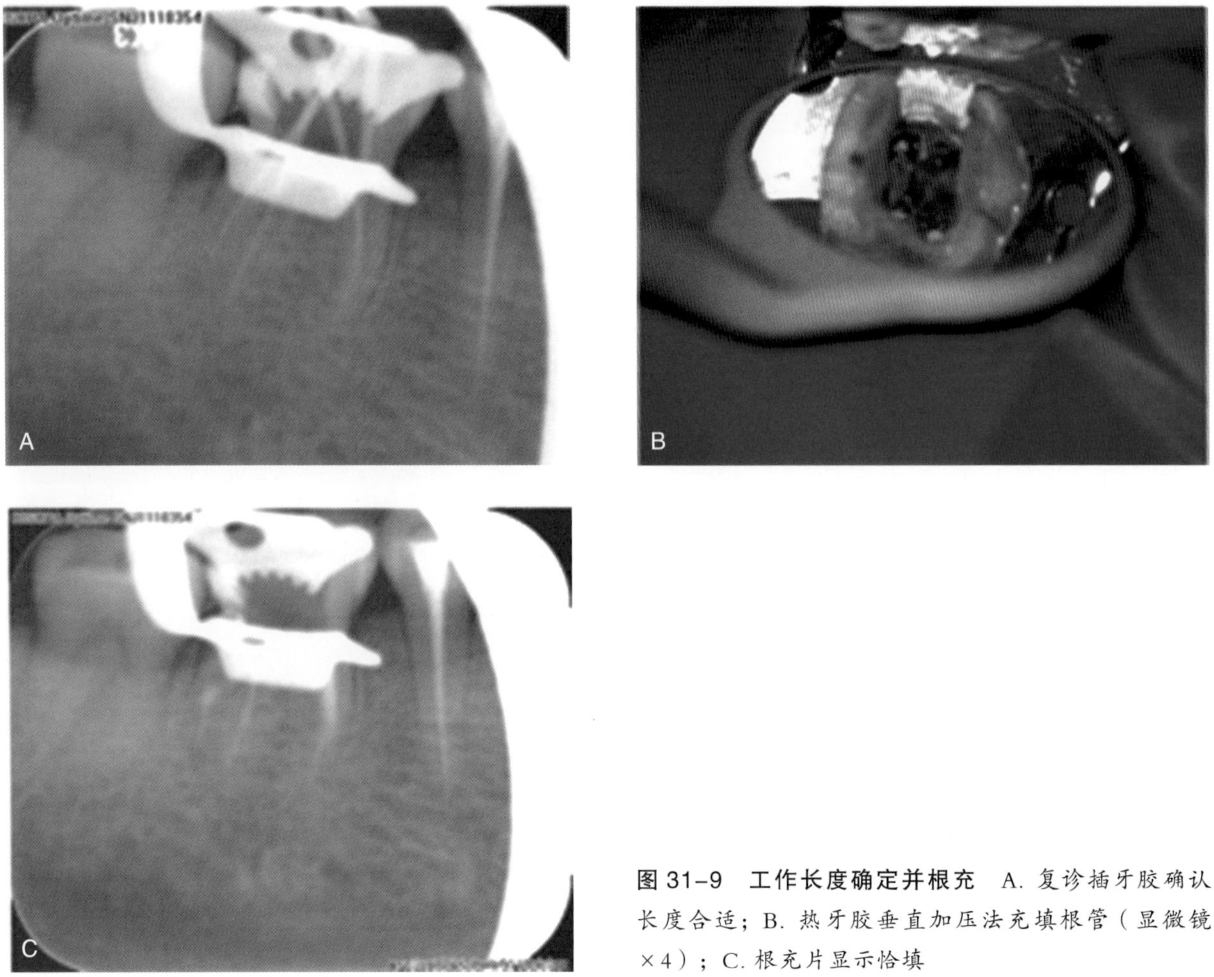

图 31-9　工作长度确定并根充　A. 复诊插牙胶确认长度合适；B. 热牙胶垂直加压法充填根管（显微镜 ×4）；C. 根充片显示恰填

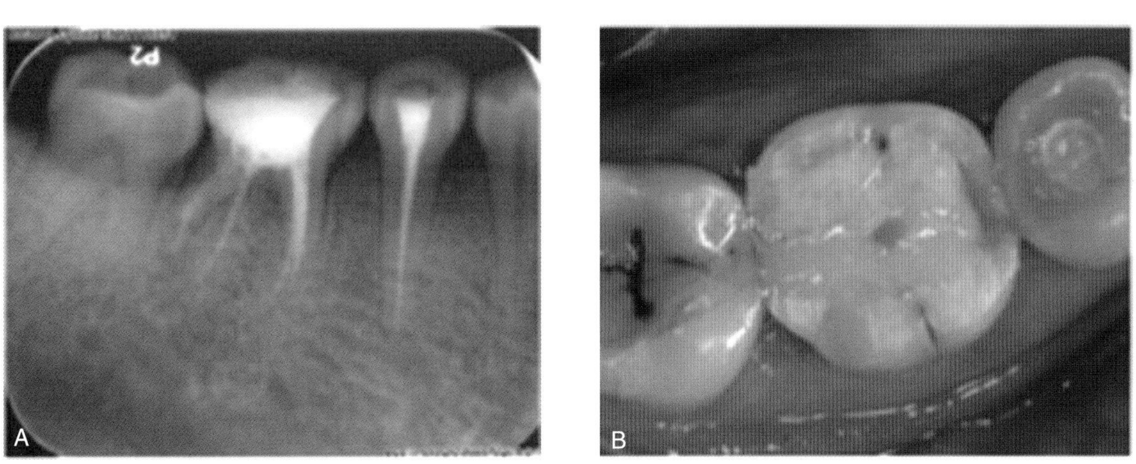

图 31-10　纤维桩、树脂修复　A. 远中颊根加纤维桩；B. 树脂核堆塑

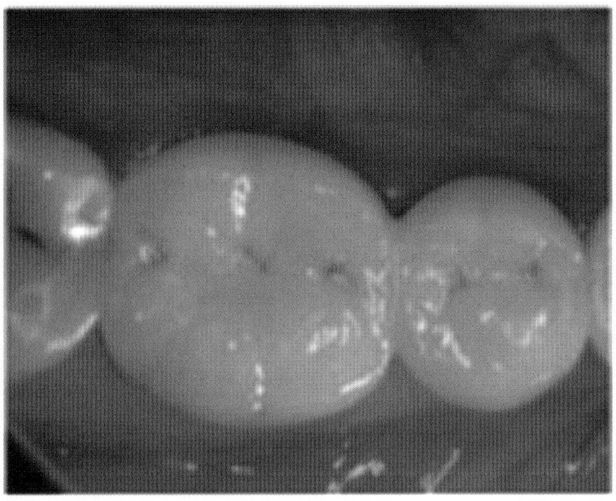

图 31-11　46 术后 3 周冠修复

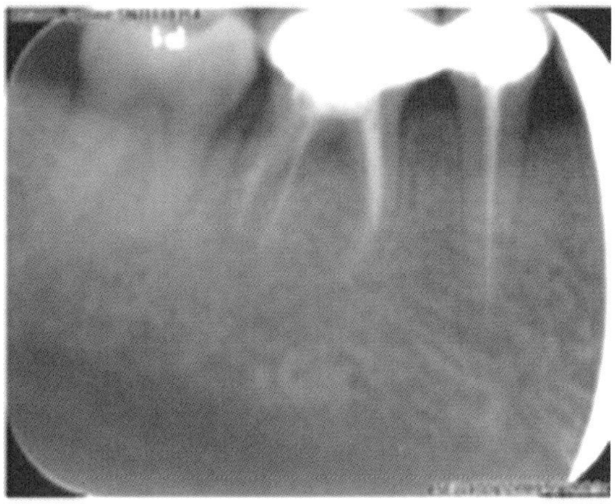

图 31-12　术后 1 年随访 X 线片

（1）操作者对根管解剖不熟悉，并暴力使用根管器械。

（2）器械使用次数过多。

（3）根管过于弯曲和狭窄。

■器械分离发生后的处理方法

（1）较细小的器械，没有超出根尖，不影响根管通畅的，可以不予取出，在完善的根管预备、消毒、充填的前提下，作为根充物的一部分留在根管内。

（2）影响根管通畅的，如未超出根尖，可尝试建立旁路，完成根管预备、消毒、充填。

（3）提取套装取出，该方法适用于较粗大、较直的根管，以及长度较长但容易发生二次折断的分离器械，比如较长的 10# 锉等。

（4）超声震荡取出，适用于绝大部分器械分离类型。在取镍钛器械或较细的不锈钢器械时，需要注意预防二次分离。

（5）在取分离器械时，应保证全程在显微镜直视下完成，避免盲操作，以免将器械推向根方或过多破坏根管壁。

（6）对于超出根尖孔较多或取出失败的患者，可根据牙位行根尖外科手术或者拔除患牙。

本病例远中颊根及近中舌根下段均发生器械分离，远中颊根较粗大，使用提取套装可轻松取出；而近舌根为重度弯曲根管，如使用提取套装，可能对牙根侧壁造成较大损伤，因此使用超声振荡法取出。因牙冠破坏较多，采用纤维桩树脂核及全冠修复，远颊根在取分离器械时已去除足够的牙本质，不需要再用桩道钉进行预备。

（姜　永）

病例 32 慢性根尖周炎（龈窦）

患者，男，21 岁。

主　诉

上前牙长包 2 周余。

病　史

现病史　患者 2 周前上前牙牙龈长包，9 年前曾因外伤致上前牙嵌入，后自行萌出，1 年余前曾在外院行“牙体治疗及全冠修复”，现来我院就诊。

既往史　否认心脏病、高血压、糖尿病等系统性疾病史，否认药物及食物过敏史。

家族史　否认家族遗传病史。

检　查

11 全冠修复，腭侧边缘欠密合，探诊无反应，冷、热诊迟钝，叩痛（+），根尖区扪痛（+），咬诊（-），正常生理动度，唇侧牙槽黏膜可见米粒大小肿胀，轻按有脓液溢出，未探及牙周袋。

21 腭侧可见牙色补料，补料完整，探诊无反应，冷热诊迟钝，叩诊、扪诊、咬诊（-），正常生理动度，牙龈正常，未探及牙周袋。

• 影像学检查

X 线片示：11 冠部高密度影，根管内阻射，根中下 1/3 根充不密合，11 根管异常粗大、不规则。根尖周组织可见少许低密度暗影。21 根管内阻射、根充长度、宽度、锥度、密度均不足，根尖周组织可见少许低密度暗影（图 32-1）。

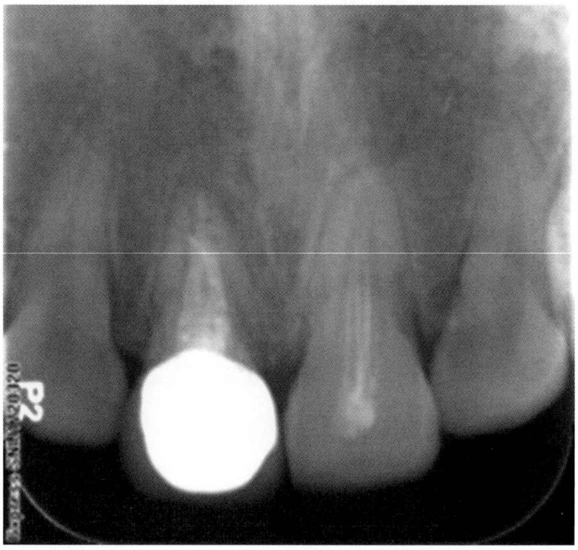

图 32-1　11、21 术前 X 线片

诊　断

1. 11 慢性根尖周炎（根管治疗术后）、根管内吸收。

2. 21 慢性根尖周炎（根管治疗术后）。

• 诊断要点

1. 11、21 牙髓治疗史，牙龈肿包病史。

2. 11 唇侧牙槽黏膜可见肿胀伴排脓，叩诊、扪诊轻度疼痛。

3. X 线显示 11、12 根充欠填、不密合、根尖周低密度暗影。11 根管异常粗大、不规则。

治疗计划

1. 11 拆除全冠 + 试行根管再治疗术 + 全冠修复。

2. 21 试行根管再治疗术。

告知患者：11 牙为慢性根尖周炎（根管治疗术后）、根管内吸收，先试行根管再治疗术，若治疗后仍反复肿胀、疼痛，需行显微根尖手术，若术后仍有咬合痛、反复肿胀疼痛则需拔除。11 牙管腔粗大、管壁薄，容易发生病理性根折，故终身勿用患牙咬较硬食物，若发生病理性根折则需拔除。患者同意试治并签字。

治疗过程

21 根管再治疗提前完成，以下仅展示 11 治疗过程。

1. 11 金刚砂车针拆除全瓷冠，拆见 11 冠变色，呈预备体外形（图 32-2 至图 32-4）。

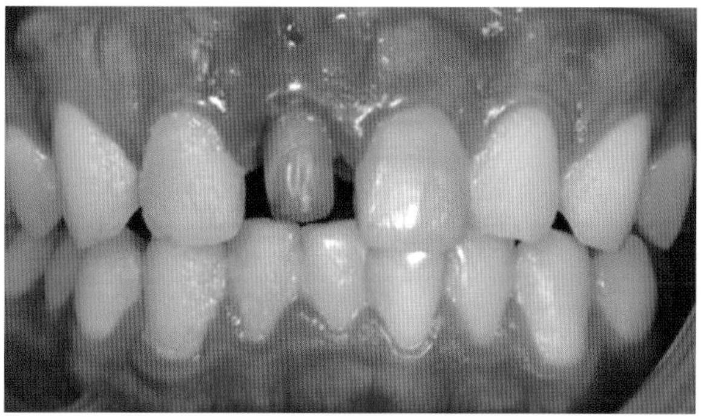

图 32-2　11 拆冠后术前唇面观

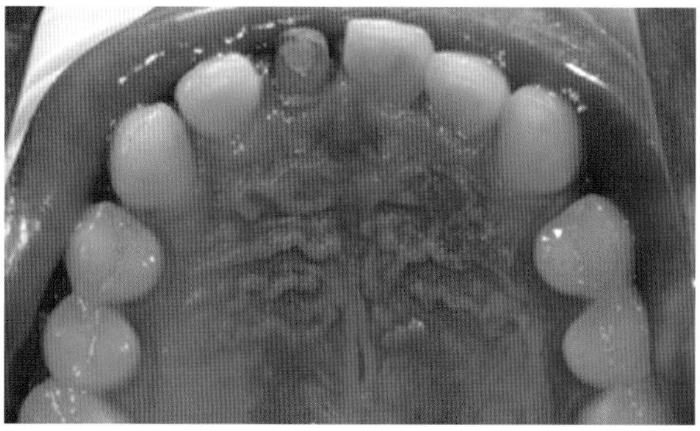

图 32-3　11 拆冠后术前腭面观

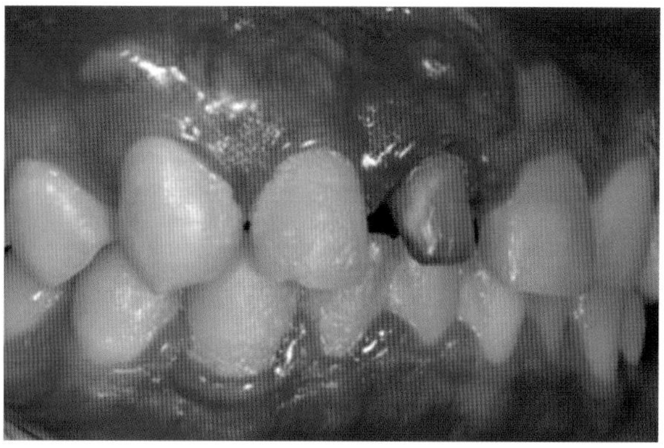

图 32-4　11 拆冠后术前侧面观

2. 橡皮障隔离 11，裂钻去除原暂封物，去净腐质，裂钻和球钻配合揭全髓顶，修整髓腔。氯仿去除牙胶尖，40#K 锉疏通根管，使用根管测长仪测定长度 14.0 mm（参照点：切端）时异常报警，拍摄试尖片显示原根充物未去净、未达到工作长度，距根尖约 4 mm 处根管内膨大，提示有根管内吸收导致的侧壁穿孔。修正诊断中加入根管侧穿，告知患者 11 预后差。患者强烈要求保牙。重新签署知情同意书。（图 32-5）。

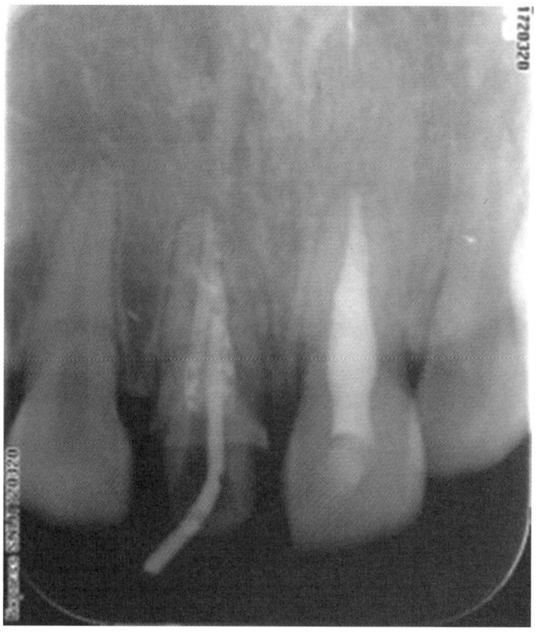

图 32-5　11 初次试尖片

3. 显微镜下再次清理根管内壁残留牙胶，1% 次氯酸钠溶液和生理盐水交替冲洗根管，冲洗干燥，试尖，拍摄试尖片（图 32-6），确认工作长度为 18.0 mm（参照点：切端），髓腔和根管内放置根管润滑剂，镍钛器械 WaveOne 清扩根管至 40#，1% 次氯酸钠溶液冲洗并浸泡根管 10 s，超声荡洗根管 30 s，纸尖吸干，干燥后髓腔及根管内置氢氧化钙糊剂，丁氧膏暂封。预约 1 周复诊。

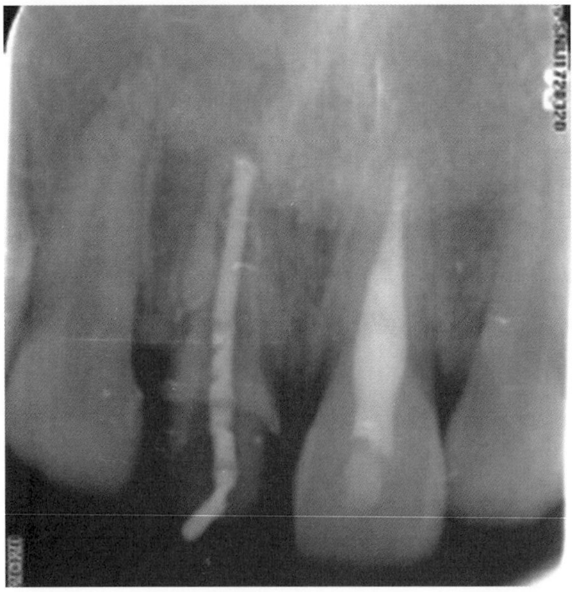

图 32-6　11 二次试尖片

4. 1 周后复诊，诉无明显不适，11 暂封完好，窦道口缩小，叩痛（-）（图 32-7）。

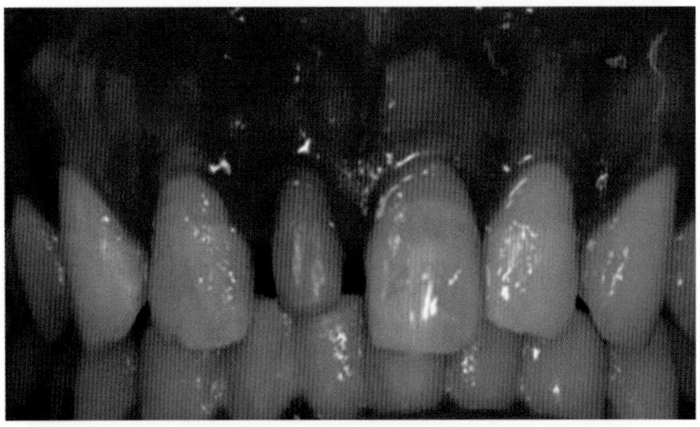

图 32-7　1 周后复诊 11 唇面观

5. 橡皮障隔离 11，裂钻去除原暂封物，1% 次氯酸钠和生理盐水交替冲洗根管，干燥；显微镜下使用 iRoot BP^{PLUS} 充填根管中下 1/3，热熔牙胶垂直加压充填（图 32-8、图 32-9），再拍根充片检查根充效果，根充片示根充良好（图 32-10）。流动树脂封闭根管口，纳米树脂充填，调𬌗，抛光。

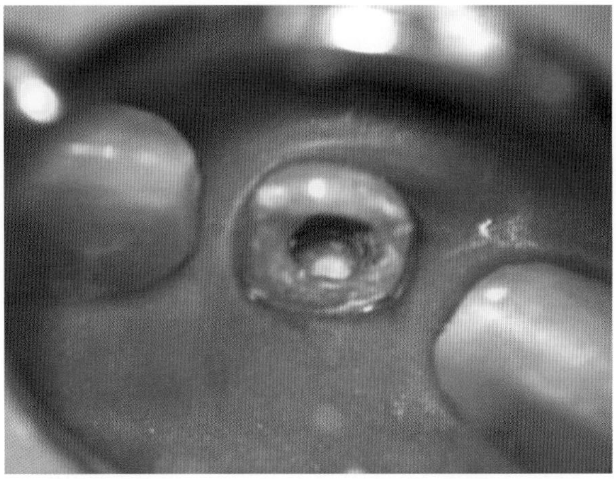

图 32-8　iRoot BP^{PLUS} 制作根尖屏障（显微镜 ×6.4）

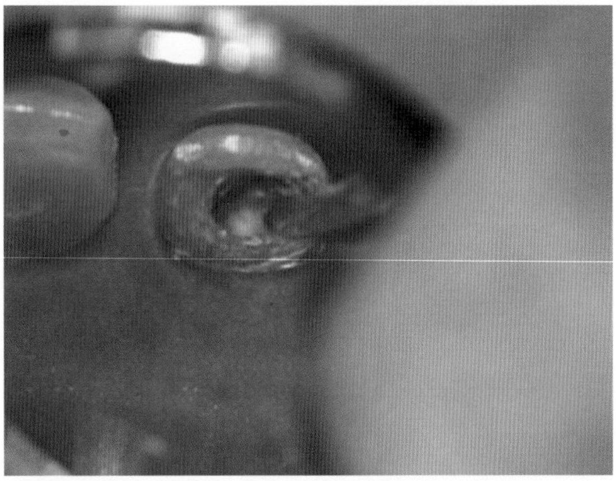

图 32-9　iRoot BP^{PLUS} 充填根管中下 1/3（显微镜 ×6.4）

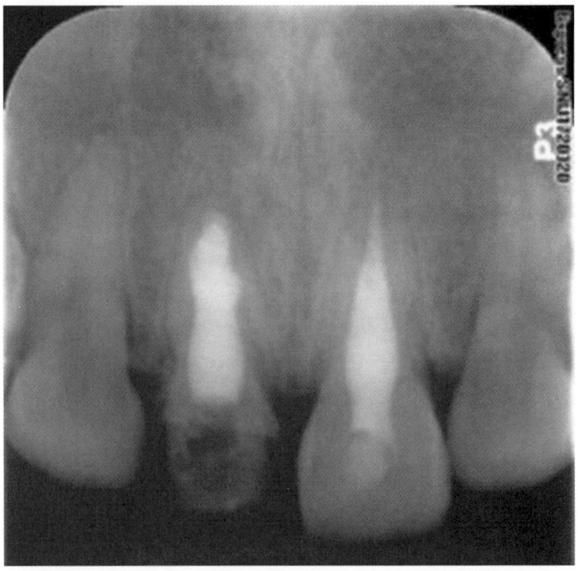

图 32-10　11 根充片

医　　嘱

戴冠前勿用患牙咀嚼，1 周转修复科行 11 全冠修复术。11 管腔粗大、管壁薄，容易发生病理性根折，故终身勿用患牙咬较硬食物。不适随诊。

病例小结

■术前诊断的重要性

患者有多颗病灶牙，明确主诉牙及其诊断并制订正确的治疗计划，采取相应的治疗是消除患者病痛的根本。

■术前治疗难度分析的重要性

该病例存在曾经的牙髓治疗史、根管内吸收、根管粗大，根尖止点破坏等因素，使其成为高难度治疗，术前应充分考虑和准备。

■新技术在治疗中的应用

（1）根管显微镜提供放大和照明双重效果，便于清扩根管、清除残留牙胶、iRoot BP^{PLUS} 修补根管侧穿及充填根管中下 1/3 并保证根充密度。

（2）根管机扩系统扩大成形根管；冲洗液配合超声荡洗化学预备清理根管。

（3）热熔牙胶根管充填系统严密充填根管。

（高　格）

病例 33 慢性根尖周炎（皮窦）

患者，男，81 岁。

主　诉

右面部长肿包排脓 20 d。

病　史

现病史　患者 20 d 前发现右侧面部鼻翼旁有一肿包，时有红肿、排脓，2 d 前于某三甲医院皮肤科就诊，诊断为“牙源性皮窦”（具体不详），要求转口腔专科医院就诊。右侧上前牙曾有疼痛史，近日无明显不适，遂来我院就诊。

既往史　否认心血管疾病、糖尿病等系统性疾病史，否认肝炎等传染病史，否认药物过敏史。

家族史　否认家族遗传病史。

检　查

面部对称，右侧鼻翼旁可见一窦道，色暗红，按压轻度疼痛无排脓（图 33-1）。

13 残根，断面有腐质，断端平龈，探诊、冷诊无反应，叩痛（-），松动Ⅲ度。牙龈未见明显异常。

14 残根，颊舌向裂开，探诊、冷诊无反应，叩痛（+），松动Ⅲ度。牙龈充血水肿。

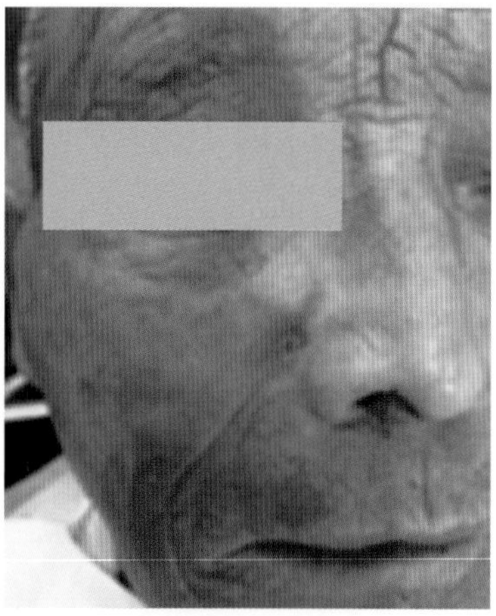

图 33-1　术前面部照片

• 影像学检查

X 线片示：13 残根，根管空虚，根尖周组织可见低密度影像。14 牙根近中可见一纵行低密度线性透射影像至根尖，根管无正常锥度，牙槽骨吸收至根尖，根尖周可见低密度影（图 33-2）。

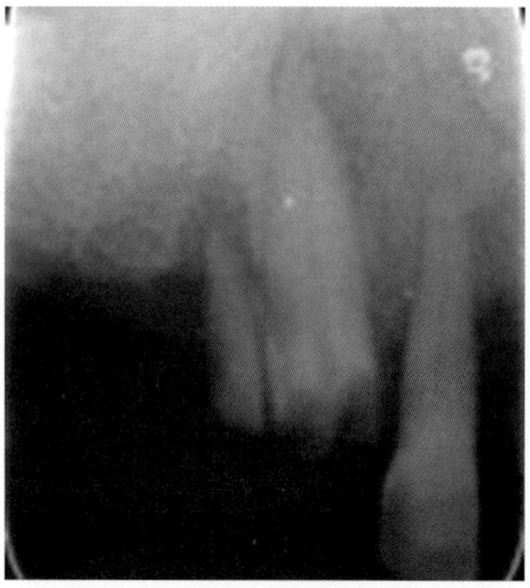

图 33-2　13、14 术前 X 线片

诊　断

1. 13 慢性根尖周炎（皮窦）。

2. 14 根裂（残根）。

• 诊断要点

1. 牙痛、右面部脓包排脓病史。

2. 13 残根，根管口暴露。14 可见颊舌向劈裂，松动Ⅲ度。

3. X 线片显示 14 牙根近中纵行低密度线性透射影像至根尖，根管无正常锥度。13、14 根尖周低密度暗影。

治疗计划

1. 13 试行根管治疗术。

2. 14 拔除术。

告知患者：引起面部鼻翼旁皮窦症状的主诉牙为 13，先试行根管治疗术，术后皮窦大多可愈合、不需要手术；若术后皮窦瘢痕长期存在，则需对瘢痕行手术切除。14 邻近主诉牙，且根尖区炎症明显、范围较大，需及时拔除，否则可能影响皮窦愈合。患者知情同意并签字。

治疗过程

1. 13 球钻去净龋坏，探查根管，单根管牙，10#、15#K 锉疏通根管，使用根管测长仪测定长度 20.0 mm（参照点：近中龈壁），根管内置根管润滑剂，镍钛器械 WaveOne 清扩根管至 25#，1% 次氯酸钠溶液冲洗根管，超声荡洗 30 s，纸尖吸干，根管内置氢氧化钙糊剂，丁氧膏暂封。预约 1 周后复诊。

2. 当日于颌面外科拔除 14。

3. 1 周后复诊，自述面部肿包肿胀感、疼痛缓解，无排脓（图 33-3、图 33-4）。

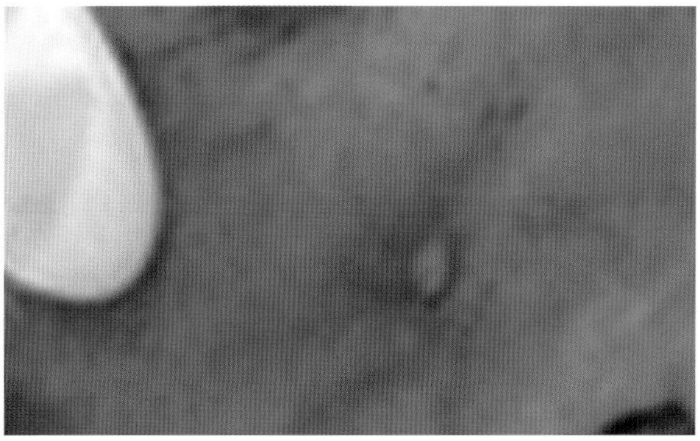

图 33-3　复诊时临床照片（皮窦处）

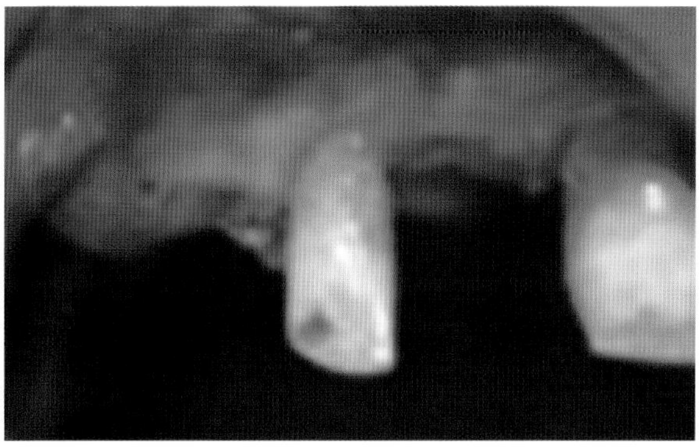

图 33-4　复诊时临床照片（口内）

4. 13 去暂封，1% 次氯酸钠溶液冲洗根管，超声荡洗，干燥，试尖，拍摄试尖片确认主尖合适（图 33-5）。

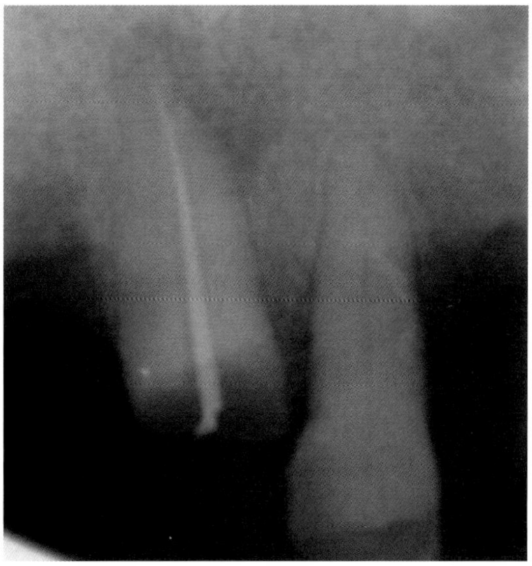

图 33-5　13 试尖片

5. 13 大锥度牙胶尖进行根管充填，热熔牙胶垂直加压充填，再拍摄根充片检查根充效果。根充片示根充良好，流动树脂封闭根管口

（图 33-6）。

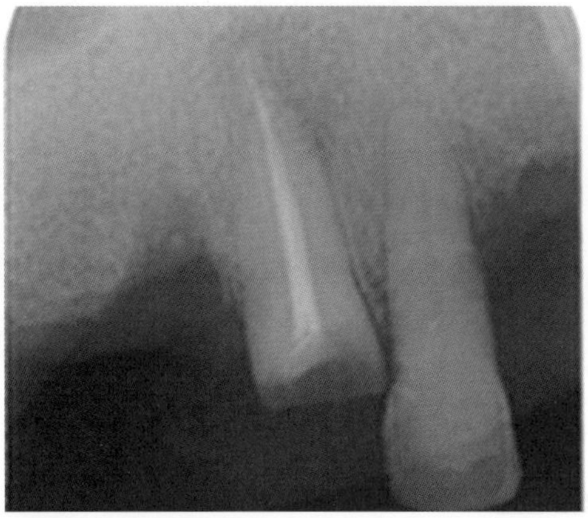

图 33-6　13 根充片

医　嘱

择期修复缺失牙，预约 1 个月后复查。

术后随访

由于条件限制，对患者进行电话随访。

1 个月后电话随访：诉经治疗后，面部皮窦再无排脓，按压无明显疼痛。

3 个月后电话随访：诉无明显不适症状，皮窦未完全愈合。

6 个月后电话随访：诉皮窦已完全愈合，且无瘢痕。附愈合后照片（图 33-7、图 33-8）。

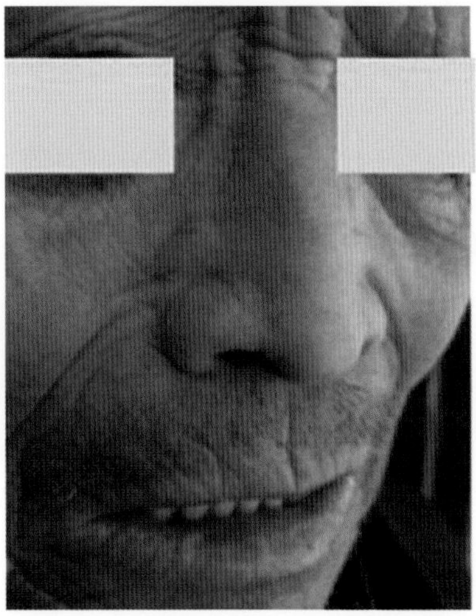

图 33-7　皮窦愈合后面部照片

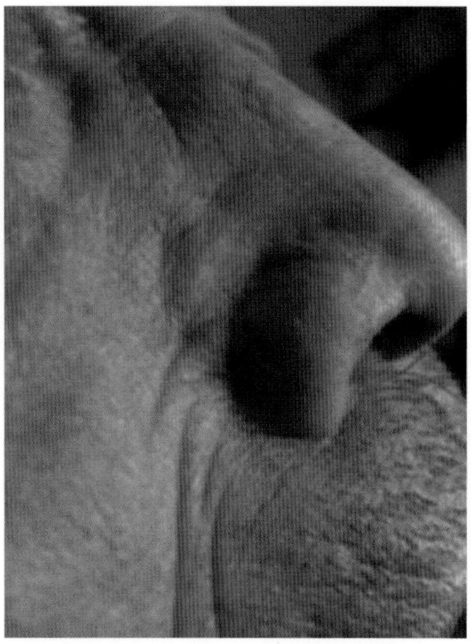

图 33-8　皮窦愈合后局部照片

病例小结

■术前诊断的重要性

牙源性皮窦在临床较少见，多数患者会因面部皮窦于皮肤科就诊，有些还可能接受不必要的抗生素或手术治疗，术后因病源牙未得到有效治疗使得皮肤窦道反复发作，因此明确诊断尤为重要。该患者于某三甲医院皮肤科就诊，排除了其他皮肤病患的可能，转诊口腔医院，通过口内检查明确主诉牙并制定正确的治疗计划。

在本病例中，患者口内缺失牙多，与皮窦对应的病源牙位置关系明确，因此诊断并不困难。但对于口内情况较复杂的患者，可采用 CBCT 或牙胶示踪拍摄根尖 X 线片辅助检查。

■预后的判断

在本病例中，根管治疗术后 6 个月皮窦完全愈合，但据报道，仍有 12.1% 的患者需要进行面部手术切除皮窦瘢痕。在与患者进行术前谈话时应涉及此问题。

（高　格）

病例 34 慢性根尖周炎（下颌前磨牙 3 根管）

患者，男，36 岁。

主　诉

左下后牙咬合疼痛 1 月余。

病　史

现病史　1 个月前患者左下后牙出现局部咬合疼痛，曾局部肿胀，自服消炎药后症状缓解，今来我院就诊。

既往史　自诉体健，患者否认高血压、心脏病、糖尿病等系统性疾病史，否认药物过敏史。

家族史　否认家族遗传病史。

检　查

34 颊侧颈部龋坏，色黑质软，已穿髓，探诊、冷诊无反应，叩痛（+），正常生理动度。

全口卫生欠佳，牙结石 1 度，色素 1 度，牙龈红肿，牙龈探诊出血 1 度。

• 影像学检查

X 线片示：34 颈部牙体组织低密度影像，在根上 1/3 与根中 1/3 交界处，根管影像突然消失，根尖暗影（图 34–1）。

怀疑 34 为 3 根管，建议拍 CBCT，显示如图 34–2。

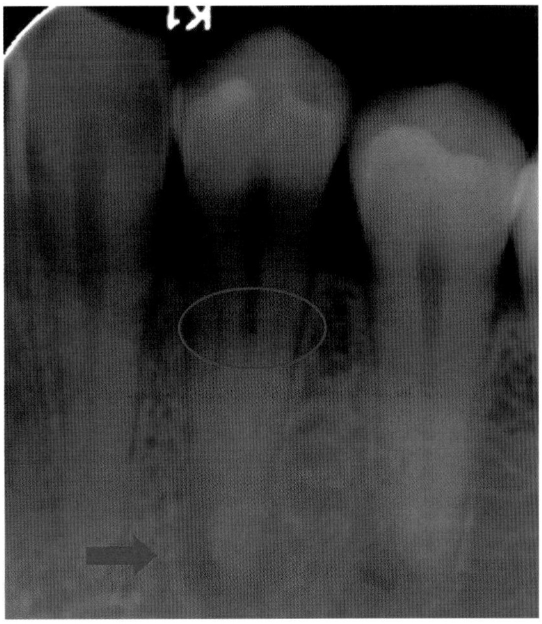

图 34–1　34 术前 X 线片示在根上 1/3 与根中 1/3 交界处，根管影像突然消失，根尖暗影

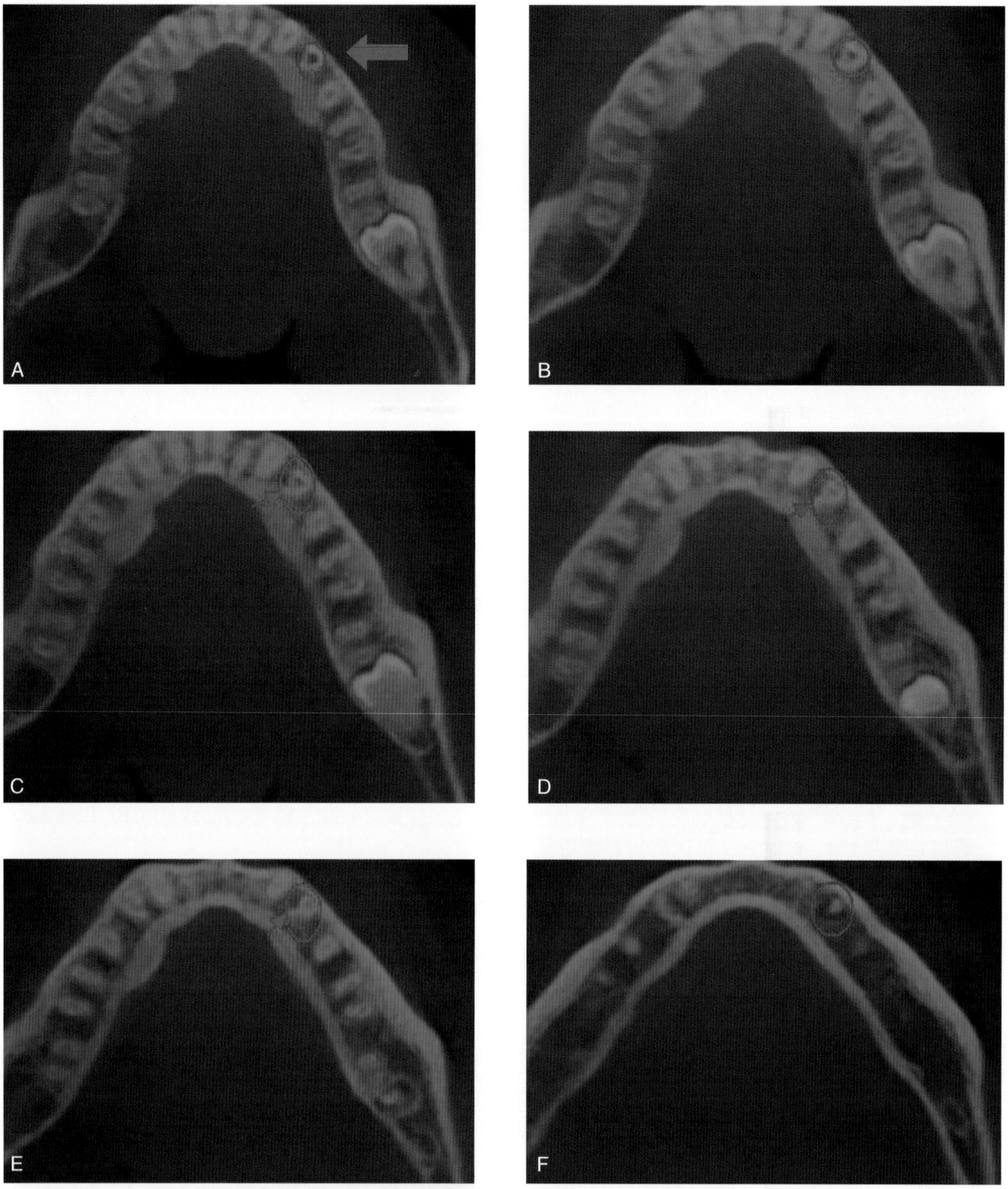

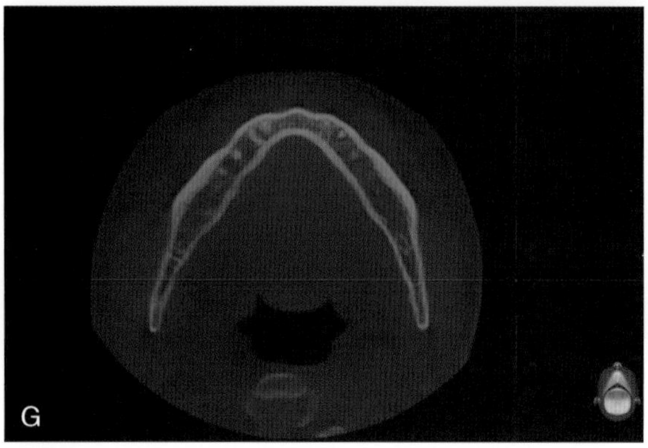

图 34-2　CBCT 显示 34 牙冠至根尖的不同截面

A. 34 轴状位截面图；B. 34 牙根颈 1/3 轴状位截面图；C. 34 舌侧牙根出现截面（红色箭头）；D. 34 舌侧牙根相对独立（红色箭头）；E. 34 舌侧牙根根尖 1/3 截面；F. 34 舌侧牙根消失，仅可见颊侧牙根截面（说明颊侧牙根较长）；G. 34 根尖周截面图；H. 轴状位 34 舌根出现截图；I. 冠状位 34 舌根截图；J. 冠状位测量舌根长度约 16.2 mm；K. 冠状位测量舌根根分叉位置，距离殆面约 11.2 mm；L. 冠状位测量颊根长度约 20.8 mm；M. 矢状位测量颊根长度约 22.1 mm

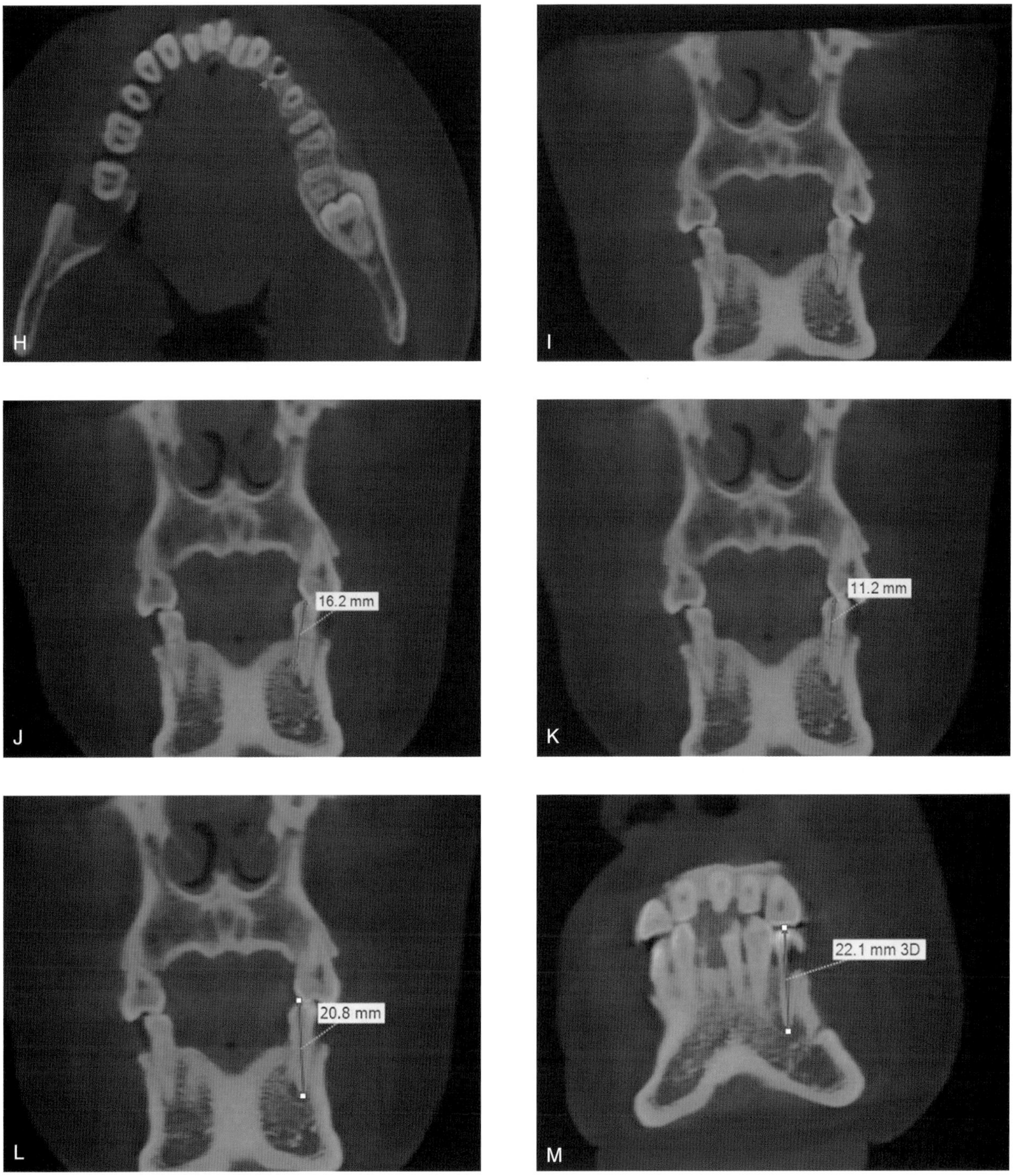

图 34-2（续）

诊　断

34 慢性根尖周炎（3 根管牙）。

• 诊断要点

1. 34 咬合痛病史。

2. 叩痛（+）。

3. X 线及 CBCT 显示 3 根管，根尖周低密度影像。

治疗计划

34 试行 CBCT 导航下的显微根管治疗术 + 桩核冠修复。

告知患者：34 为慢性根尖周炎，根管下 1/3 段根管影像消失，疑似 3 根管，治疗难度大，试行 CBCT 导航下的显微根管治疗术 + 桩核冠修复，若治疗后出现反复咬合痛、牙床肿胀，则需试行根尖手术或拔除，患者同意试治并签字。

治疗过程

1. 34 上橡皮障，常规揭顶后，显微镜下可探及近远中 2 个根管口（图 34-3）。

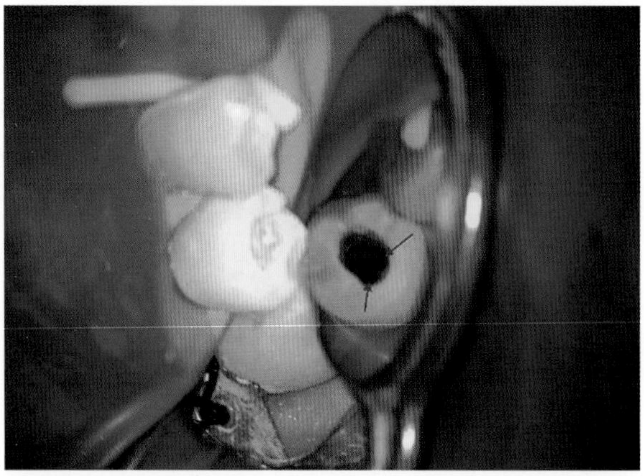

图 34-3　显微镜下可探及近中、远中各 1 个根管口（显微镜 ×4）

2. 显微镜（×4）结合超声器械赛特力 ET18D（功率为 10）修整不规则髓腔，使用 DG16 探针、10#K 锉仔细探查，舌侧找到第 3 根管口（图 34-4）。

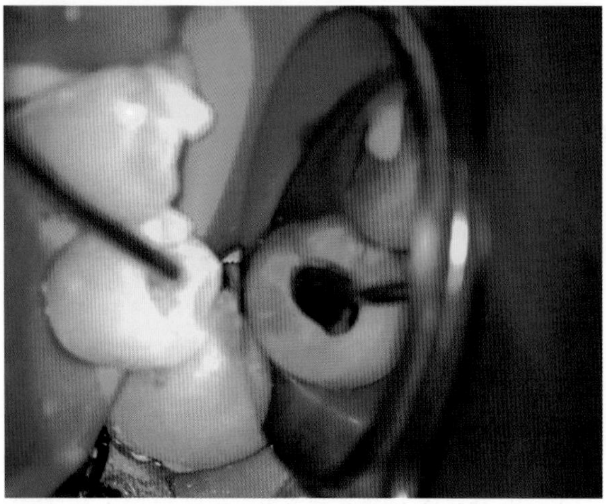

图 34-4　舌侧第 3 根管口（显微镜 ×4）

3. 结合 2#-3#GG 钻及超声器械赛特力 ET18D 进一步修整舌侧根管口上方的牙本质，揭全髓顶，建立良好的直线通路（图 34-5）。

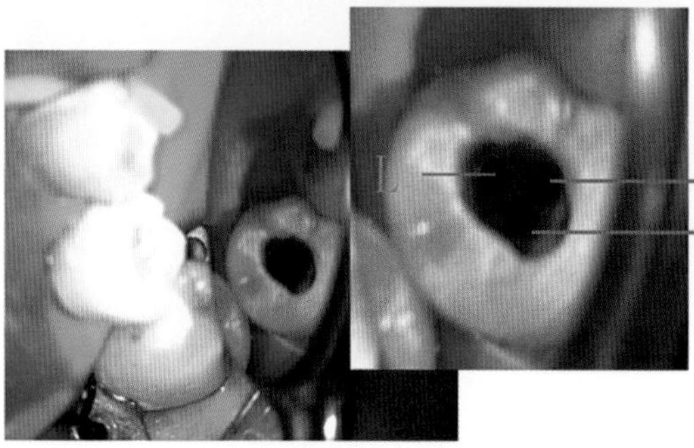

图 34-5　34 修整开髓洞形，暴露根管口（显微镜 ×4）

4. 10#、15#K 锉测量工作长度，配合 Pathfill 器械（13#、16#、19#）疏通根管，Reciproc 镍钛旋转器械配合 EDTA 预备根管至 R25，5.25% 次氯酸钠溶液冲洗并浸泡根管 10 s，超声荡洗根管 30 s，纸尖吸干，试主尖（04 锥度 25#），拍摄 X 线片示主尖合适（图 34-6）。

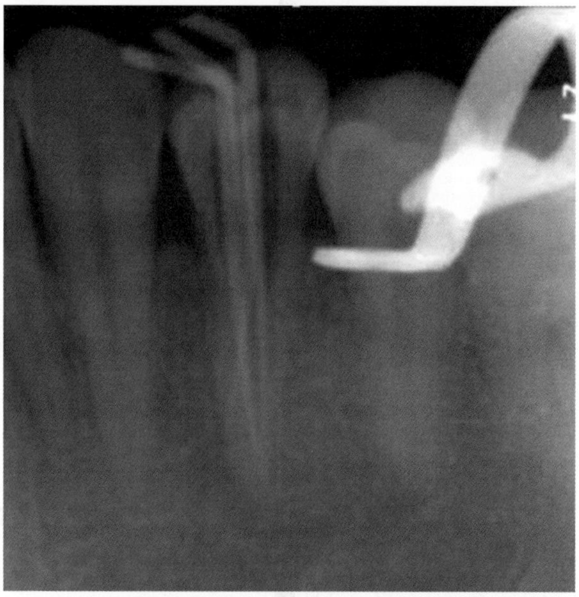

图 34-6　34 试尖片

5. 导入根充糊剂，热牙胶垂直加压逐一充填根管，拍片，确认根充合适（图 34-7、图 34-8）。

6. 34 牙体缺损较大，拟行桩核冠修复。远颊根预备纤维桩道，粘接纤维桩，冠部 P60 树脂充填完成，调𬌗，抛光（图 34-9）。

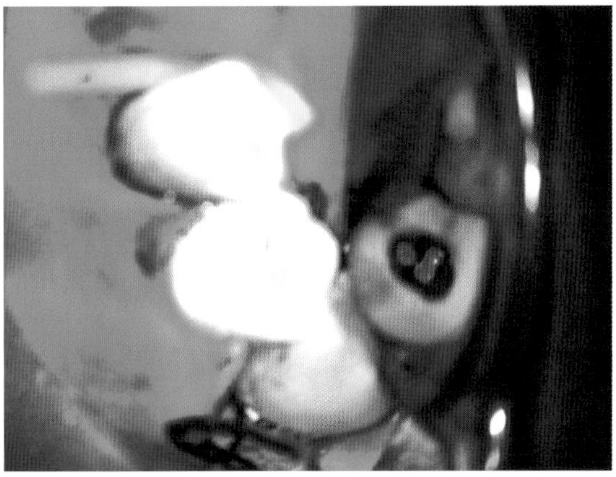

图 34-7　34 热牙胶根充完成后显微镜下观察根管口（显微镜 ×4）

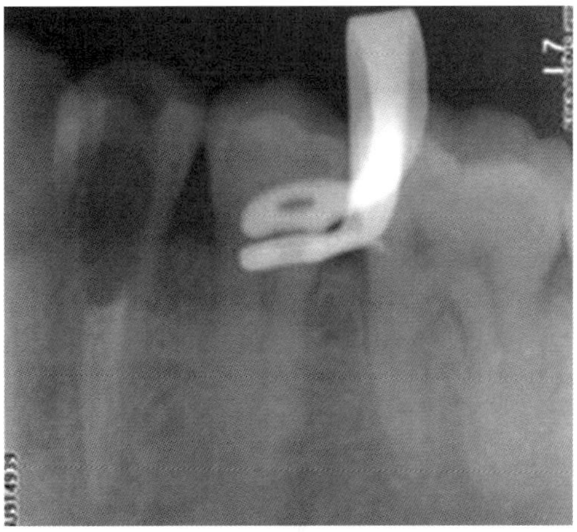

图 34-8　34 根充片

7. 治疗结束后 CBCT 检查根充效果（图 34-10）。

医　嘱

34 戴冠前勿用患牙咀嚼，1 周后转修复科行全冠修复。

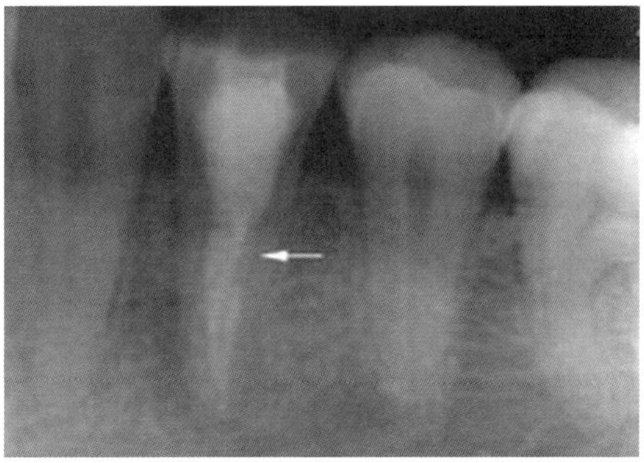

图 34-9　34 充填完成后 X 线片

病例小结

下颌前磨牙 3 根管的诊断依据及治疗如下。

■ X 线诊断依据

（1）34 牙根下段可见根管的位置和走向不在牙根中心，偏向近中或远中；

（2）较粗大的根管在根管中段根管影像变模糊，在下 1/3 段根管影像突然消失。

■外形异常

（1)牙根形状粗钝或异常：如近中根面沟，发生率为 8.49%~22%；

（2）冠根比较小，无明显颈部缩窄。

■ Cardinal 原则

术者应该按照多于正常根管 1~2 个的数目去寻找根管，直到确定这个额外的根管不存在。

■ CBCT 显微导航的治疗价值

（1）精确测量、准确定位：CBCT 在任一截面均具有高扫描精度、三维精细导航的作用

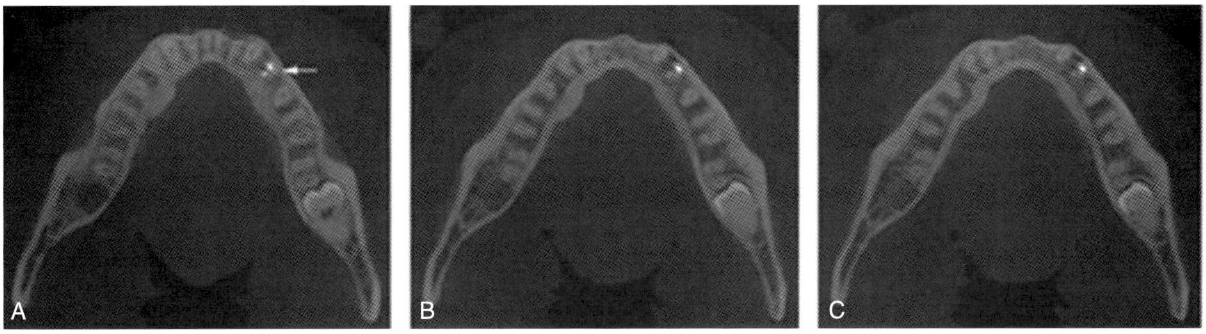

图 34-10　34 治疗完成后　A. 轴状位 34 根充后截图（根颈 1/3）；B. 轴状位 34 根充后截图（根中 1/3）；C. 轴状位 34 牙根充后截图（根尖 1/3）

定位根管位置以及根管之间的距离和角度。

（2）CBCT 结合口腔手术显微镜的非手术牙髓治疗步骤如下。

术前：X 线片、CBCT 三维重建；

术中：橡皮障，显微镜，机械预备 + 化学预备；

术后：偏角度 X 线片，必要时 CBCT 复查。

该病例获得 2017 年丝绸之路根管治疗大赛西北地区二等奖。

（刘　青）

病例 35 慢性根尖周炎急性发作（弯曲根管）

患者，男，43 岁。

主　诉

右上后牙自发痛 1 个月，加重 3 d。

病　史

现病史　患者右上后牙 1 个月前开始出现自发痛，咬合加重，诉自行服用抗生素后略缓解，近 3 d 疼痛加重，患牙有明显伸长感。2 年来患者自述右上后牙龋洞，伴食物嵌塞。

既往史　否认心脏病、高血压、糖尿病等系统性疾病史，否认手术外伤史，否认药物及食物过敏史。

家族史　否认家族遗传病史。

检　查

15 远中大面积深龋坏，已露髓，无探痛，冷刺激无反应，叩痛（+++），松动 I 度。未探及明显深牙周袋，颊侧根尖扪诊疼痛，无明显波动感，周围黏膜未见窦道（图 35-1）。

14 残根，无探痛，冷刺激无反应，叩痛（+），正常生理动度。周围黏膜未见窦道。

16 近中邻面可见龋坏，深及牙本质浅层，无探痛，冷诊正常，叩痛（-），正常生理动度。

17 残根，无探痛，冷刺激无反应，叩痛（-），正常生理动度。周围黏膜未见窦道。

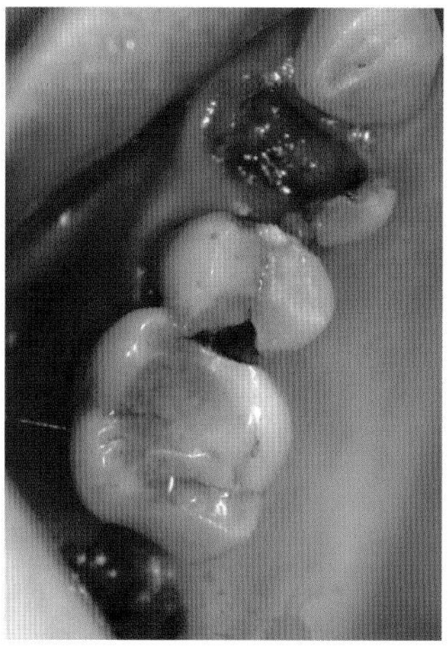

图 35-1　术前 𬌗面观

全口牙龈红肿，牙龈探诊出血 1 度，未探及深牙周袋。

• 影像学检查

X 线片示：15 牙根重度弯曲，根尖周明显低密度透射影（图 35-2）；14、17 根尖少量低密度透射影。

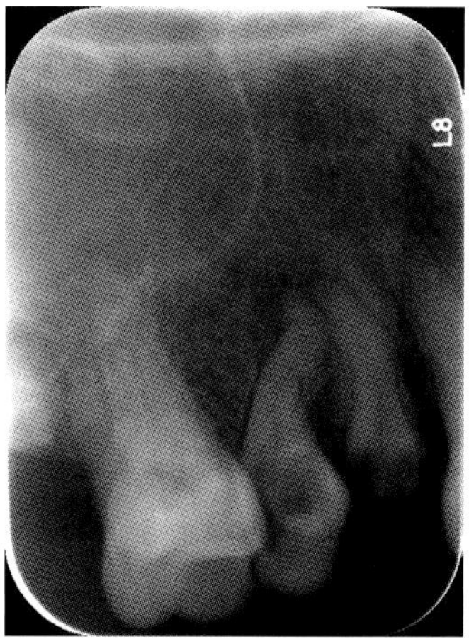

图 35-2　术前 X 线片

诊　断

1. 15 慢性尖周炎急性发作。

2. 14、17 慢性根尖周炎。

3. 16 中龋。

4. 慢性龈炎。

• 诊断要点

1. 15 自发痛病史，咬合加重疼痛，患牙有伸长感。

2. 15 露髓龋洞，冷刺激无反应，叩痛（+++），颊侧根尖扪诊疼痛，松度 I 度。

3. 14、17 残根，无探痛，冷刺激无反应，叩痛（+），正常生理动度。

4. X 线片示：15、14、17 根尖周低密度影。

5. 16 色、形、质的改变。

治疗计划

1. 15 应急处理 + 根管治疗术 + 桩冠修复。

2. 14 根管治疗术 + 桩冠修复。

3. 16 充填术。

4. 17 拔除术 + 种植术 / 局部可摘义齿修复。

与患者充分交流后，患者同意 14、15、16 的治疗方案，但坚决拒绝拔除 17。

告知患者：由于 15 有重度根管弯曲，根管治疗难度大，治疗成功则保留患牙，若效果不佳，需行根尖外科手术或拔除。患者了解并同意治疗方案，并要求先治疗 15 后再行治疗 14、16。患者同意试治并签字。

治疗过程

1. 患者采用口洁素漱口，15 远中玻璃离子制作假壁。安装橡皮障，去龋，降咬合。

2. 15 开髓，髓腔预备（图 35-3），探查根管口，探及颊根及腭根。8#、10#K 锉小心疏通根管，测长均为 17 mm（标记点为冠远中边缘）。摄 X 线片，根管均为双 S 型，根管下段弯曲角度约为 60°，根尖无偏移（图 35-4）。使用 1#、2#、3#G 钻依次扩大根管口，15 号及 20 号 K 锉预弯后预备根管至根尖止点，引出少量脓血物。以上操作期间 5.25% 次氯酸钠溶液冲洗配合超声荡洗根管，吸干，置棉球开放引流。

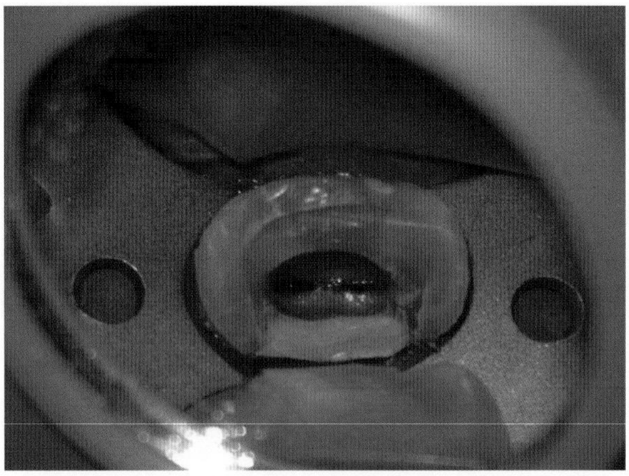

图 35-3　髓腔预备（显微镜 ×10）

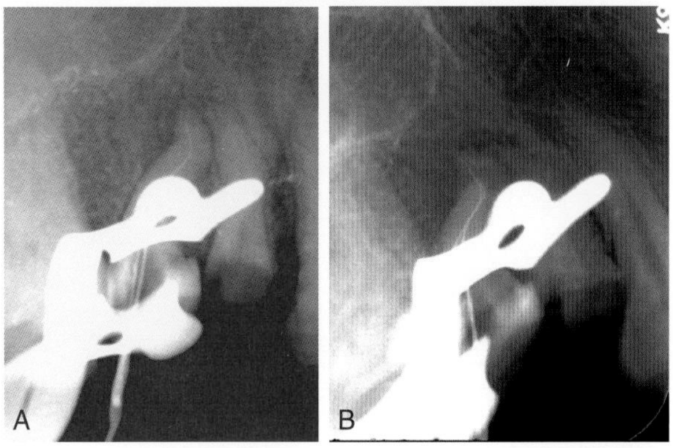

图 35-4　初尖锉示踪片　A. 平行线投照；B. 分角线投照

3. 第 1 次复诊，患者诉自发痛明显缓解。检查：15 叩痛（+），正常生理动度。

15 上橡皮障，镍钛器械 Reciproc（06 锥度，20#）配合 EDTA 预备根管。并使用超声治疗仪预备根管间狭区（图 35-5）。以上操作期间用 5.25% 次氯酸钠溶液冲洗配合超声荡洗根管，重新测量长度，仍均为 17 mm，说明根尖无明显偏移。试主尖后摄 X 线片，见长度恰达根尖止点（图 35-6）。吸干，根管内封氢氧化钙，ZOE 暂封。

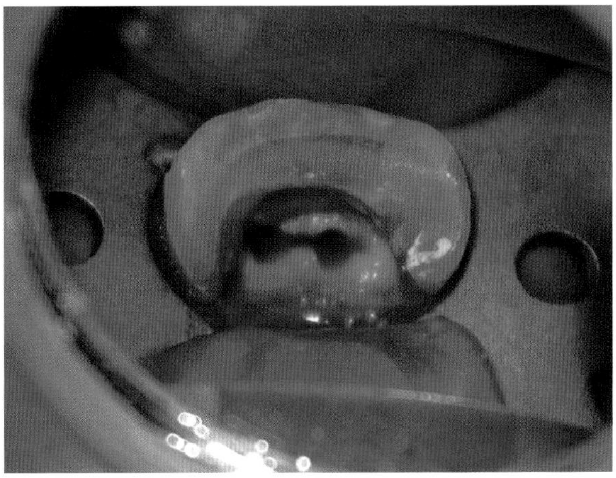

图 35-5　根管预备后（显微镜 ×10）

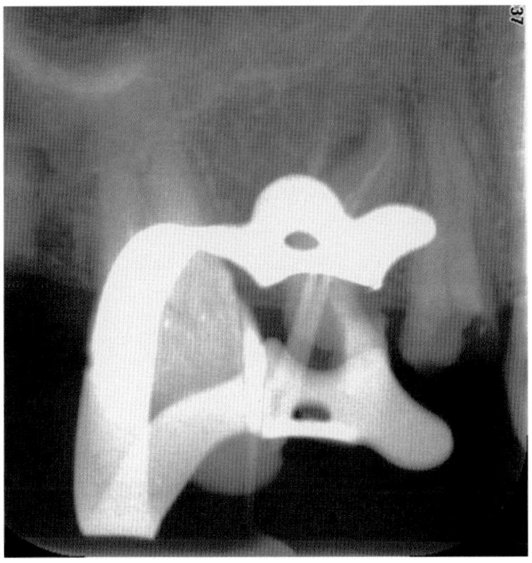

图 35-6　主尖示踪片

4. 第 2 次复诊，患者未诉不适。检查：15 暂封棉球存，叩痛（-），正常生理动度。

上橡皮障，15 去封，超声荡洗根管，吸干，试主牙胶尖（04 锥度，20#），使用根充糊剂 AH Plus 加牙胶尖，采用侧方加压充填法充填根管（图 35-7）。摄 X 线片：根充长度、锥度、密度均可（图 35-8），ZOE 暂封。

医　嘱

15 戴冠前勿咀嚼食物，1 周后转修复科行桩冠修复。

术后随访

术后 3 个月患者无自觉症状，全冠完整无松脱，牙龈无红肿。叩痛（-），正常生理动度。X 线片显示：15 根尖暗影缩小（图 35-9）。

病例小结

■重度弯曲根管的预备

本病例的难点在于上颌第二前磨牙的重度弯曲。首先需在术前给予认真评估；其次，应从 8# 器械甚至 6# 器械开始预备，不能贸然使用大号器械；每一次更换器械时如遇到阻力，需使用前一号进行回锉。另外，对于双 S 型根管，需尽量扩开根管口，使双 S 中上方的 S 的

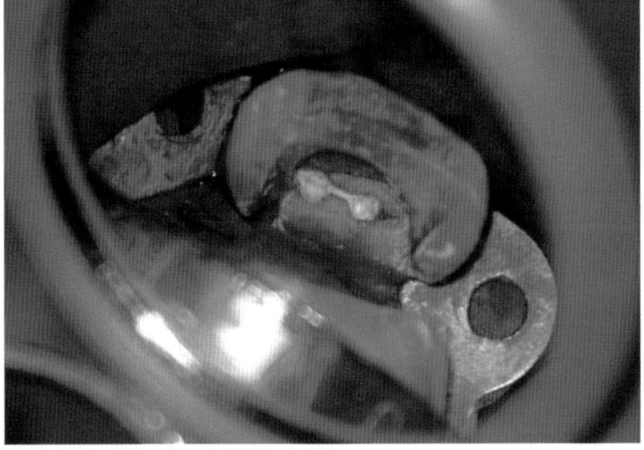

图 35-7　根管充填（显微镜 ×10）

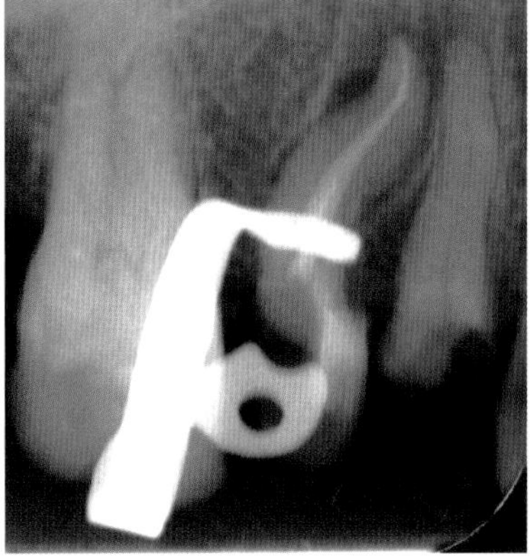

图 35-8　根充后即刻 X 线片

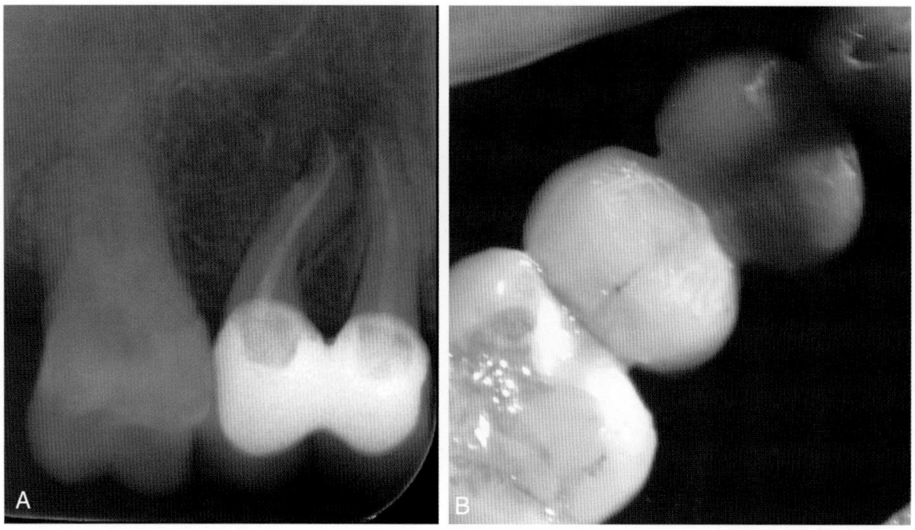

图 35-9　术后 3 个月复查　A. X 线片；B. 口内殆面观

弯曲度尽量减小，且需要评价预备后根管长度与预备前根管长度的变化。如变化较大，说明可能存在根管偏移的情况，本病例未出现根管的明显偏移。

2. Reciproc 机用镍钛旋转器械是一种单锉针预备根管系统，采用顺逆时针往复旋转的马达，具有保持原有根管形态、使用较安全且预备效率较高的优点。本病例采用 Reciproc 机用镍钛旋转器械完成重度根管的预备，未产生器械折断以及根管的明显偏移，说明了该器械以上的优点。

（董茜茜）

病例 36 慢性根尖周炎（根管再治疗）

患者，男，61 岁。

主　诉

左上后牙咬合不适 1 周。

病　史

现病史　患者自述 1 周前自觉咬合不适，数年前曾在外院行根管治疗，就诊要求重新诊治。

既往史　自述患轻度高血压，否认心脏病、糖尿病等系统性疾病史，否认药物过敏史、传染病史等。

家族史　否认家族遗传病史。

检　查

26𬌗面可见金属补料，探诊、冷诊无反应，叩痛（±），牙髓活力检查无反应，正常生理动度（图 36-1）。

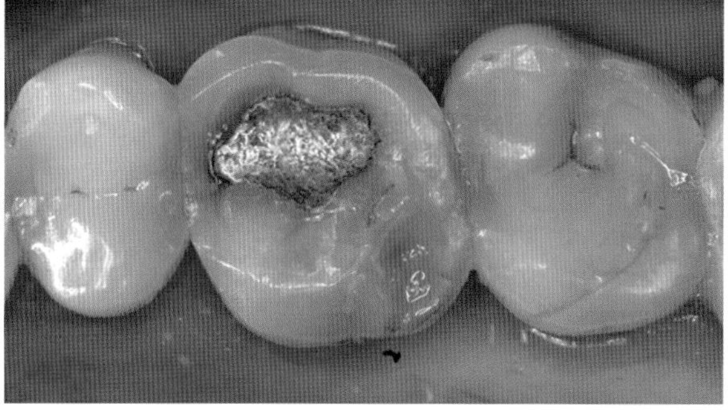

图 36-1　术前口内照片

• 影像学检查

X 线片示：26 髓腔阻射，根充欠填、不密合，根管下段影像不清，根尖周可见低密度影（图 36-2）。

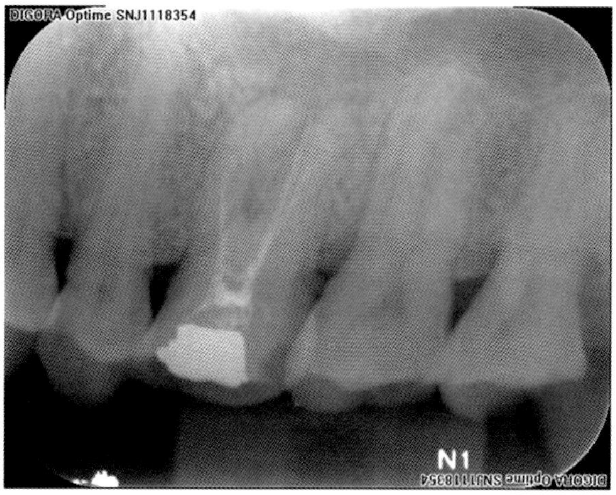

图 36-2　术前 X 线片

诊　断

26 慢性根尖周炎（根管治疗术后）。

• 诊断要点

1. 26 根管治疗术。

2. 26 X 线片上根充欠填、不密合，根尖区骨质破坏的影像为确诊的关键依据。

治疗计划

26 试行显微根管再治疗术 + 全冠修复术。

告知患者：26 根充欠填、近中根弯曲度 >

30°，根尖段根管显示不清，先试行显微根管再治疗术，若治疗后反复肿胀、疼痛则考虑显微根尖手术或拔除术，患者知情同意并签字。

治疗过程

1. 术前准备：安放橡皮障，隔离术区，涂布牙龈保护剂（图 36–3）。

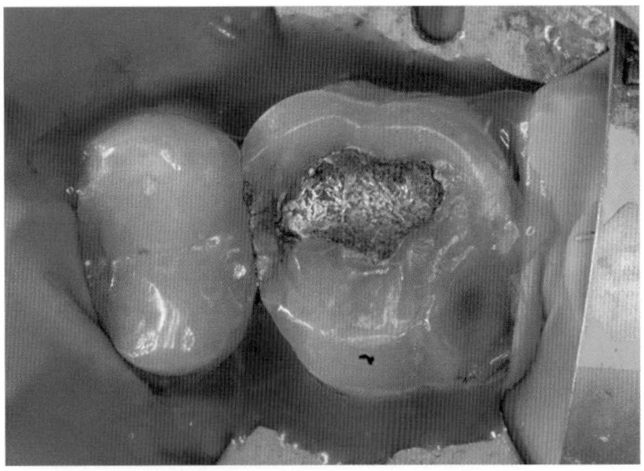

图 36–3 橡皮障隔离术区

2. 初诊：26 清洁牙面，口洁素含漱，去除补料及牙胶等原有充填材料（图 36–4），显微镜下去除髓腔内钙化组织（图 36–5），5.25% 次氯酸钠溶液冲洗根管（图 36–6），去除髓腔内钙化组织之后在显微镜下发现 MB2（图 36–7），8# 或 10#K 锉疏通钙化根管（图 36–8），使用根管测长仪测定长度，其中近颊根长 22 mm，远颊根长 22 mm，腭根长 24 mm，MB2 长 22 mm。髓腔和根管内放置根管润滑剂，机用镍钛器械 M2 清扩根管至 30#（图 36–9）。使用一次性冲洗器，1% 次氯酸钠溶液和生理盐水交替冲洗根管，使用酸性水超声荡洗根管，干燥后根管内置氢氧化钙，暂封。预约 1 周后复诊，拟下次试尖后行根管充填。

3. 复诊：26 清洁牙面，口洁素含漱，去除暂封，显微镜下使用酸性水超声荡洗根管，去除根管内氢氧化钙，试尖（图 36–10），拍

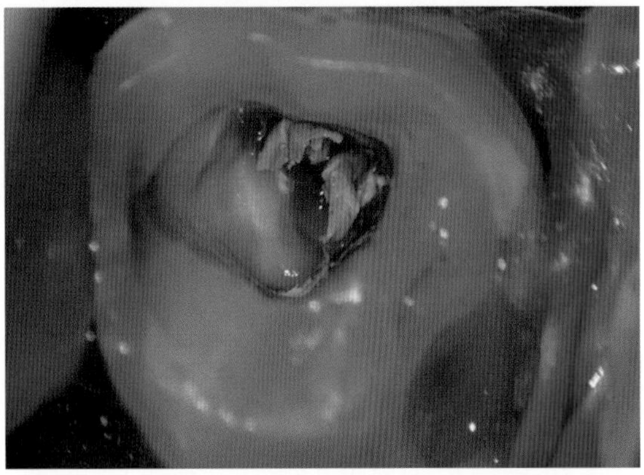

图 36–4 去除原有补料及牙胶（显微镜 ×16）

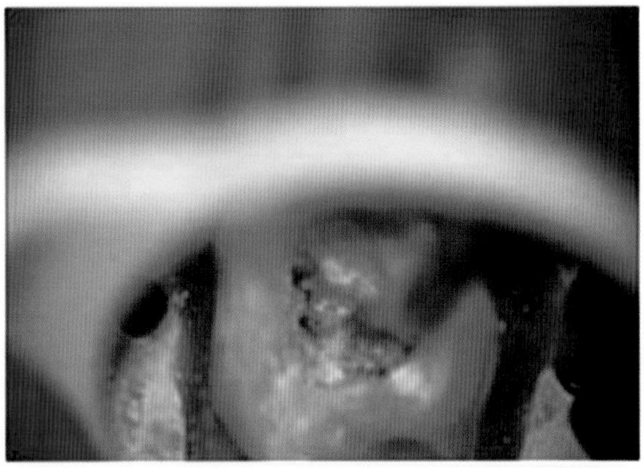

图 36–5 显微镜下去除髓腔钙化组织（显微镜 ×10）

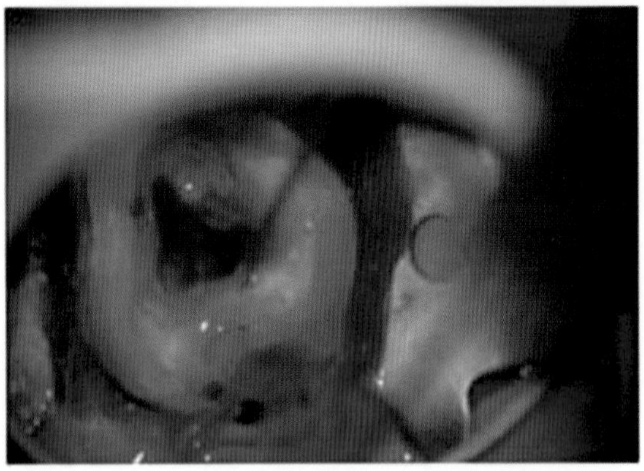

图 36–6 5.25% 次氯酸钠溶液冲洗根管（显微镜 ×10）

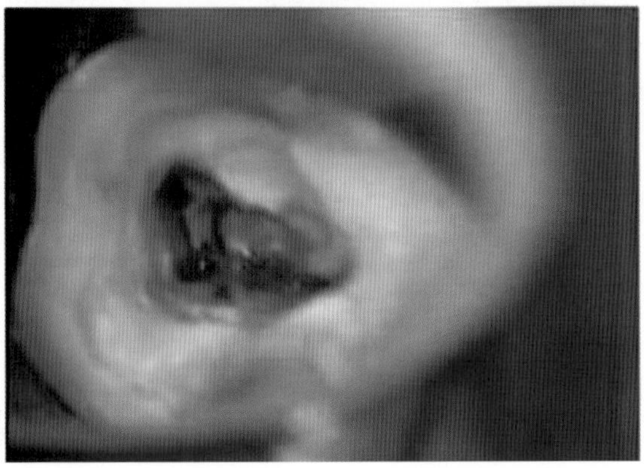

图 36–7 显微镜下发现 MB2（显微镜 ×16）

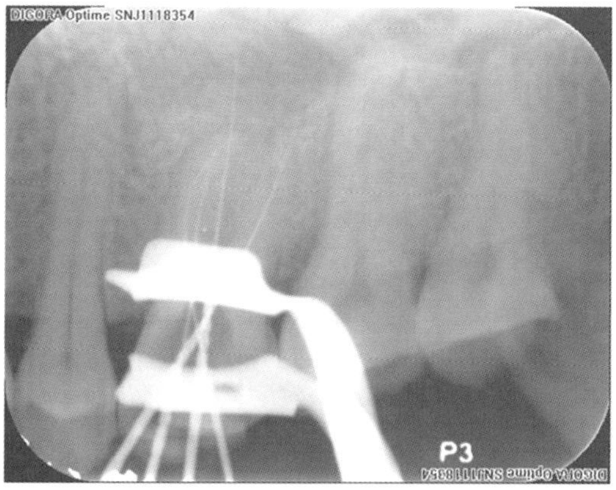

图 36-8　疏通钙化根管插针片

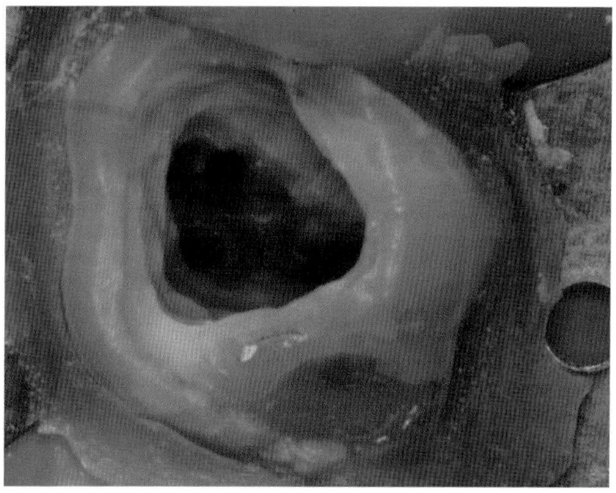

图 36-9　根管预备成形（显微镜 ×16）

摄 X 线片可见根长合适（图 36-11），根管荡洗干燥，显微镜下使用 AH Plus 糊剂 +30# 大锥度牙胶尖 + 热熔牙胶垂直加压充填根管，X 线片可见根充良好（图 36-12、图 36-13）。患者因时间关系无法及时完成冠方修复，因此先使用纳米树脂充填窝洞。树脂充填过程：酸蚀（图 36-14）牙釉质时间不超过 30 s，涂布自酸蚀粘接剂（图 36-15），反复涂擦 2~3 遍，静置 5 s，轻吹，光照固化 20 s，窝洞底部使用流动树脂垫底（图 36-16），流动树脂厚度不超过 0.5 mm，纳米复合树脂充填窝洞（图 36-17）。最后使用蜜黄色局部染色剂进行窝沟染色（图 36-18）。调𬌗抛光（图 36-19），术后即刻情况如图 36-20、图 36-21 所示。

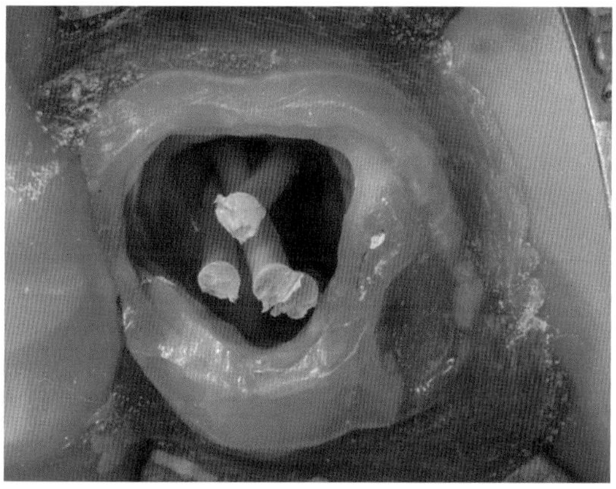

图 36-10　试尖口内片（显微镜 ×16）

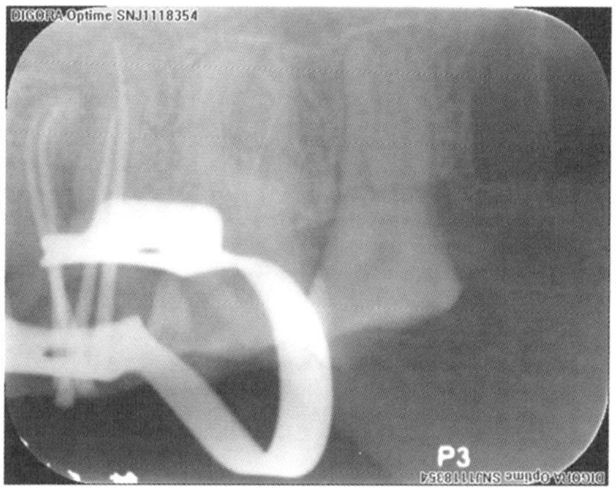

图 36-11　试尖 X 线片

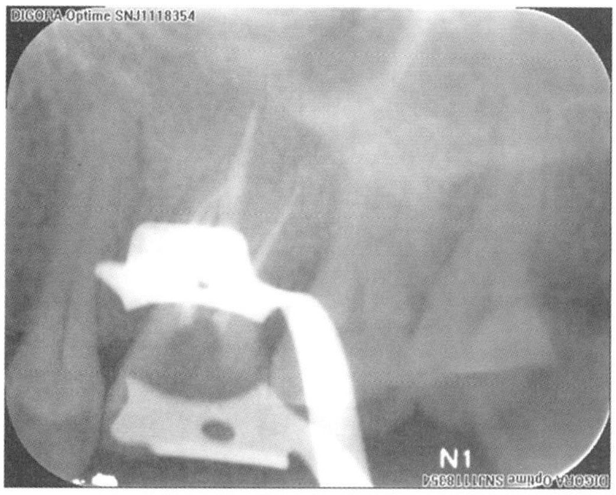

图 36-12　根管充填 X 线片

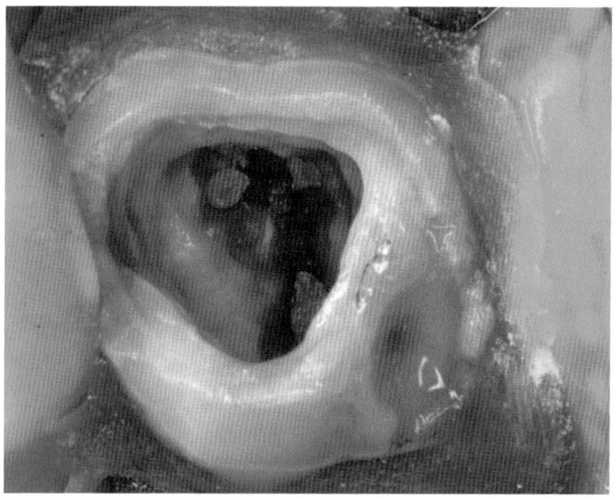

图 36-13　根充口内片（显微镜 ×16）

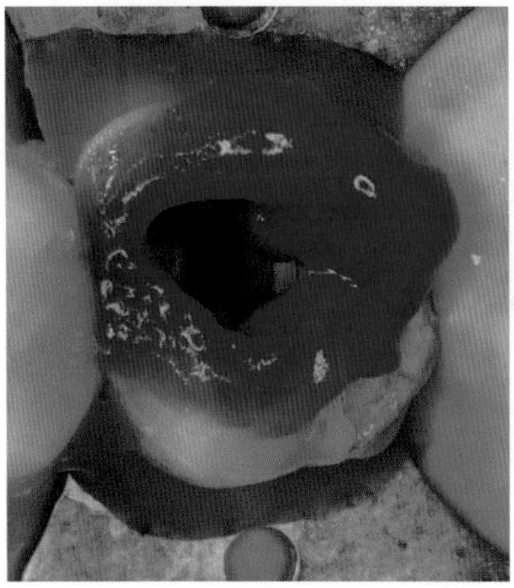
图 36-14 酸蚀

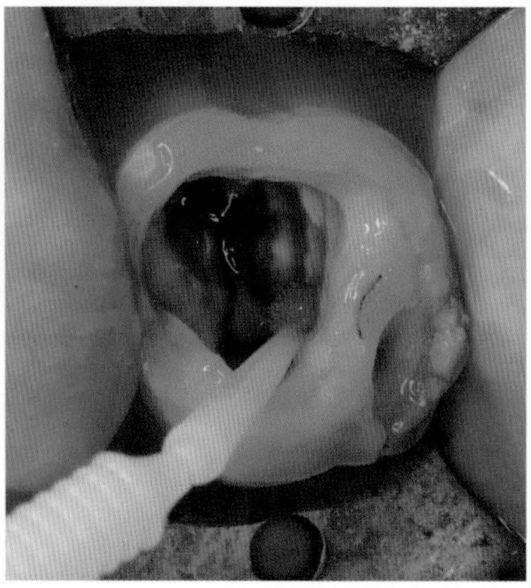
图 36-15 涂布粘接剂

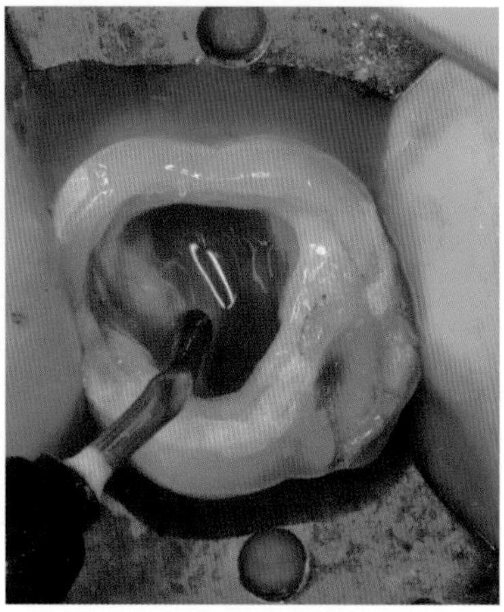
图 36-16 流动树脂垫底

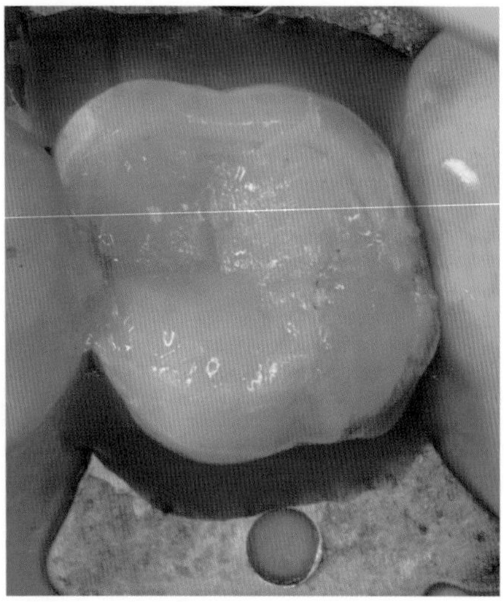
图 36-17 纳米树脂分层充填

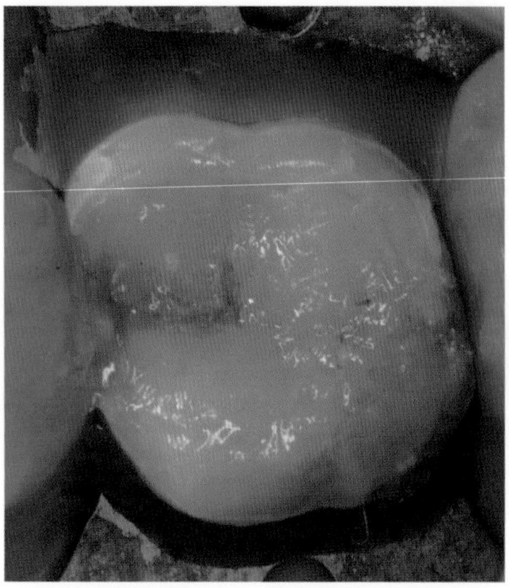
图 36-18 局部染色

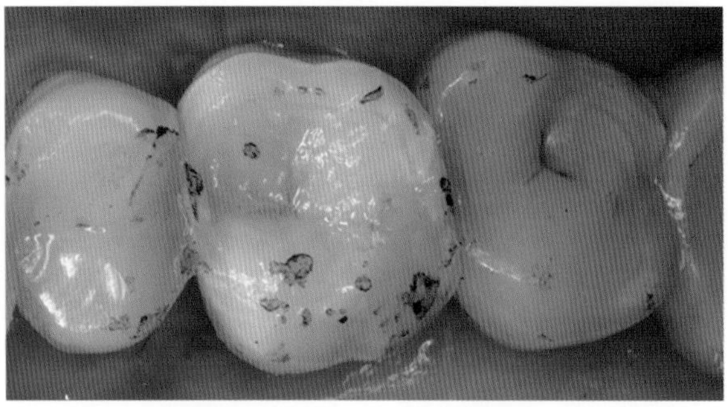
图 36-19 调殆抛光

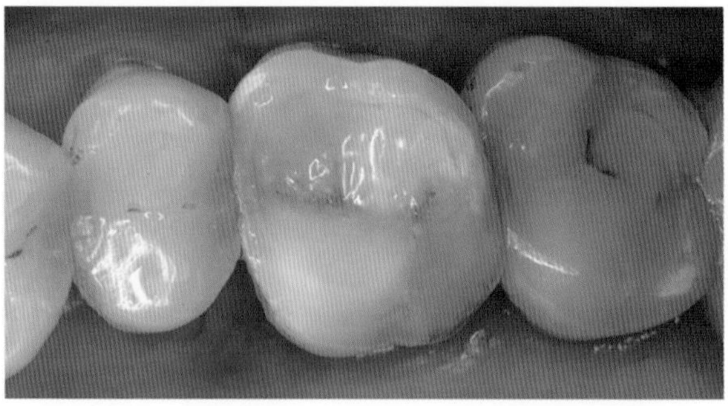
图 36-20 术后即刻口内照片

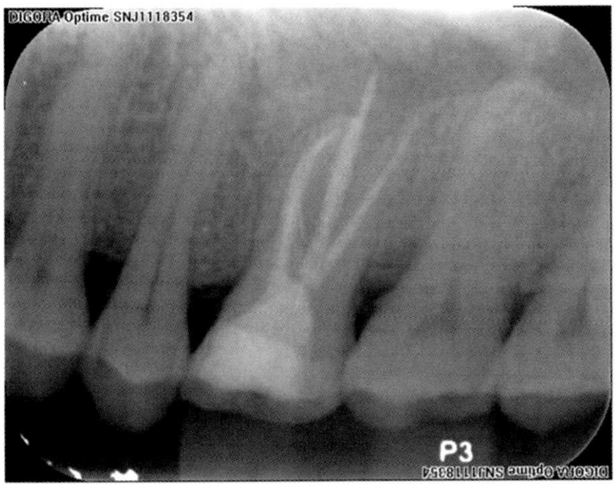

图 36-21 术后即刻 X 线片

医 嘱

在根管治疗过程中可能出现断针、侧穿、底穿、根管钙化及根管治疗失败等情况，向患者说明并经患者知情同意后进行根管治疗。26 戴冠前勿咬食物，1 周内行全冠修复术。不适随诊。

病例小结

■根管再治疗难点分析

（1）根管入路困难：冠部修复体、根管桩。

（2）根管疏通困难：根管形态改变（形成台阶等）、根管异物 、根管钙化、根管遗漏 。

（3）根管封闭困难：根管形态的变化（穿孔、台阶等）。

（4）感染不易控制：存在不易杀灭的细菌。

■如何去除根管堵塞，疏通钙化根管

（1）要将根管上段充分敞开，手用 K 锉或 C 锉预弯后探查根管，疏通钙化或台阶。小号 C 锉在疏通钙化根管过程中具有非常重要的作用。

（2）显微镜在根管再治疗过程中能够高效地发现遗漏根管、根管内分离器械及管间的交通吻合。

（3）超声技术通过产生高能量的超声振荡，有效去除根管内堵塞物，在堵塞根管的治疗中疗效显著。

■如何防止根尖偏移、台阶形成

（1）预备方法的改良，由传统单一的旋转法和提拉法转变为旋转提拉法、旋转推进法以及平衡力法；

（2）要将根管预备器械进行预弯；

（3）根管上段适当敞开，再进行根尖段的预备；

（4）最后，使用弹性好的镍钛器械，ProTaper Next 根管锉系统，因为它具有极佳的韧性和较小的根尖锥度，从而可以降低根管偏移、根尖拉开等风险。

■术前告知与知情同意书的签署

患者因时间关系未完成冠方修复，已告知患者短期内进行冠方修复并签署知情同意书，以避免患牙因未做全冠修复导致折裂、拔除而造成的医患纠纷。

（王志华）

病例 37 慢性根尖周炎（牙根未发育完成）

患者，女，25 岁

主　诉

右上前牙变色 5 年。

病　史

现病史　5 年前患者发现右上前牙变色，未予治疗，自述数年前曾有前牙外伤，今来我院求治。

既往史　否认心脏病、高血压等系统性疾病史，否认药物及食物过敏史。

家族史　否认家族遗传病史。

检　查

11 色黑，无光泽，切 1/3 牙冠缺损，牙本质暴露，探诊、冷诊无反应、叩痛（±），牙髓活力测试：11 无反应，21 正常；正常生理动度。牙龈未见异常，根尖区按压无疼痛。

• 影像学检查

X 线片示：11 牙冠切 1/3 低密度影像近髓腔，髓腔、根管空虚，根管粗大，根尖孔呈喇叭口状，根尖周可见牙周膜间隙增宽，未见明显低密度影像（图 37–1）。

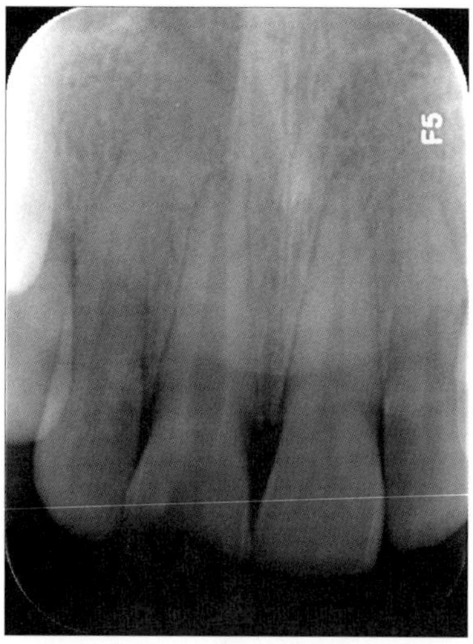

图 37–1　11 术前 X 线片

诊　断

11 复杂冠折、牙髓坏死（牙根未发育完成）。

• 诊断要点

1. 11 外伤史，牙冠变色且切 1/3 牙冠折断。

2. 牙髓活力测试无反应，叩痛（±）。

3. X 线片示：11 根管粗大，根尖孔呈喇叭口状、根尖周组织未见低密度影像。

治疗计划

11 试行根管治疗术 + 纤维桩核 + 全冠修复。

告知患者：11 牙外伤后牙根未发育完成，根管粗大，根尖孔呈喇叭口状，根管治疗效果可能欠佳，可能发生再感染或病理性根折，若治疗后反复出现咬合痛、牙床肿胀，则需试行根尖手术或拔除患牙，患者同意试治并签字。

治疗过程

1. 11 腭面配合使用裂钻和球钻开髓，初步揭髓顶，根管内有异味，未见渗出。冲洗根管。

2. 超声器械赛特力 ET18D（功率为 10）修整髓腔内牙本质壁，建立直线通路。

3. 40# K 锉测量工作长度为 21 mm，插牙胶尖确定工作长度合适，手用不锈钢器械配合 EDTA 预备根管至 80#，5.25% 次氯酸钠溶液冲洗并浸泡根管 10 s，超声荡洗根管 30 s，纸尖吸干根管。

4. 由于 11 根尖孔未闭合，无法找到与之完全匹配的标准主牙胶尖，采用多根 02 锥度牙胶尖常规充填，X 线片显示根充欠填不密合（见图 37-2）。

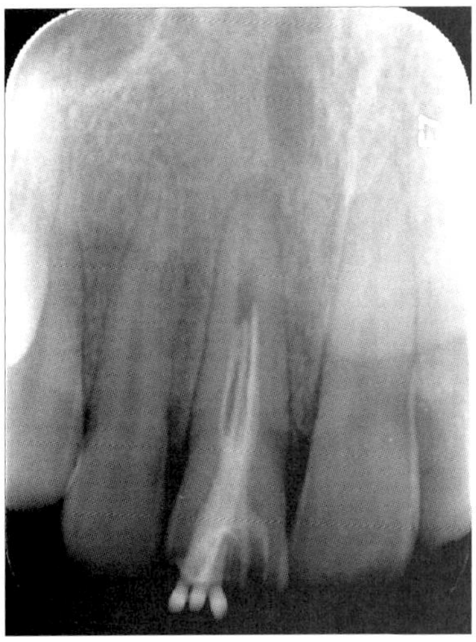

图 37-2　第 1 次根充

5. 选用登士柏牙胶修剪尺，修剪大锥度牙胶尖作为主尖，采用双主尖充填根管，X 线片仍显示根尖 1/3 根充不密合（图 37-3）。

6. 放置根充糊剂及修剪好的单只主尖到达工作长度，选用 02 锥度、倒向插入可达到根尖孔的牙胶尖充填根管，冷侧压；再顺向插入 02、04 锥度牙胶尖，冷侧压，直至根充严密。拍摄术后根充 X 线片显示：根充的长度、宽度、密度、锥度均良好。根尖喇叭口的充填也达到了密合（图 37-4）。

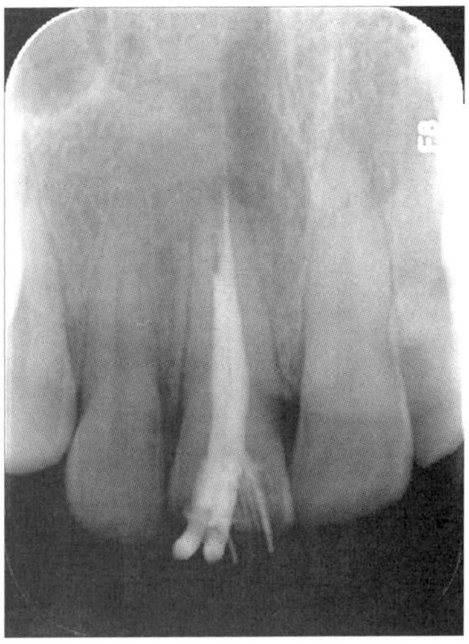

图 37-3　第 2 次根充

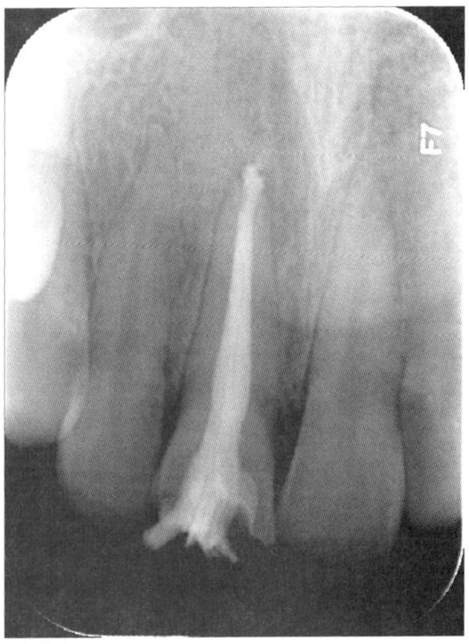

图 37-4　第 3 次根充

医　嘱

观察 2 周，若患牙无明显不适，拟行纤维桩核 + 全冠修复术。后期继续随访观察。

病例小结

■术前治疗难度分析的重要性

患牙位于美学区，牙根未发育完成，根管粗大，根尖孔呈喇叭口状。这为根管预备、消毒、尤其是严密的根管充填带来极大的挑战。术后可能因无法严密充填导致感染再次发生、因根管壁薄易发生病理性根折，需要手术或拔除，这一点在术前应向患者充分告知，并签署知情同意书。

■喇叭口状根尖孔患牙的根管充填

该病例虽然是一例常见的前牙外伤治疗，但是术者最终通过传统冷侧压的方法对根管粗大且根尖孔呈喇叭口状的患牙进行了严密的充填，实属不易。这类病例在进行治疗时，确定工作长度是难点之一。对于这类患牙，工作长度的确认不能单凭根测仪（多数根尖孔呈喇叭口状的患牙根测仪显示的长度往往在根管内，而不是实际的工作长度），所以我们在操作中还应结合X线片进一步确认。如何进行预备和充填是难点之二。这类患牙需要建立充分的直线通路，化学预备和机械预备相结合，方能达到充分清理根管系统的目的。在选取主尖时，由于患牙的根尖孔直径异常，需要修剪牙胶尖或者特制牙胶尖方能合适，放置糊剂时尽量充盈，以达到密封的效果。放置修剪好的主尖到达工作长度，接下来选用02锥度、可倒向插入、并可达到根尖孔的牙胶尖充填根管，冷侧压；再顺向插入牙胶尖，再冷侧压，直至充填严密。冷侧压方法运用时应按照一定的侧压方向，逐步进行侧压，并且每次侧压后侧压针放置时间需足够（至少15 s以上），保证副尖能完全放置到位。术中应结合X线片，调整侧压方向，反复多次确定根充的严密程度，以保证最后的充填质量。虽然现在临床上对于根尖孔呈喇叭口状的根管大多已采用了根尖屏障术+热牙胶充填来完成，但是本病例采用传统冷侧压法取得如此优异的充填效果，对于尚未采用热牙胶充填技术的基层医院有很大的指导意义。

（刘　青　蒋月桂）

病例 38 慢性根尖周炎（根管再治疗）

患者，女，32 岁。

主　诉

右下后牙咬合痛 1 个月。

病　史

现病史　1 个月来患者自觉右下后牙咬合疼痛，曾于 5 年前于外院行“牙髓治疗”，具体过程不详。今来我院就诊。

既往史　否认心脏病、高血压等系统性疾病史，否认药物及食物过敏史。

家族史　否认家族遗传病史。家族中无人有牛牙症。

检　查

47 色暗，远中邻𬌗面大面积牙色充填物尚好。探诊、冷诊无反应，叩痛（+），正常生理动度。牙龈稍充血，远中牙周袋探诊深度 4 mm。

• 影像学检查

X 线片示：47 远中高密度影入髓腔，髓腔根管空虚。髓顶至髓底的高度约 5 mm，牙根分叉位于根中 1/2 处，分叉角度约 60°。髓室形态不规则。近中根管影像模糊。近中根弯曲度大于 30°，近中及远中根尖周组织均可见低密度透射影像（图 38-1）。

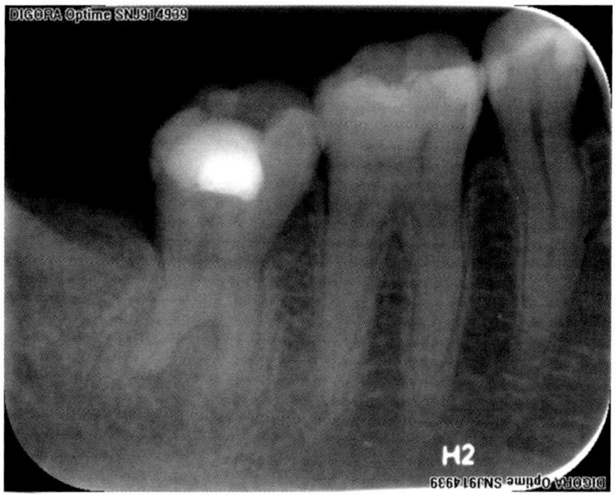

图 38-1　47 术前 X 线片

CBCT 示近中根尖周、远中根尖周及远中侧、根分叉处均可见低密度透射影像。髓腔不规则且逐渐向远中偏移，直到距近中颊尖约 12 mm（距根尖约 7 mm）开始显示近中根管。近中根管位于远中根管的近中舌侧（图 38-2）。

诊　断

47 牛牙症、慢性根尖周炎。

• 诊断要点

1. 47 咬合痛病史、牙髓治疗史。
2. 叩痛（+）。
3. 髓顶至髓底的高度约 5 mm，明显高于正常牙。
4. X 线及 CBCT 显示的根尖低密度影像。

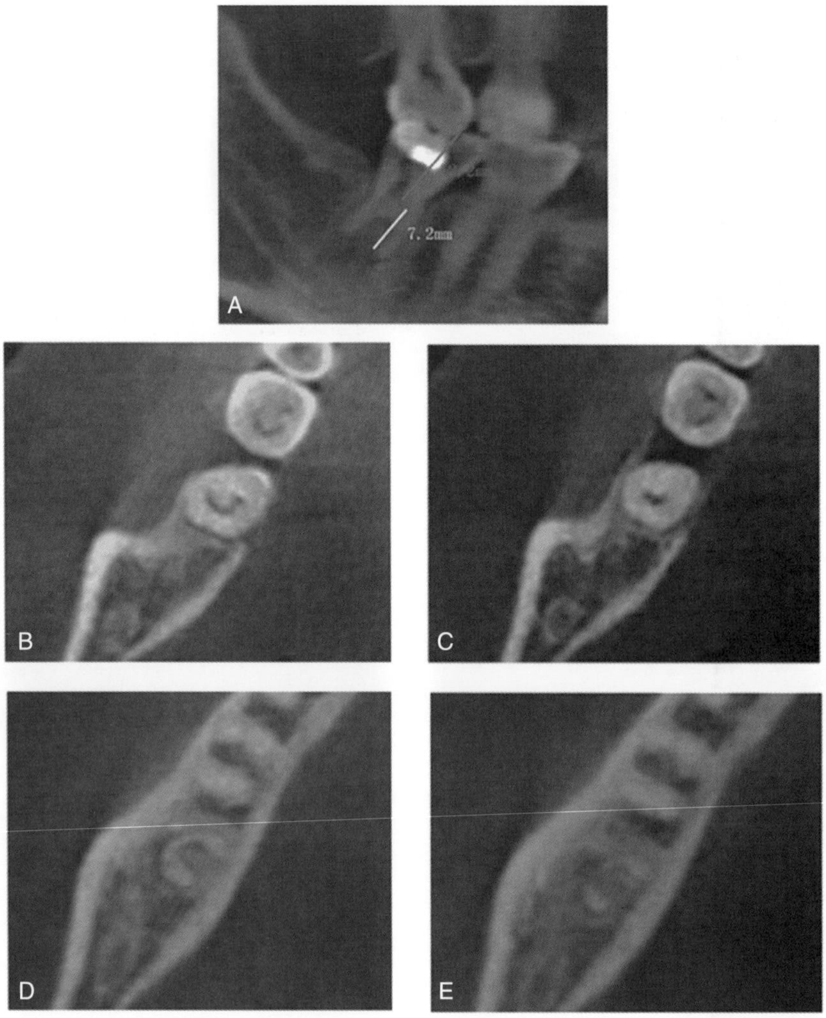

图 38-2 CBCT 示：47 根尖暗影范围及不同层面的根管分布 A. 垂直向测量根管分叉的位置；B. 根管口呈“C”形；C. 根管上段呈椭圆形，未分成 2 根管；D. 根管中 1/3 分成 2 根管，近中根管位于远中根管近舌侧；E. 根尖区分成 2 根管

治疗计划

47 试行 CBCT 导航下的显微根管治疗术 + 高嵌体修复。

告知患者：47 为罕见的重度牛牙症、慢性根尖周炎，治疗难度较大，先试行 CBCT 导航下的显微根管治疗术 + 高嵌体修复，若治疗后出现反复咬合痛、牙床肿胀，则需行根尖手术或拔除，患者同意试治并签字。

治疗过程

1. 使用翼法安装橡皮障，裂钻去除原充物，裂钻和球钻配合使用初步揭髓顶，可见髓腔内大量暗黄色不规则钙化物（图 38-3）。

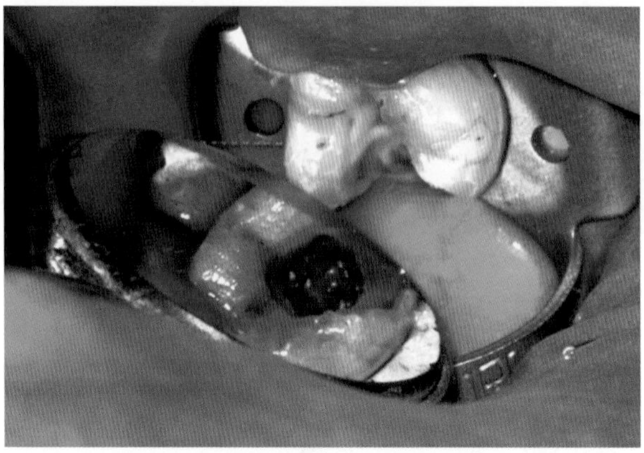

图 38-3 47 髓腔内大量暗黄色不规则钙化物（显微镜 ×4）

2. 显微镜（×4）结合超声器械赛特力 ET18D（功率为 10）修整不规则髓腔，远中有明显落空感，可探及远中“粗大的根管”（图 38-4）。

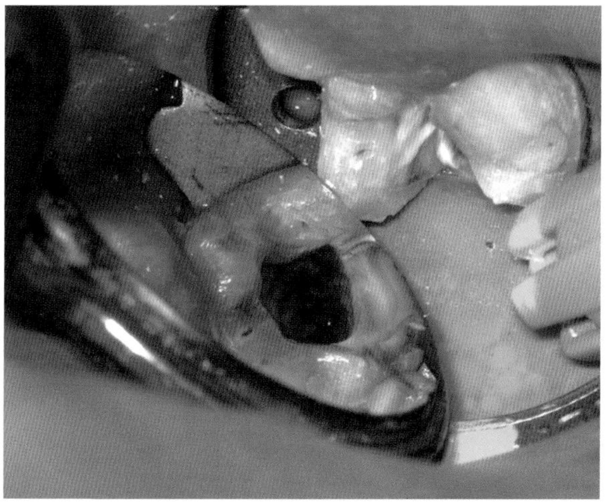

图 38-4　47 远中“粗大的根管”（显微镜 ×4）

3. 根据前述 CBCT 测量结果，在“已形成的髓腔”距近中颊尖约 12 mm 水平的近中偏舌侧壁上，使用 DG16 探针结合 10#K 锉仔细探查，寻找到近中根管口，但根管口上方髓顶未完全去除（图 38-5）。

4. 结合 2-3#GG 钻及超声器械赛特力 ET18D 进一步修整近中根管口上方的牙本质，揭全髓顶，建立良好的直线通路（图 38-6）。

5. 10#、15#K 锉测量工作长度，配合 Pathfill 器械（13#、16#、19#）疏通根管，测量工作长度为近中 19.0 mm，远中 19.5 mm（以近中颊尖为参考点），Reciproc 镍钛旋转器械配合 EDTA 预备远中根管至 R40，近中根管至 R25（图 38-7），5.25% 次氯酸钠溶液冲洗并浸泡根管 10 s，超声荡洗根管 30 s，纸尖吸干，试主尖（远中 04 锥度 40#，近中 04 锥度 25#），拍摄 X 线片示恰到根尖孔（图 38-8）。

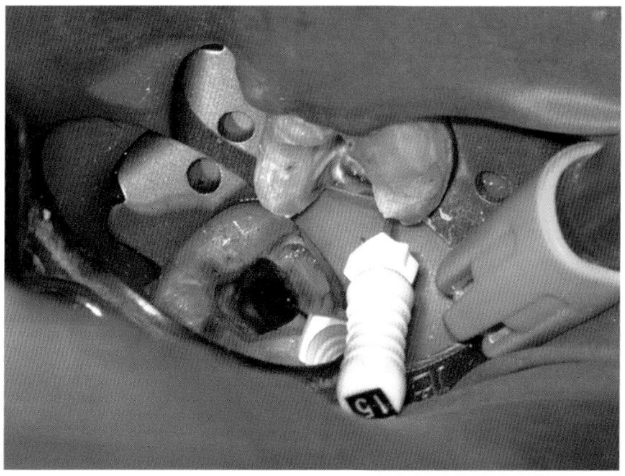

图 38-5　47 近中根管口上方髓顶未完全去除（显微镜 ×4）

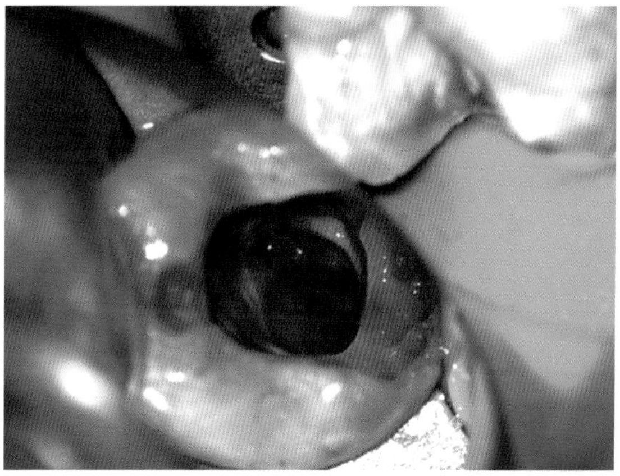

图 38-6　47 良好的直线通路已建立（显微镜 ×8）

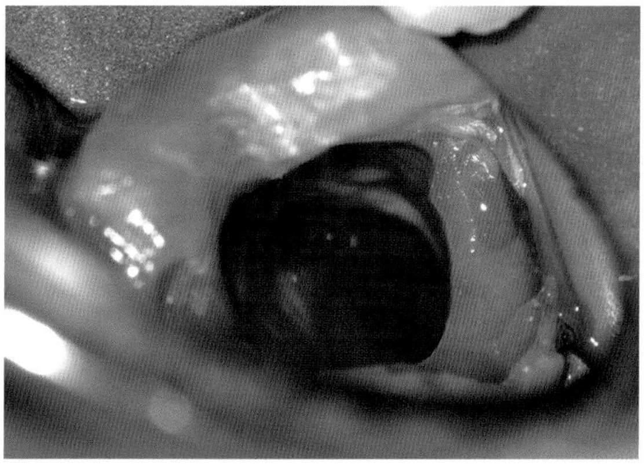

图 38-7　47 根管预备完成（显微镜 ×16）

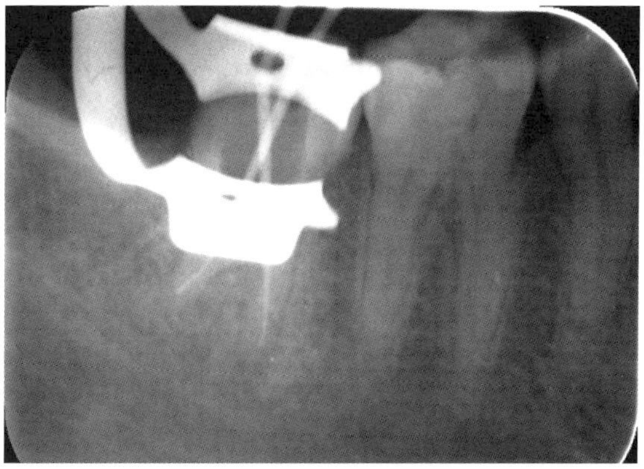

图 38-8　47 试尖片

6. 采用 Beefill 热熔牙胶系统充填 2 根管，回填牙胶至根管口根方 1 mm（图 38-9），ZOE 暂封。拍摄术后根充 X 线片，示根充恰填，密度佳（图 38-10）。

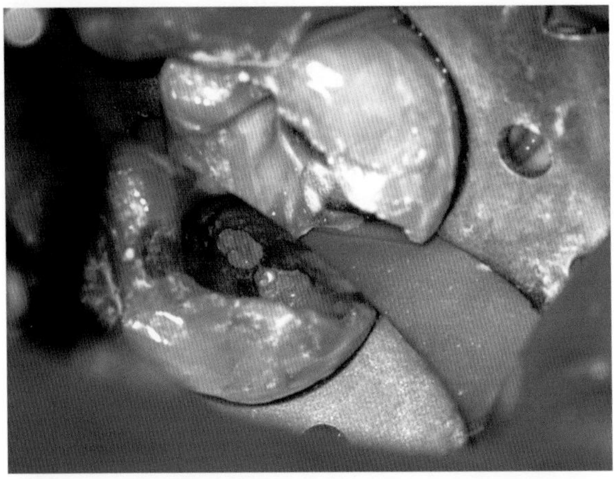

图 38-9　47 热牙胶根充完成（显微镜 ×8）

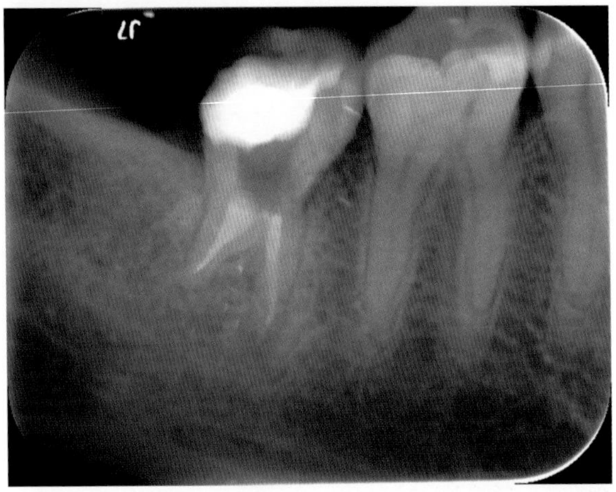

图 38-10　47 根充 X 线片

7. 观察 1 周，患牙无明显不适，拟行高嵌体修复。比色，上橡皮障，牙体预备（覆盖所有牙尖），精修，抛光，硅橡胶取模，暂封。1 周后高嵌体试戴，上橡皮障，采用 3M 绿巨人粘接系统粘接，调𬌗，抛光（图 38-11）。

医　　嘱

患牙勿咬较硬食物，每年复查。

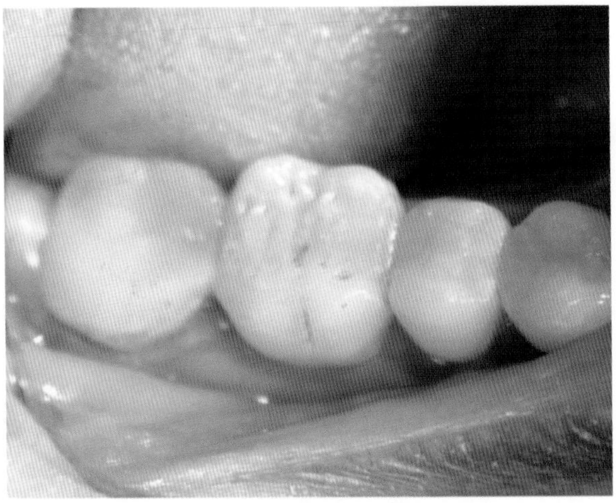

图 38-11　47 术后口内照片

术后随访

术后 6 个月随访

患者无不适；47 嵌体边缘密合；叩（-），松（-）。X 线示：47 根尖暗影缩小（图 38-12）。

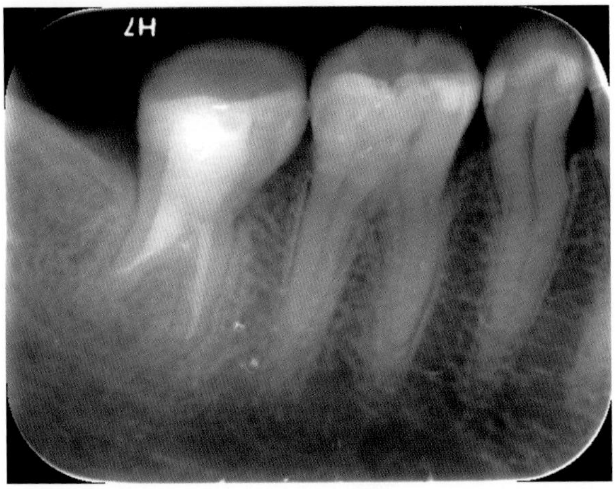

图 38-12　术后 6 个月随访 X 线片

病例小结

■**术前诊断的重要性**

牛牙症是指牙髓顶至髓底的高度高于正常，而釉质牙骨质界的水平没有改变，造成髓室向根尖延伸超过牙颈部，根分叉靠近根尖的一种牙形态发育异常。按照牛牙症指数（TI）

公式计算：TI=8.5/15.3 × 100=56，本病例属于重度牛牙症。

■术前治疗难度分析的重要性

（1）患牙位于磨牙后区。

（2）曾经的牙髓治疗史。

（3）根管分叉位于根中 1/2 处（重度牛牙症）。

（4）根管分叉角度大（近 60°）。

（5）近中根弯曲度大于 30°。

（6）髓腔伴有不规则的钙化。

■新技术在牛牙症治疗中的应用

（1)CBCT 在任一截面均具有高扫描精度、三维精细导航的作用定位根管位置：根管之间的距离、角度。

（2）根管显微镜提供放大和照明双重效果发现根管。

（3）配合超声器械建立直线通路：ET18D 清晰地去除髓腔不规则钙化物、辨别根尖区分叉的部位和方向，形成器械可直线进入根尖的通路。

（4）寻找根管口：DG16 探针探知根管口；G 钻 /ET20 稍扩大根管口。

（5）根管的清理扩大成形：冲洗液、机扩 SX 清理根管上段；10#、15#K 锉预弯疏通根管；测长；机扩系统扩大成形根管并形成根尖挡。

（6）热熔牙胶根管充填系统充填根管。

（7）CAD/CAM 全瓷高嵌体修复，冠根一体化完成。

■牛牙症患牙根管治疗术后的修复方式选择

当剩余牙体抗力形尚可时，可采用树脂充填术、（髓腔固位冠）嵌体修复；当剩余牙体抗力形较差时，可采用桩核冠修复。

■本病例的诊治关键在于术前对牛牙症的明确诊断

术者在术前对治疗难度进行了充分的分析，并采用 CBCT 导航定位根管位置、显微根管治疗及超声技术制定了详尽的治疗方案，保证治疗计划的顺利完成，是一份优秀的病例。

该病例获得 2017 年亚洲大学生根管治疗大赛中国赛区第 9 名。

（张会芹　董茜茜）

病例 39 根尖周囊肿 1（非手术治疗）

患者，女，41 岁。

主　诉

右上前牙区自发隐痛 2 周。

病　史

现病史　患者 2 周前发现右上前牙自发性隐痛，逐渐加重，多年前曾治疗（具体不详），今来我院求诊。

既往史　否认有心血管疾病、糖尿病、肝炎等疾病史；否认药物过敏史。

家族史　否认家族遗传病史。

检　查

11 牙色较暗。11 近腭远、12 近腭均可见牙色补物在，探诊、冷诊无反应，叩痛（+），叩音浊，松动 I 度，唇侧牙龈充血水肿，牙结石 2 度，周围牙槽黏膜处未见窦道。牙髓活力测试：11（43）、12（46）、13（22）、21（17）、22（14）。

• 影像学检查

X 线片示：11 牙冠中部、12 近邻可见高密度影像近髓，11、12 髓腔、根管空虚，根尖周组织可见约 17 mm × 15 mm 透射影，边界较清晰、可见断续白线（图 39-1）。

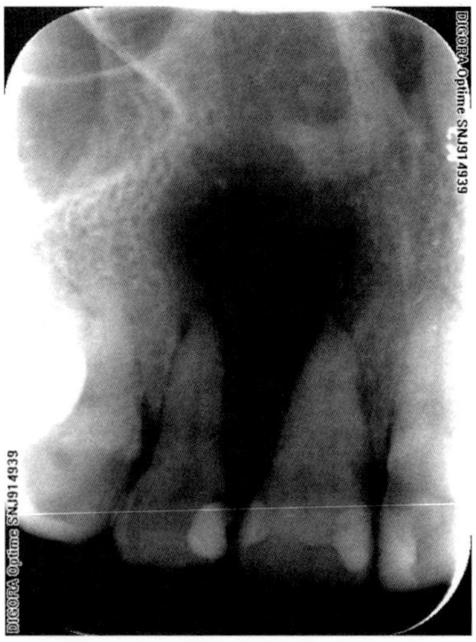

图 39-1　术前片显示 11、12 根尖周囊肿

诊　断

1. 11、12 根尖周囊肿伴发感染。
2. 慢性龈炎。

• 诊断要点

1. 11、12 有修复材料。
2. 11、12 叩痛（+），叩音浊。
3. X 线片示 11、12 根尖周组织可见约 17 mm × 15 mm 透射影，边界较清晰、可见断续白线。

治疗计划

1. 11、12 试行根管治疗术 + 根尖周囊肿摘除术。

2. 全口龈上洁治术。

告知患者 11、12 根尖周囊肿较大，已感染，预后较差，试行根管治疗术 + 根尖周囊肿摘除术，患者同意试治并签字。

治疗过程

1. 11、12 腭面去除部分原充，高速裂钻、球钻开髓，超声 ET18D 清理髓腔，探查根管口，均为 1 根管牙；拔髓，10#，15#K 锉疏通根管，测长仪测定长度，镍钛器械 ProTaper 清扩根管，11：20.0 mm、07 椎度，30#，参照点：切端；12：19.5 mm、07 椎度，30#，参照点：切端。1% 次氯酸钠溶液和生理盐水交替冲洗根管，超声荡洗根管，开放引流。嘱患者 11、12 近期根尖胀痛、咬合痛属正常术后反应。勿用患牙咀嚼。与头颈肿瘤科确定手术日期，手术前 1 d 行根管充填。

2. 确定 1 d 后手术，当日患牙无明显不适。检查：11、12 开放，探诊、冷诊无反应，叩痛（±），无明显松动，颊侧牙槽黏膜处无窦道。1% 次氯酸钠溶液和生理盐水交替冲洗并扩锉 11、12 根管，EDTA 清理根管侧壁玷污层，再次生理盐水冲洗，干燥，试主尖，拍测长片，确认主尖合适（图 39-2），使用 iRoot SP 根充糊剂加大锥度牙胶进行根管充填，热熔牙胶垂直加压充填，再拍根充 X 线片，确认根充恰填（图 39-3），流动树脂封闭根管口。去原充，备洞，酸蚀，涂布粘接剂，3MZ350A1 树脂充填。调𬌗，抛光。嘱患者 11、12 近期根尖胀痛、咬合痛属正常术后反应。终身勿用患牙咀嚼较硬食物或嗑瓜子。转头颈肿瘤科行 11、12 根尖周囊肿摘除术。

3. 第 2 天患者因突发工作原因无法行根尖周囊肿摘除术。建议患者密切观察，自备甲硝唑，如有根尖肿胀疼痛及时复诊。

医　嘱

终身勿用患牙啃咬较硬食物。不适随诊，每年定期复查。

术后随访

1. 术后 10 个月复查，患牙无明显不适，X 线片显示 11、12 根尖周囊肿内骨密度稍增高。建议 1 年复查（图 39-4）。

2. 术后 2 年零 7 个月复查，患牙无明显不适，X 线片显示 11、12 根尖周囊肿内骨密度

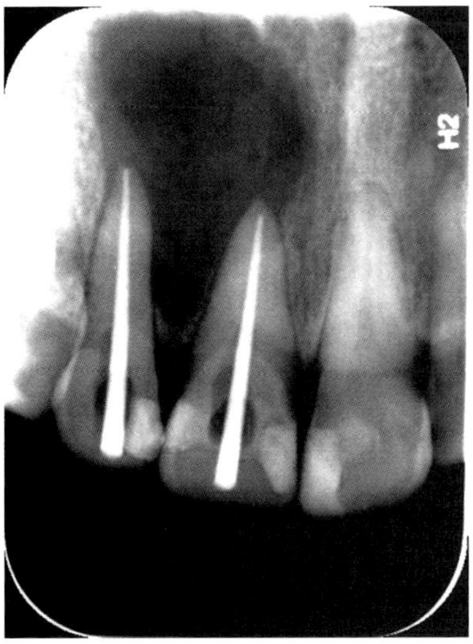

图 39-2　术中测长片

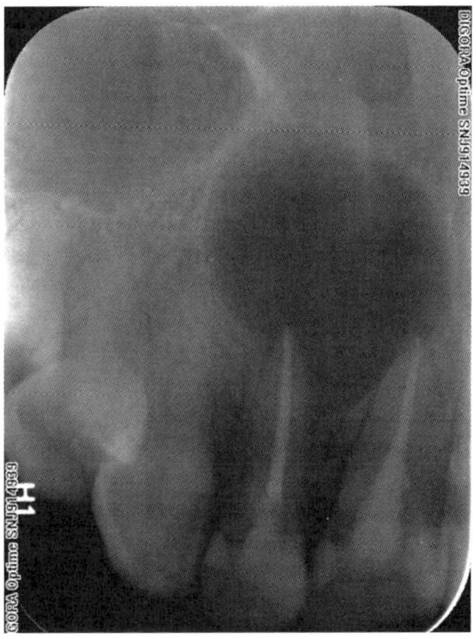

图 39-3　术后即刻根充片

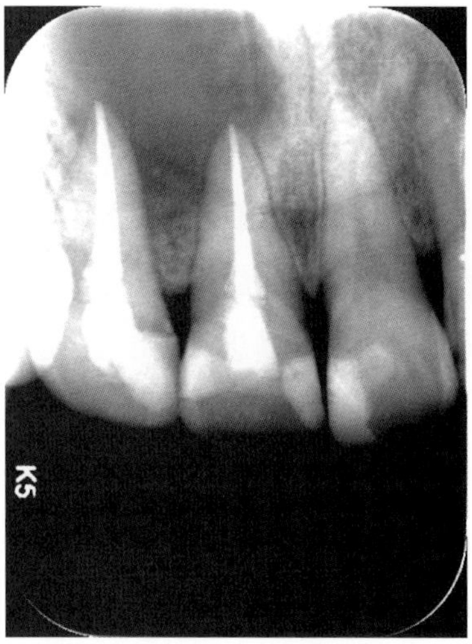

图 39-4　术后 10 个月复查

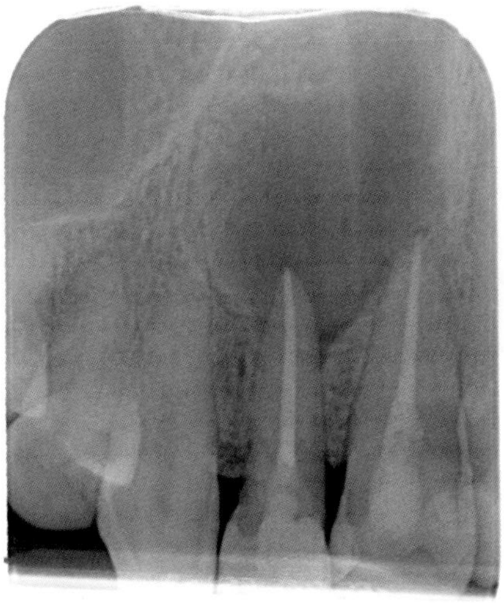

图 39-5　术后 2 年零 7 个月复查

继续增高（图 39-5）。建议 1 年复查。

3. 术后 3 年零 2 个月复查，患牙无明显不适，X 线片显示 11、12 根尖周囊肿内大部分密度接近正常，但根尖周仍有少许较低密度影（图 39-6）。建议 1 年复查。

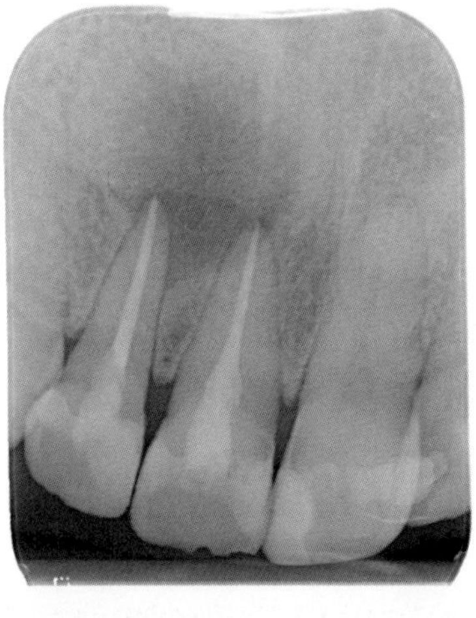

图 39-6　术后 3 年零 2 个月复查

病例小结

■根尖周囊肿及治疗原则

根尖周囊肿是最常见的牙源性颌骨囊肿。最常见的原因是牙髓感染坏死，造成慢性根尖周炎，感染扩散到附近的颌骨导致破坏吸收，形成根尖周肉芽肿，部分病损可有剩余牙周膜上皮的增殖，随后形成有上皮衬里的根尖周囊肿。患者可有牙隐痛、颌骨不适、肿胀等症状，也可无任何临床症状，在拍摄牙片、全口曲面体层片、CBCT 时发现。较小的根尖周囊肿采用根管治疗术后大多能愈合；较大的囊肿经根管治疗无效者，需结合显微根尖手术摘除；不能保留的牙，则应在摘除囊肿时一并拔除。根尖周囊肿一般预后良好，但有复发需再次手术者。

■根尖周囊肿非手术治疗的临床观察

本病例患者 11、12 根尖囊肿直径约 17.0 mm ×15.0 mm，病变范围较大，首选方案为根管治疗术 + 根尖周囊肿摘除术。但患者因突发的工作原因近期无法手术而改为临床观察。目前观察时间已 3 年多，X 线片显示根尖周囊肿在逐渐愈合中。这说明较大的根尖周囊肿在根管治疗术后仍有愈合的可能性，这样既避免了手术创伤，又减少了患者的医疗花费。但术前医患沟通时仍需说明根尖手术的可能性及预后。采用 iRoot SP 根充糊剂是利用其优异的封闭性能和抗菌性能，增加治疗的成功率。

（蒋月桂）

病例 40 根尖周囊肿 2（显微根尖手术）

患者，男，21 岁。

主 诉

左上前牙反复肿胀半年余。

病 史

现病史 患者半年来左上前牙反复肿胀，2 年前曾于外院行“牙髓治疗及冠修复”，具体过程不详，现无明显自发痛，今来我院就诊。

既往史 否认心脏病、高血压等系统性疾病史，否认药物及食物过敏史，否认肝炎等传染病史。

家族史 否认家族遗传病史。

检 查

21 烤瓷冠修复，边缘尚好。探诊、冷诊无反应、叩痛（+），正常生理动度。唇侧牙龈肿胀，按压疼痛，无明显牙周袋（图 40–1）。

11 近中切角缺损，其余检查未见异常。

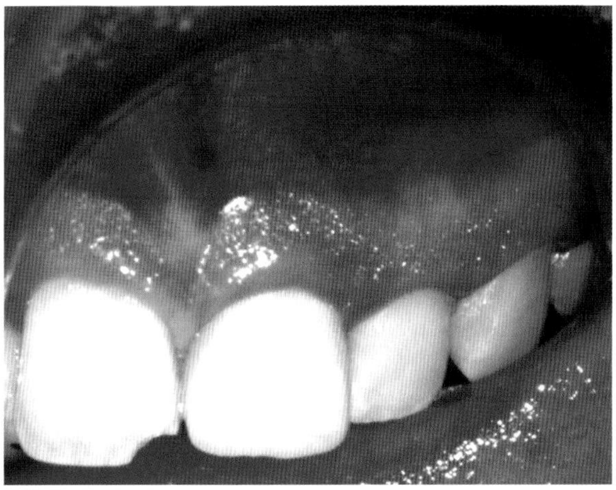

图 40–1 21 术前口内片

• 影像学检查

X 线片示：21 原根管充填密实，长度合适，根管上段可见金属桩钉影像。根尖大面积阴影，直径 >10 mm，可见边缘白线。11 根尖未见明显异常（图 40–2）。

CBCT 示：21 根尖低密度透射影像，直径 10 mm × 15 mm，唇侧骨板破损，骨缺损边缘距离牙槽嵴顶约 3 mm（图 40–3）。

诊 断

21 根尖周囊肿（根管治疗术后）。

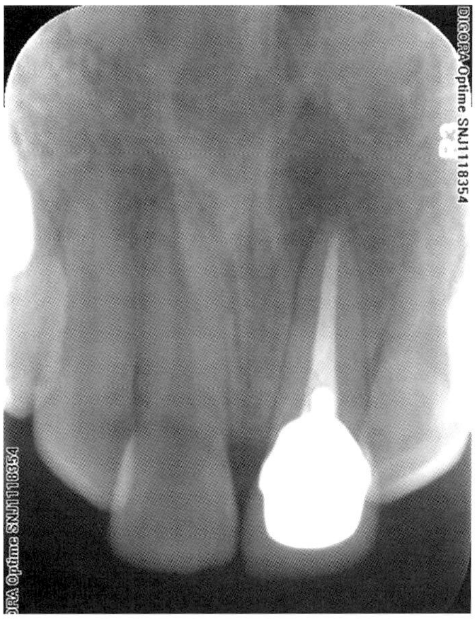

图 40–2 21 术前 X 线片

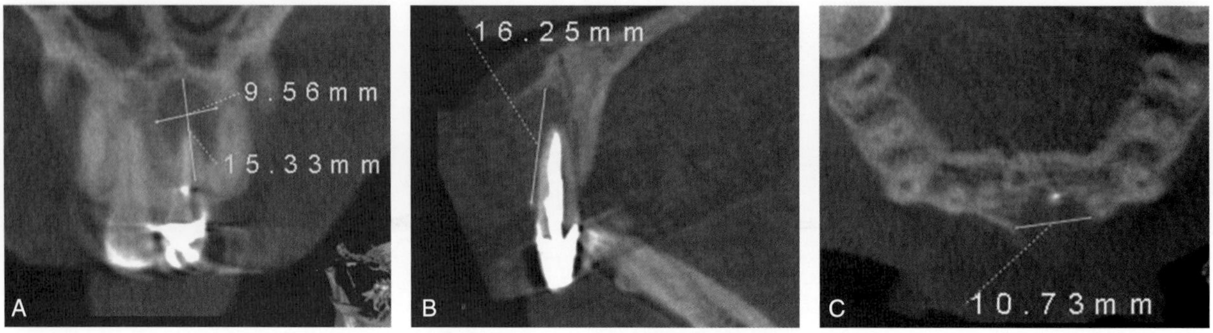

图 40-3 CBCT 显示 21 根尖骨缺损范围 A. 冠状面；B. 矢状面；C. 水平面

11 简单冠折

- **诊断要点**

1. 21 牙髓治疗史，反复肿胀病史。

2. 叩痛（+）。

3. 唇侧牙龈肿胀，压痛。

4. X 线及 CBCT 显示 21 根尖骨缺损范围较大，直径 10 mm 以上。

治疗计划

21 试行 CBCT 导航下显微根尖外科手术。

告知患者：21 为根尖周囊肿、根管治疗术后，且存在桩冠修复体，为高难度治疗，先试行 CBCT 导航下的显微根尖外科手术，若治疗后出现反复咬合痛、牙床肿胀，则需拔除患牙，患者同意试治并签字。

11 充填术（患者要求择期）

治疗过程

1. 上颌前牙区局部麻醉，消毒，铺巾，11~23 翻瓣，暴露骨面，可见 21 根尖区域大范围囊肿，表面光滑，按压质软（图 40-4）。

2. 挖匙刮除囊肿，暴露 21 根尖（图 40-5）。

3. 21 截除根尖 3 mm，染色观察，未见裂纹及根管变异等（图 40-6）。

4. 使用超声工作尖，根尖倒预备 3 mm（图 40-7）。

5. 将 iRoot BP^{PLUS} 制成大小合适的长条，用充填器充填入根尖倒预备好的空间，压实，显微口镜检查（图 40-8）。

6. 刮匙再次认真清洁骨腔，使骨腔出血充盈，采用 Bio-oss 骨粉填塞骨腔，覆盖可吸收生物膜（图 40-9），缝合。术后拍摄即刻 X

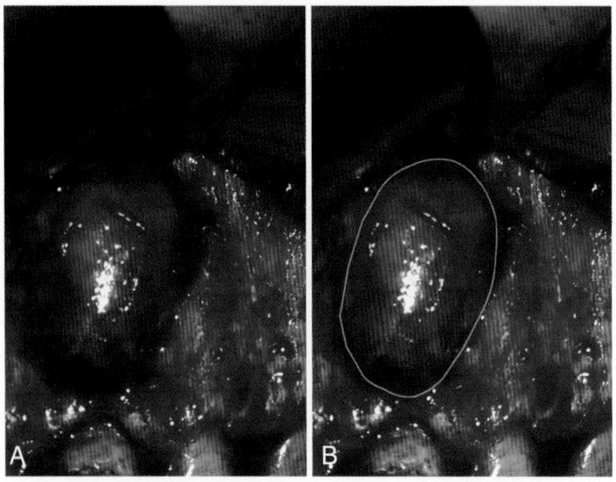

图 40-4 21 翻瓣后所见 A. 翻瓣后见 21 根尖大范围囊肿；B. 绿圈所示为囊肿大概范围（显微镜 ×6.5）

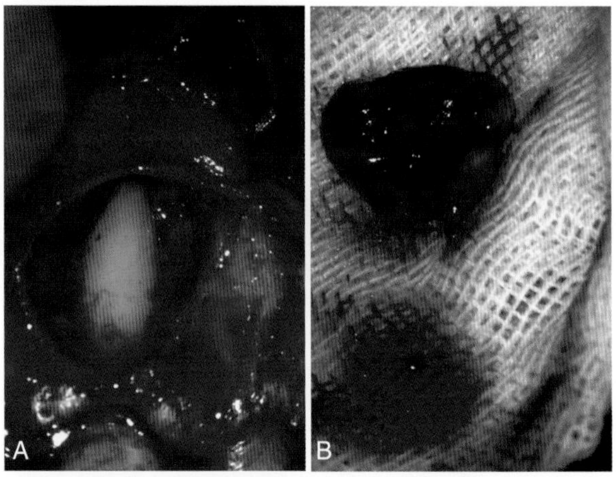

图 40-5 21 囊肿摘除 A. 摘除囊肿，暴露 21 根尖区；B. 完整剥离的 21 根尖囊肿组织（显微镜 ×6.5）

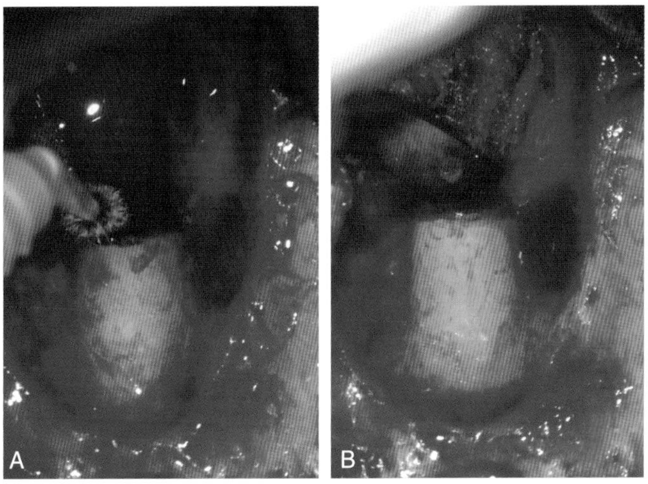

图 40-6　根尖切除　A. 21 截除根尖 3 mm，染色；B. 根尖未见裂纹或其他变异（显微镜 ×8）

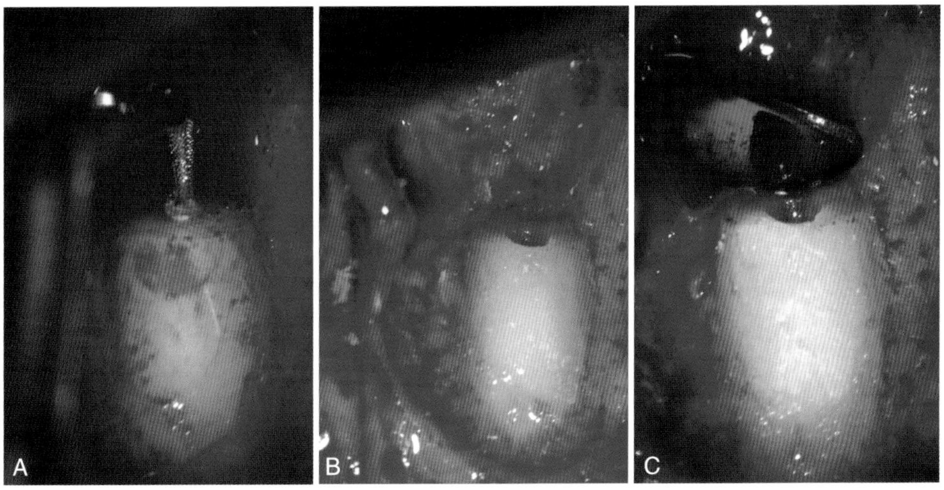

图 40-7　根尖倒预备　A. 超声工作尖倒预备根尖 3 mm；B. 倒预备完成；C. 显微口镜观察倒预备区无牙胶及碎屑残留（显微镜 ×12）

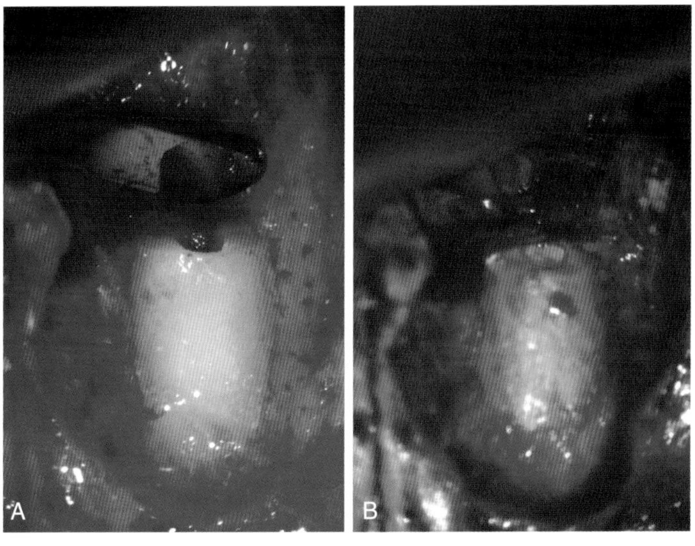

图 40-8　根尖倒充填　A. 根尖倒充填前洞形；B. iRoot BP^{PLUS} 根尖倒充填完成（显微镜 ×12）

线片（图 40-10）。

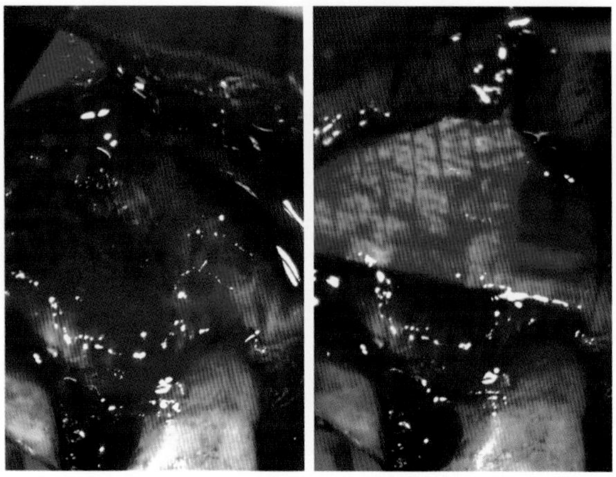

图 40-9　骨粉、生物膜的放置　A. 植骨；B. 盖膜（显微镜 ×6.5）

医　嘱

勿用患牙咀嚼，术后 1 周拆线。术后 3 个月、半年、1 年复查。

术后随访

1. 患牙无不适。

2. 21 叩痛（–），正常生理动度。

3. 术后 3 个月 X 线片示：根尖无暗影，可见植骨区域边缘（图 40-11）。

4. 术后 1 年 X 线片示：根尖无暗影，可见植骨区域密度增高（图 40-12）。

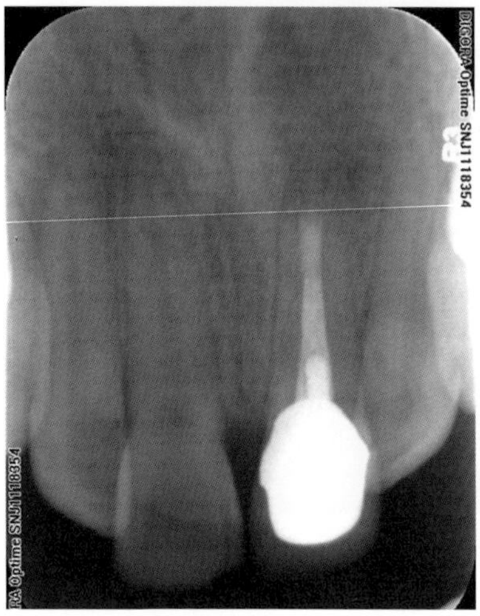

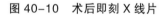

图 40-10　术后即刻 X 线片

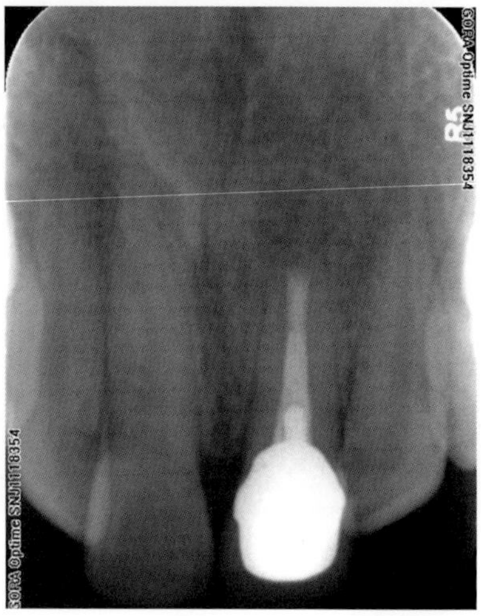

图 40-11　术后 3 个月随访 X 线片

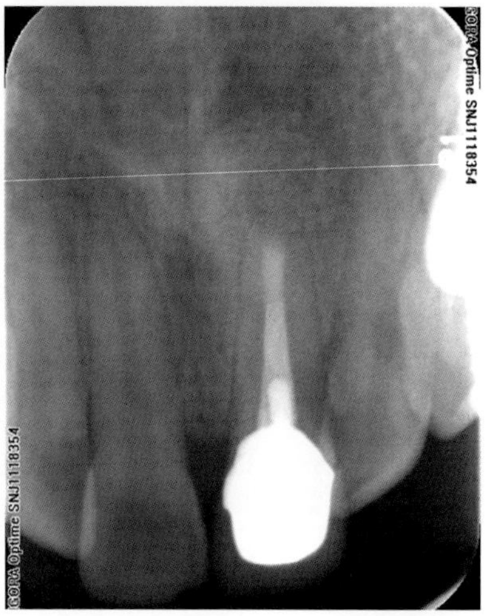

图 40-12　术后 1 年随访 X 线片

病例小结

■根尖周囊肿的诊断

根尖周囊肿为慢性根尖周炎的一种类型，通常由根管内持续感染造成。根尖周囊肿可分为袋状囊肿与真性囊肿，袋状囊肿与根管相通，可通过完善的根管治疗消除感染源而治愈。真性囊肿与根管之间存在物理屏障，即便通过完善的根管治疗去除了根管内感染，仍难以去除根尖外感染，难以治愈，常需行根尖外科手术治疗。

本例患牙经完善的根管治疗后，仍出现反复肿胀，不排除真性囊肿的可能。另本例患牙囊肿范围较大，骨缺损较多，且有桩冠修复，也符合根尖外科手术治疗的适应证。

■成骨效果

对于骨缺损较小的病例，在骨膜完整的情况下，根尖骨质能良好愈合，但在骨缺损范围较大时，软组织生长速度快于骨组织，在愈合过程中常常占据较多的骨缺损空间，导致愈合后出现较大的骨缺损，牙根外侧骨壁缺失，因此本例使用引导骨再生技术（GBR），较好地保证了成骨效果。

（姜　永）

病例 41 根尖周囊肿 3（显微根尖手术）

患者，女，34 岁。

主　诉

左上前牙反复肿痛半年余。

病　史

现病史 患者自述半年来左上前牙出现反复肿胀疼痛，自服消炎药可缓解，约 5 年前因上前牙发黑在外院治疗后行冠修复，今来我科就诊。

既往史 既往体健，否认系统性疾病史，否认药物过敏史。

家族史 否认家族遗传病史。

检　查

口腔卫生良好。12~21 烤瓷联冠修复，21 探诊、冷诊无反应，叩痛（-），正常生理动度，唇侧根尖区黏膜肿胀，扪之质韧，无明显触痛。

• 影像学检查

X 线片示：21 根管阻射，根充长度密度不足，根尖周组织可见 6.0 mm × 7.0 mm 大面积低密度影，周围可见致密骨白线（图 41-1）。

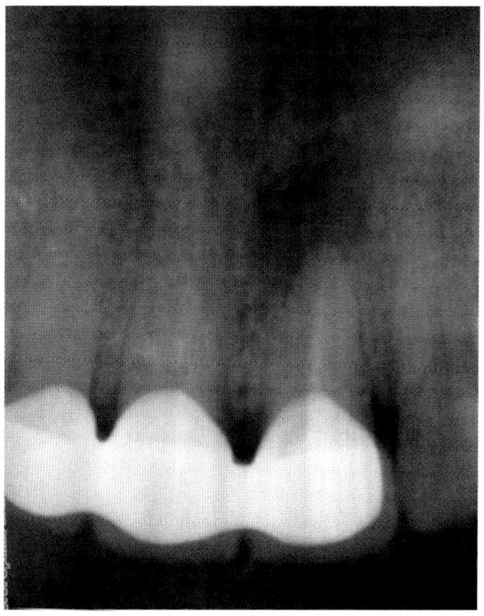

图 41-1　21 术前 X 线片

诊　断

21 根尖周囊肿（根管治疗术后）。

• 诊断要点

1. 21 反复肿痛史、牙髓治疗史。

2. 21 根充不足。

3. X 线片示：21 根尖周组织可见 6.0 mm × 7.0 mm 大面积低密度影，周围可见致密骨白线。

治疗计划

21 试行显微根尖手术。

告知患者：21 为根尖周囊肿（根管治疗术后、全冠修复完成），先试行显微根尖手术，为中等难度治疗，术后定期复查，若治疗后出现反复咬合痛、牙床肿胀，则需拔除，患者同意试治并签字。

治疗过程

1. 21 根尖区必兰麻局部浸润麻醉，牙龈切开、翻瓣、去除病变组织，暴露 21 根尖（图 41-2）。

2. 根尖切除 3 mm（图 41-3）。

3. 超声逆向预备，iRoot BP^{PLUS}逆向充填（图 41-4）。

4. 复位缝合，术后即刻 X 线片显示充填密实（图 41-5）。

医　　嘱

常规术后医嘱。预约术后随访时间。

术后随访

术后 1 年随访

患者无不适，X 线片显示 21 根尖区病变愈合，未见低密度影像（图 41-6）。

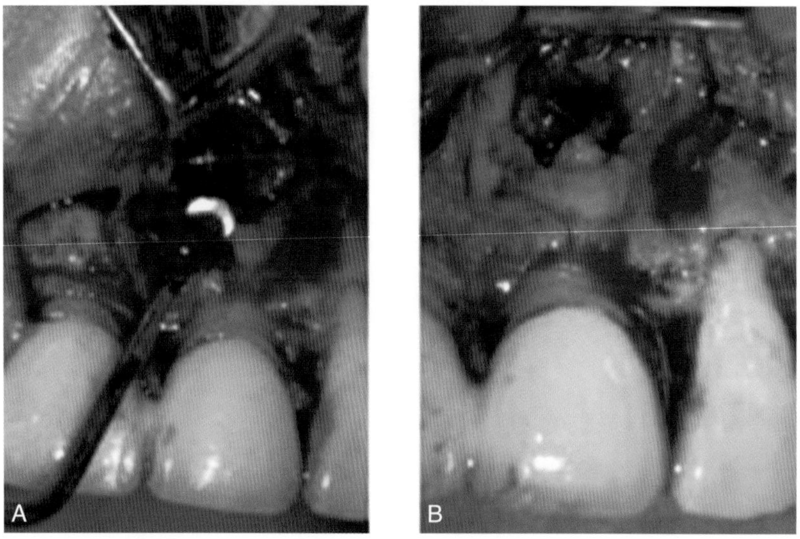

图 41-2　翻瓣术　A. 牙龈切开、翻瓣、去除病变组织；B. 暴露 21 根尖（显微镜 ×10）

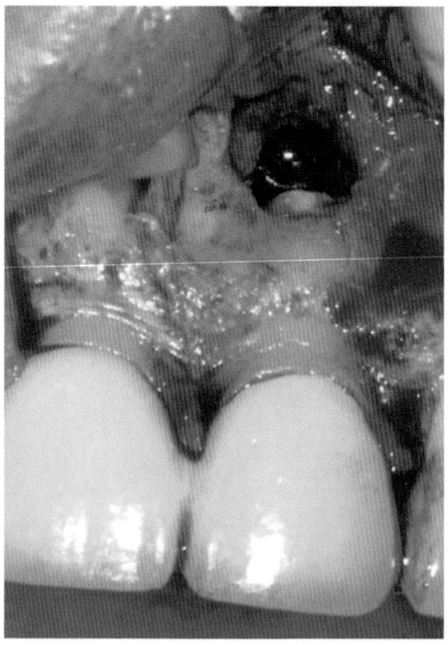

图 41-3　21 根尖切除 3 mm（显微镜 ×10）

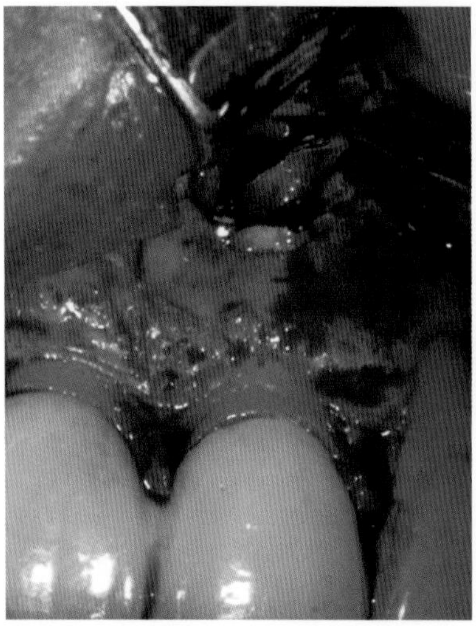

图 41-4　根尖逆向预备、充填（显微镜 ×10）

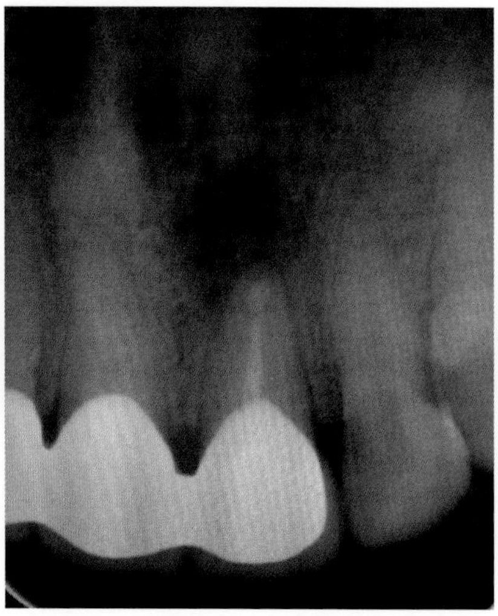

图 41-5　术后即刻 X 线片

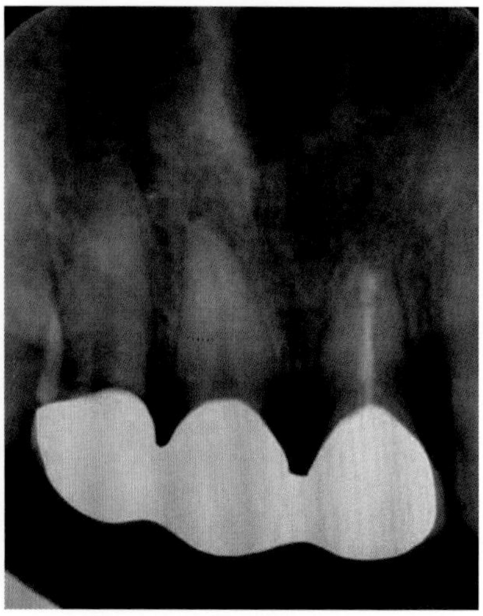

图 41-6　术后 1 年随访 X 线片

病例小结

本病例病损主要位于牙根的根尖区，唇侧根尖区骨质破坏，疑为根尖周囊肿。研究发现根尖 3 mm 处的侧支根管存在较多，侧支根管内繁殖的细菌生物膜是导致根管治疗失败的重要病因。本病例采用显微根尖手术切除根尖 3 mm 并行逆向预备、充填，清除根尖周感染，术后愈合良好。此方法是根充及冠修复良好、但根尖仍有感染病灶的有效治疗方法。

（柴　雪）

第四部分

其　他

病例 42 畸形中央尖（根管侧穿）

患者，女，21 岁。

主　诉

右下后牙反复肿痛不适 1 年余。

病　史

现病史　近 1 年来患者右下后牙反复肿痛不适，时轻时重，1 周前曾在外院就诊，具体不详，今来我院求治。

既往史　否认心脏病、高血压等系统性疾病史，否认药物及食物过敏史。

家族史　否认家族遗传病史。

检　查

45 牙冠色略暗，𬌗面中央可见圆环形磨损区；探诊、冷诊无反应、叩痛（+），正常生理动度，周围牙槽黏膜处未见窦道（图 42-1）。

• 影像学检查

患者自带 X 线片显示：45 髓腔根管空虚，根尖周可见低密度透射影像。

初步诊断

45 畸形中央尖、慢性根尖周炎。

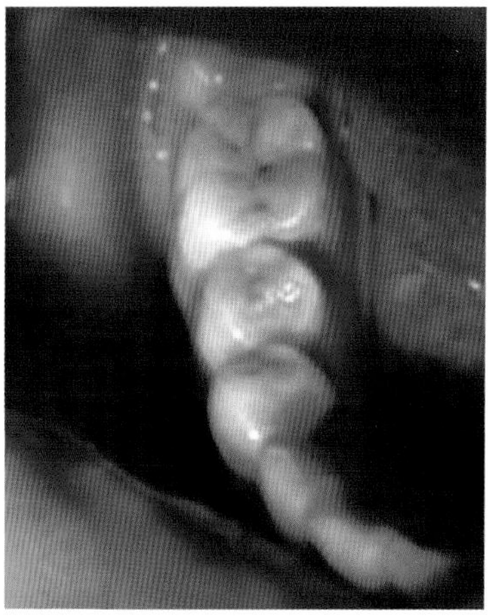

图 42-1　45 术前口内照片

• 诊断要点

1. 45 𬌗面中央圆环形磨损区。

2. 叩痛（+）。

3. X 线片显示 45 髓腔根管空虚，根尖周可见低密度透射影像。

初步治疗计划

45 根管治疗术。

治疗过程

1. 45 裂钻𬌗面开髓，揭全髓顶，修整髓腔，探查根管，探及单根管口。

2. 15#K 锉疏通根管，根管较粗大，RootZX 根管测长仪（日本森田）测量工作长度，出现异常报警，未能获得准确根管长度。插入牙胶尖拍摄 X 线片显示 45 根管在根尖 1/3 处偏移，牙根远中侧距根尖 3 mm 处有一旁穿孔，根尖周及牙根远中侧可见较大范围低密度影，边界清晰，有阻射白线围绕（图 42-2）。

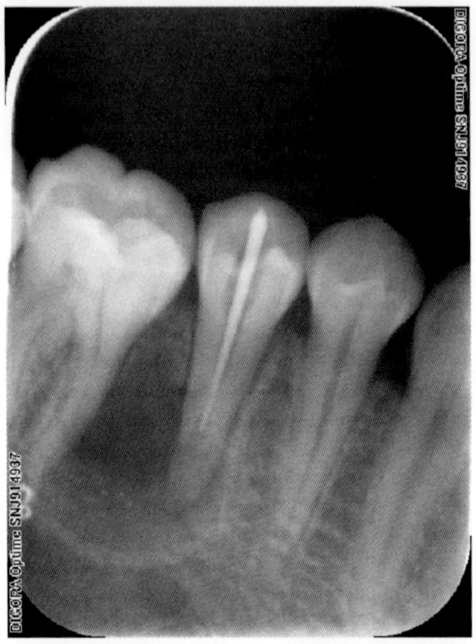

图 42-2　45 术中根管探查 X 线片

修正诊断

45 畸形中央尖、根尖周囊肿、根管穿孔。

• 诊断要点

1. 45 𬌗面圆环形磨损区。

2. 反复肿痛史。

3. 叩诊（+）。

4. 根管测长仪异常报警。

5. X 线显示的根管影像及根尖低密度影像，边界清晰，有阻射白线围绕。

修正治疗计划

45 试行根管穿孔修补术 + 根管治疗术。

告知患者：45 属于牙形态发育异常，继发根尖周囊肿并伴发根管穿孔，远期疗效不确定，为高难度治疗，先试行根管穿孔修补术 + 根管治疗术，需随访观察 1~2 年。若治疗后出现反复咬合痛、牙床肿胀，则需试行显微根尖手术或拔除，患者同意试治并签字。

治疗过程

1. 显微镜下探查 45 穿孔下方根尖 1/3 段根管未探及。

2. ProTaper 镍钛旋转器械配合 EDTA 预备根管，1% 次氯酸钠溶液冲洗并浸泡根管 10 s，超声荡洗根管 30 s，纸尖吸干，根管内置入氢氧化钙根管消毒糊剂，氧化锌丁香油水门汀暂封，预约 1 周后复诊。

3. 1 周后复诊：主诉症状缓解，检查 45 暂封物完整，叩痛（-）。橡皮障隔离下，裂钻去除原暂封物，超声荡洗根管 30 s，纸尖吸干，显微镜下定位穿孔部位，将生物水泥 MTA（登士柏公司）置入穿孔处约 3 mm 修补穿孔，形成屏障，拍摄 X 线片显示：穿孔处封闭良好（图 42-3）。氧化锌丁香油水门汀暂封，预约 1 d 后复诊。

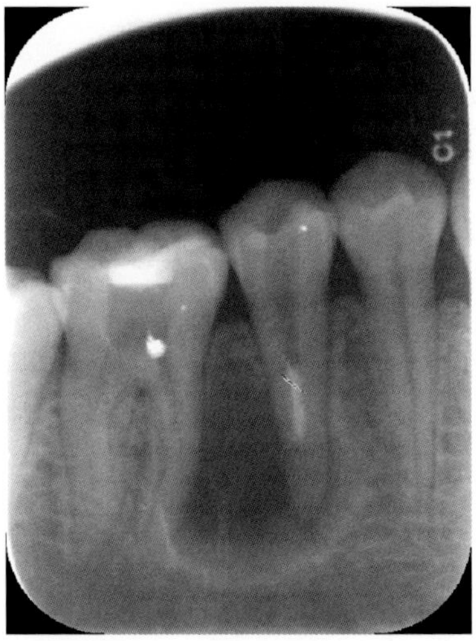

图 42-3　45 术中根管旁穿孔 MTA 修复术后

4. 1 d 后复诊：患牙无不适，检查 45 暂封物完整，叩痛（-）。橡皮障隔离下，去除原暂封物，探查 MTA 已凝固；采用 Beefill 热熔牙胶系统回填上段根管至根管口根方 1 mm，摄术后 X 线片显示：根充恰填，密度佳（图 42-4）。玻璃离子垫底，复合树脂修复冠部缺损。

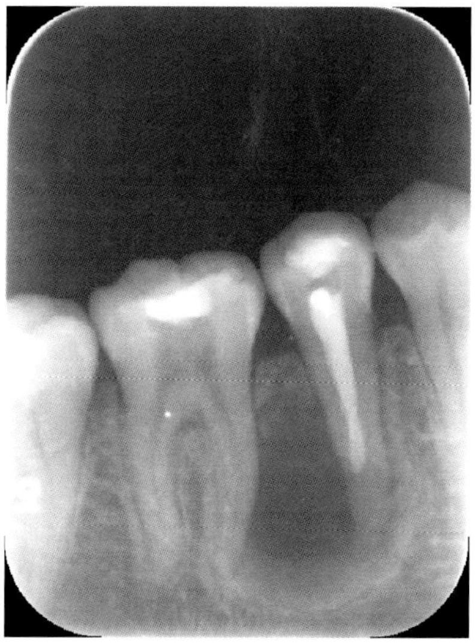

图 42-4　45 根充后即刻

医　嘱

勿用患牙咀嚼，预约半年随访观察。

术后随访

术后 6 个月随访

1. 患者诉无不适。

2. 45 充填体完好。

3. 叩痛（－），正常生理动度、牙龈正常。

4. X 线：根尖周低密度影像范围明显缩小（图 42-5）。

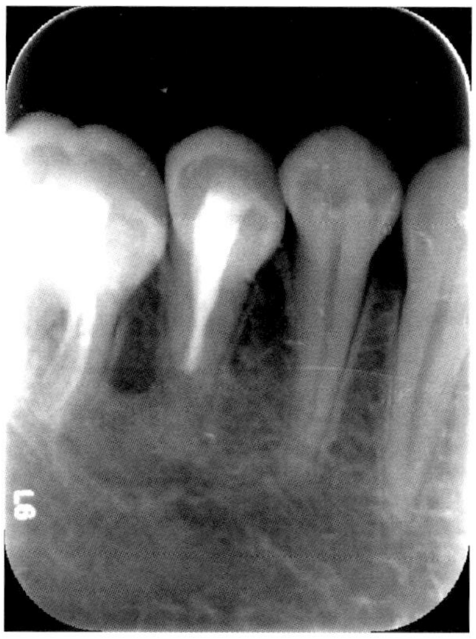

图 42-5　术后 6 个月随访 X 线片

术后 1 年随访

1. 患者诉无不适。

2. 45 充填体完好。

3. 叩痛（－），正常生理动度、牙龈正常。

4. X 线：45 根尖周低密度影像消失（图 42-6）。

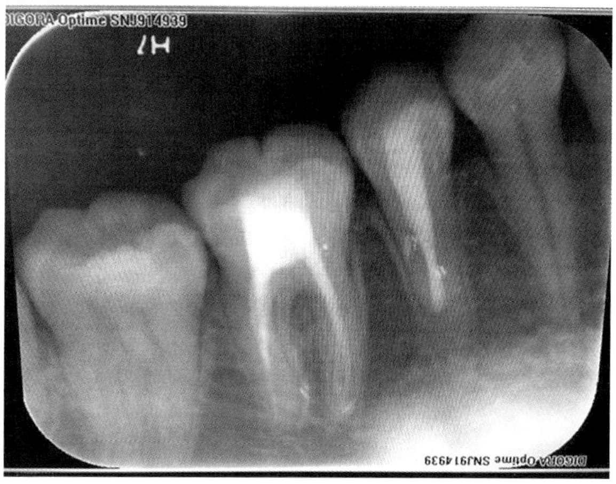

图 42-6　术后 1 年随访 X 线片

术后 2 年随访

1. 患者诉无不适。

2. 45 充填体完好。

3. 叩痛（－），正常生理动度、牙龈正常。

4. X 线：根尖周病变完全消除，牙周膜间隙正常，骨白线清晰连续（图 42-7）。

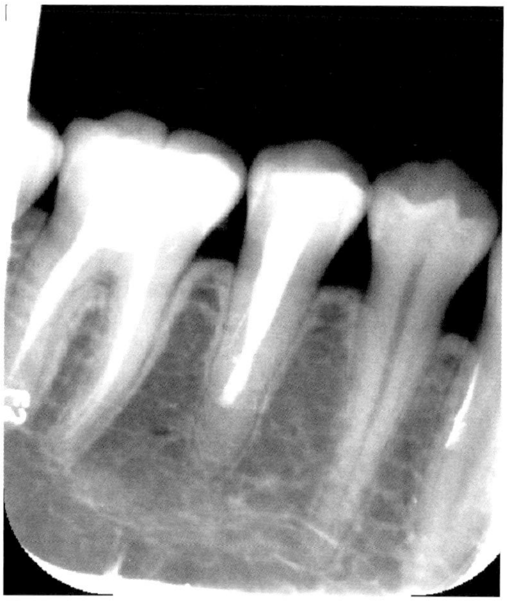

图 42-7　术后 2 年随访 X 线片

病例小结

■**术前诊断的重要性**

术前对患牙病变程度认识不足，在治疗过程中发现患牙存在根管穿孔，进一步明确诊断并修正治疗计划，采取相应的治疗从而保证了治疗效果。

■**术前治疗难度分析的重要性**

（1）患牙有根管穿孔。

（2）患牙根尖周病变范围大。

■**新技术在治疗中的应用**

（1）根管显微镜提供放大和照明双重效果，有利于根管穿孔的定位及修复。

（2）生物材料 MTA 的使用保证了根管穿孔的修复效果。

（3）热熔牙胶根管充填系统严密充填根管。

本病例的诊治关键在于术前、术中对主诉牙的诊断、病变复杂性的充分认识。术者在术中对治疗难度进行了充分的分析，显微镜下修补封闭根管穿孔，并进行了较长期的随访，保证了治疗效果。

（李志丹）

病例 43 器械分离 1

患者，女，54 岁

主 诉

左上后牙食物嵌塞 1 周。

病 史

现病史 患者左上后牙 1 周前开始出现食物嵌塞不适，2 个月前曾于当地诊所治疗（具体不详），现来我院就诊。

既往史 否认心脏病、高血压、糖尿病等系统性疾病史，否认药物及食物过敏史。

家族史 否认家族遗传病史。

检 查

27 远中邻𬌗面可见牙色充填物，探诊、冷诊无反应、叩痛（±），正常生理动度，远中牙龈红肿。

• 影像学检查

X 线片示：27 近颊根中下段可见高密度影像，其余根管空虚，根尖周可见低密度影（图 43–1）。

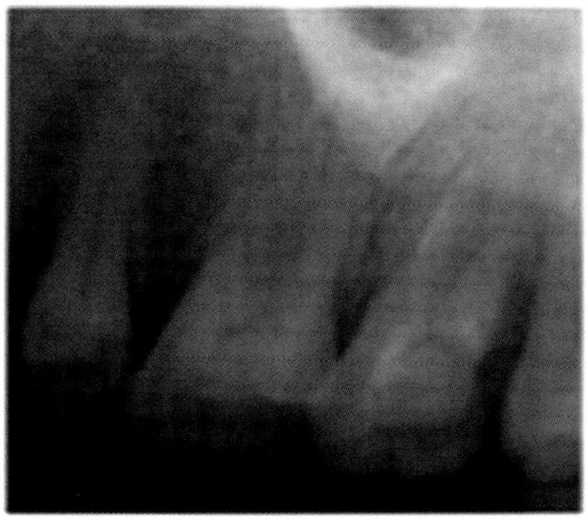

图 43–1 术前 X 线片

诊 断

27 慢性根尖周炎、器械分离可疑。

• 诊断要点

1. 27 叩痛（±）。
2. X 线显示的根尖低密度影像。
3. 近颊根中下段可见高密度影像。

治疗计划

27 试行显微根管治疗术 + 分离器械取出。

告知患者：27 怀疑根管内有器械分离，故先尝试显微镜下超声取出分离器械，但由于该器械位于根管中下端，取出困难，若无法取出，则建议根管再治疗术后择期行显微根尖外科手术，患者知情同意并签字。

治疗过程

1. 27 上橡皮障，去除原充物。显微镜下修整开髓孔，建立直线通路，使用 G 钻敞开根管中上段，暴露折断器械，超声工作尖 ET25 松解分离器械（图 43-2、图 42-3）。

2. 超声工作尖振松分离器械后，生理盐水冲洗，取出分离器械（图 43-4 至图 43-7）。

3. 拍 X 线片确认分离器械已完全取出（图 43-8）。疏通根管使用 ProTaper 预备，封氢氧化钙。1 周后复诊使用 AH Plus 糊剂结合热牙胶垂直加压充填 3 根管（图 43-9 至图 43-11）。

4. 流动树脂封闭根管口，树脂充填完成。

医　嘱

27 戴冠前勿咀嚼食物，1 周转修复科做全冠保护。3~6 个月复诊拍片，观察根尖炎症愈合情况。

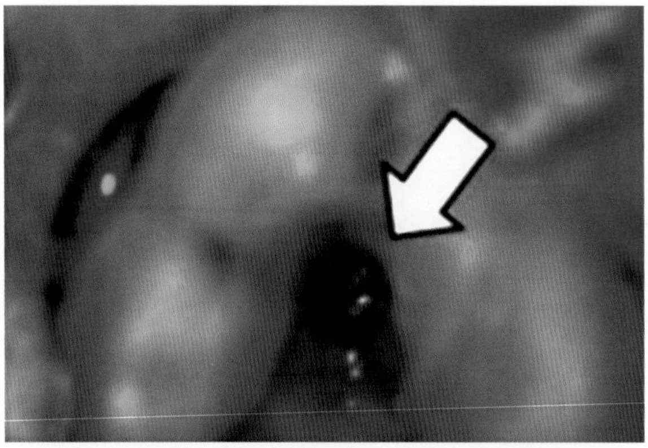

图 43-2　显微镜下 G 钻敞开近颊根中上段（显微镜 ×25）

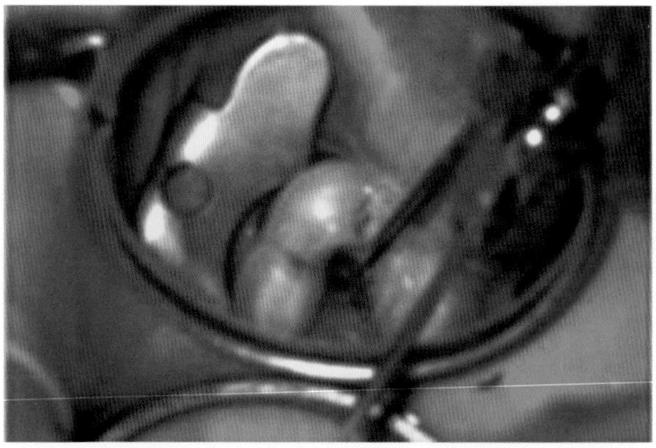

图 43-3　超声工作尖分离折断器械（显微镜 ×16）

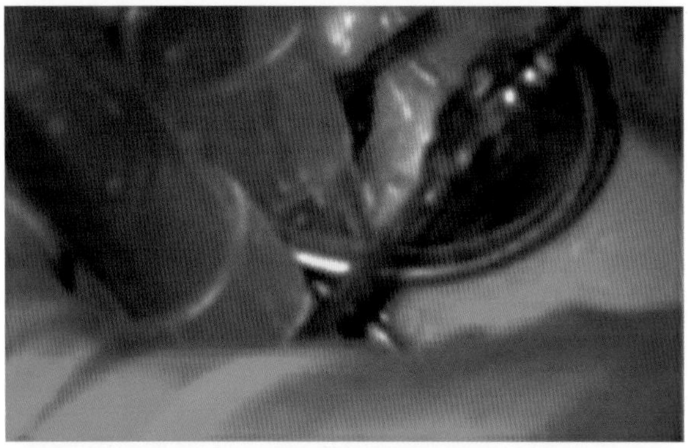

图 43-4　生理盐水冲洗根管（显微镜 ×16）

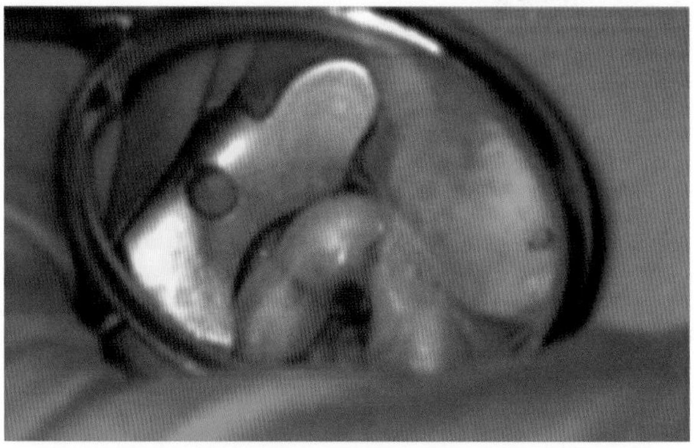

图 43-5　分离器械取出后（显微镜 ×16）

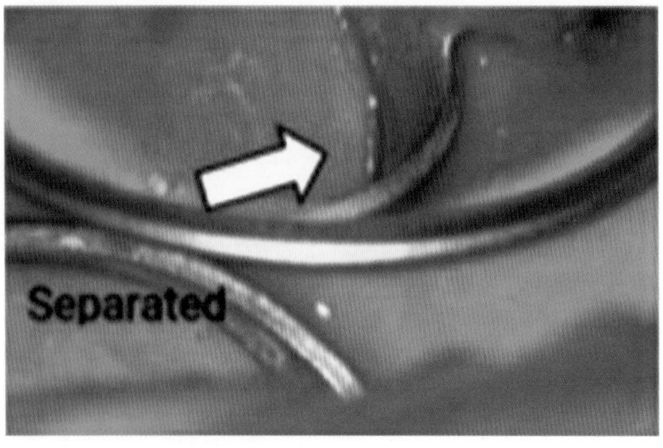

图 43-6　分离器械（显微镜 ×16）

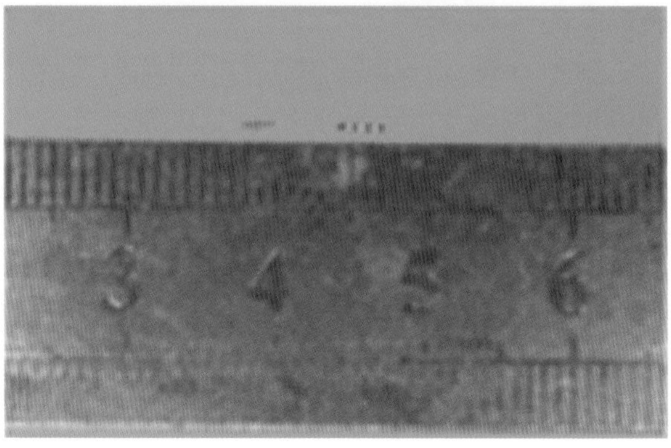

图 43-7　分离器械长度

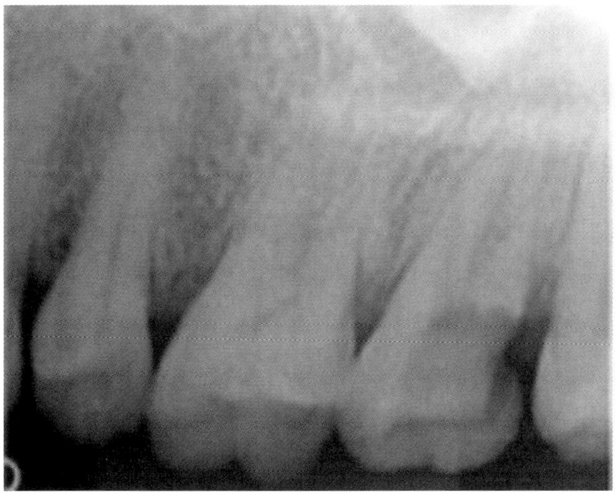

图 43-8　分离器械取出后 X 线片

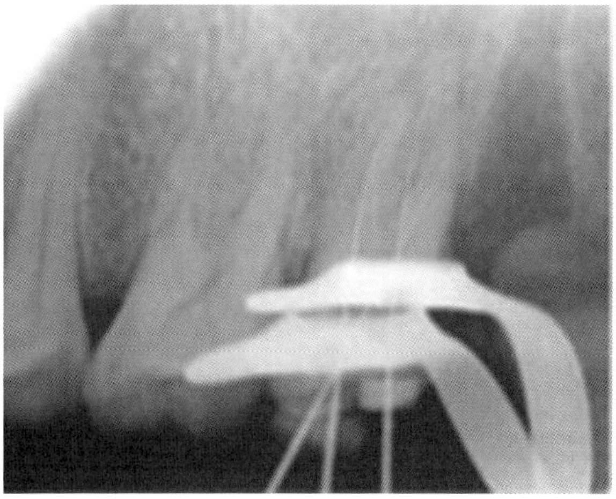

图 43-9　试锉片

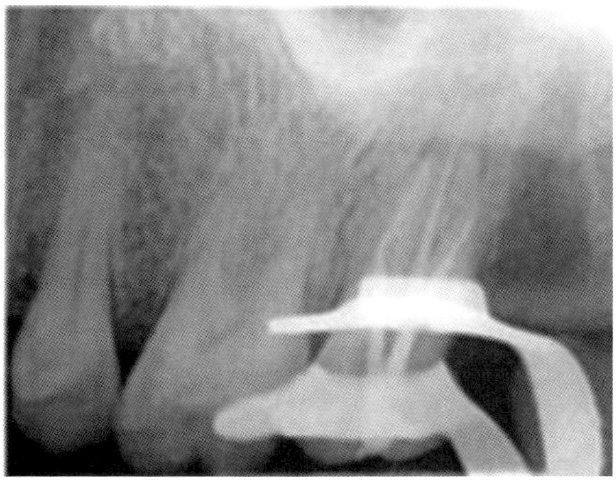

图 43-10　试尖片

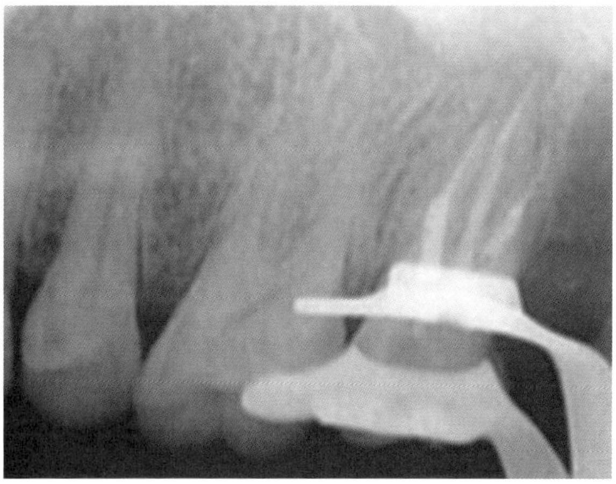

图 43-11　根充片

术后随访

术后 6 个月随访

1. 患者无不适。

2. 27 叩痛（-），无明显松动。

3. X 线片示根尖未见明显暗影（图 43-12）。

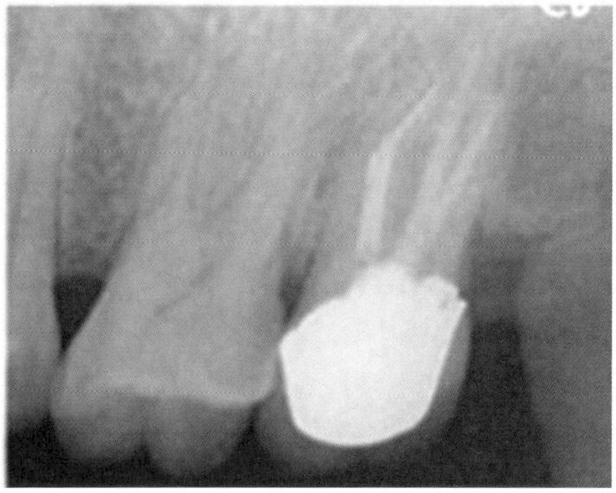

图 43-12　术后 6 个月复查

病例小结

■根管内器械分离的原因

根管内器械分离是根管治疗过程中的常见的并发症之一，常见的原因有：

（1）根管锉缺陷如使用次数过多或质量缺陷；

（2）术者操作不当，如扩大根管时用力过大或者跳号使用器械；

（3）根管解剖因素，如细小弯曲钙化根管等。

■根管内器械分离的预防

为预防根管内器械分离，器械使用前应仔细检查有无缺陷、损害及变形，避免反复使用，不要对根管内器械盲目加力，旋转幅度不要超过 180° ，连续使用根管锉，避免跳号。

■根管内器械分离的治疗

对于发生器械分离的病例，应在治疗前对其治疗难度进行分析，判断能否取出以及可能产生的并发症，并与患者进行充分的交流沟通，取得患者的的同意及配合。术前拍摄 X 线片分析分离器械的长度、位置以及根管形态、弯曲程度及方向、根管壁的厚度以及器械与根管的位置关系。

分离器械的处理方法主要有超声波振动，利用超声工作尖将分离器械周围的牙本质去除，暴露折断器械，利用超声波沿折断器械周围逆时针方向振动，折断器械在超声振动和声流的作用下，退出根管，或使用套管等工具将其取出。对于难以取出的根管，也可采用小号锉建立旁路或显微根尖手术等方式处理。对于无法建立旁路也不能取出的分离器械，可在分离器械上方对根管进行清理成形和填充，并追踪观察。

本病例就是采用超声振动的方式取出分离器械，在取出过程中，使用显微镜帮助定位分离器械在根管内的位置，用橡皮障隔离术区，对于多根管牙齿，应使用棉捻堵塞其他根管口，防止取出过程中器械误入其他根管。

（王霞霞）

病例 44 器械分离 2

患者，女，17 岁。

主　诉

上颌前牙区牙床反复肿胀 2 月余。

病　史

现病史　2 个月前上颌前牙区牙床反复肿胀，无冷热刺激痛、自发痛等，4 年前患者因上颌前牙“牙外伤”于外院诊治（具体不详），今来我院求诊。

既往史　否认心脏病、高血压等系统性疾病史，否认药物及食物过敏史。

家族史　否认家族遗传病史。

检　查

21 牙冠呈中度灰棕色，透明度降低，近中切角釉质缺损少许，远中邻腭面可见大面积牙色补物尚可，探诊、冷诊无反应，叩痛（±），正常生理动度，唇侧黏膜近根尖处可见窦道，触诊有血性液体渗出，无明显溢脓，牙龈稍红肿（图 44–1）。

• 影像学检查

X 线片示：21 髓腔、根管内高密度影像，根充欠填、不密合，根管中下段可见一约 3.0 mm × 1.0 mm 超高密度影，根尖周组织可见约 3.0 mm × 4.0 mm 低密度影，窦道示踪的牙胶尖尖端指向 21 根尖周组织低密度影区（图 44–2）。

诊　断

21 慢性根尖周炎（根充欠填、根尖段钻针分离）、牙变色。

• 诊断要点

1. 21 牙外伤史、牙变色、近中切角缺损、牙髓治疗史。

2. 唇侧黏膜近根尖处可见窦道口。

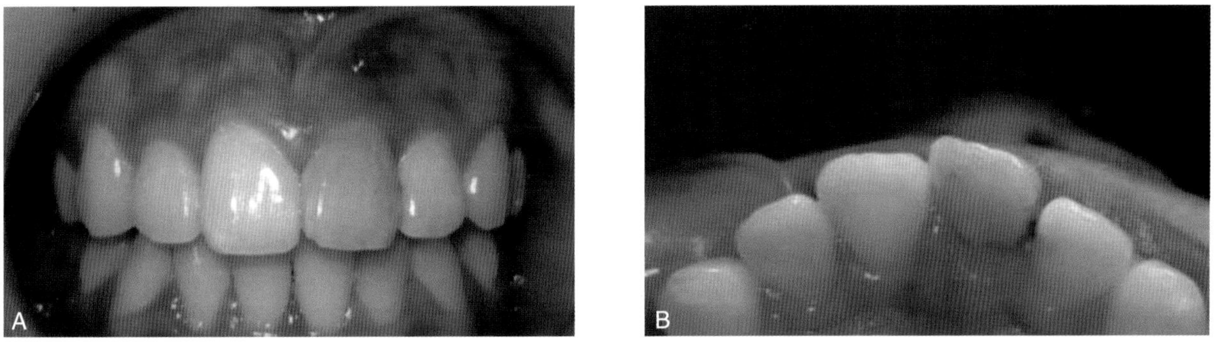

图 44–1　21 术前临床照片　A. 唇面观；B. 腭面观

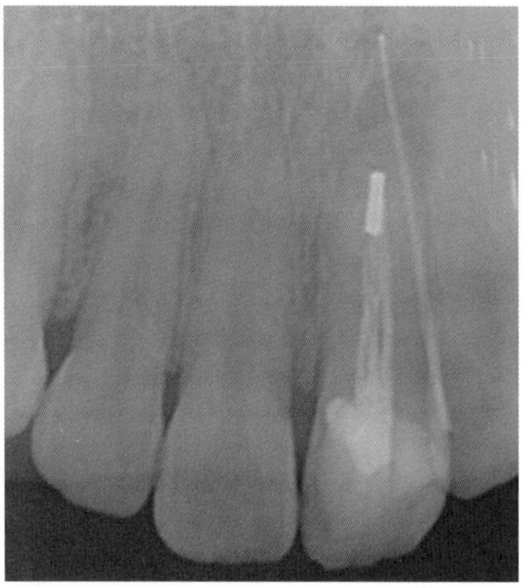

图 44-2　21 术前窦道示踪 X 线片

3. X 线片显示的根充欠填、不密合，根管内 3.0 mm 长超高密度影，示踪牙胶尖尖端指向 21 根尖周组织的低密度影像区。

治疗计划

21 试行显微镜下取出分离钻针 + 根管再治疗术 + 桩核 + 全冠修复。

告知患者：21 怀疑根管内有钻针分离，故先尝试显微镜下超声取出分离钻针，但由于该钻针位于根管下端，取出困难，若无法取出，则建议根管再治疗术后择期行显微根尖外科手术，患者知情同意并签字。

治疗过程

1. 21 上橡皮障，去除部分原充物（图 44-3）。

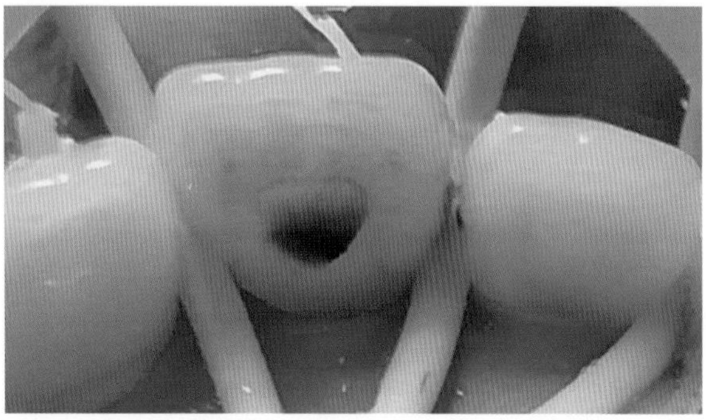

图 44-3　21 开髓

2. 21 探查根管口，单根管牙，氯仿去除原根充牙胶，15#、20#K 锉疏通根管，5.25% 次氯酸钠溶液和生理盐水交替冲洗根管，使用根管测长仪测定工作长度为 25.0 mm，参照点为切缘。

3. 根管显微镜下、距切缘约 20.0 mm 根管深处可见一高亮物位于 21 唇侧根管壁上（图 44-4）。

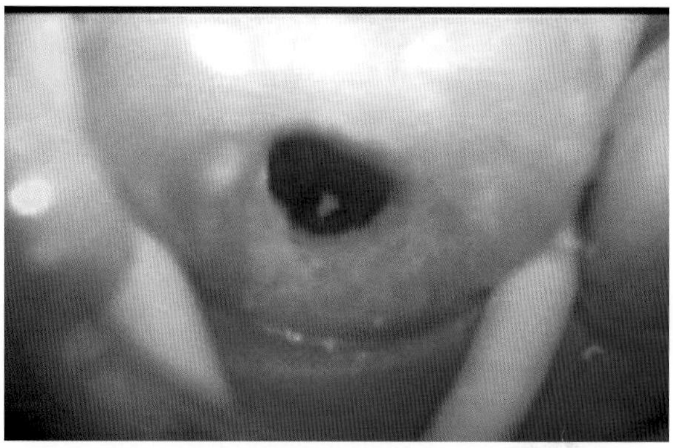

图 44-4　21 根管深处可见一亮点（显微镜 ×8）

4. 根管显微镜下结合超声器械赛特力 ET20 在高亮物与根管壁周围振动（功率为 12），结合 5.25% 次氯酸钠溶液冲洗根管，取出该异物（长约 3.0 mm、直径约 1.0 mm 的金属物，为高速裂钻前端）（图 44-5）。

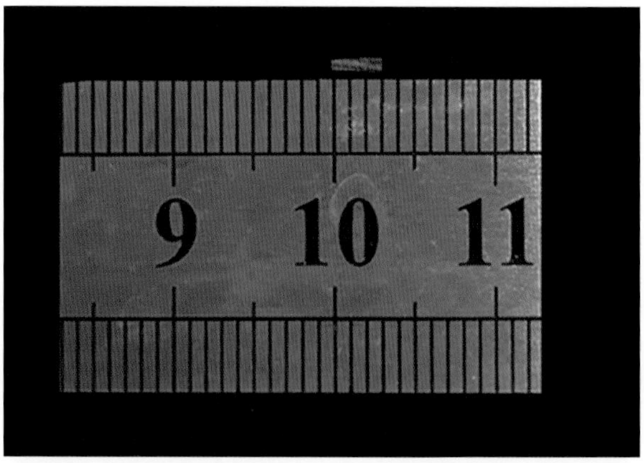

图 44-5　取出的分离钻针 – 高速裂钻前端

5. 机用镍钛器械 WaveOne 清扩至 40#，5.25 % 次氯酸钠溶液冲洗根管，超声荡洗根管 30 s，纸尖吸干，根管内置氢氧化钙糊剂，丁氧膏暂封。

6. 1 周后复诊，21 窦道愈合。

7. 21 上橡皮障，去暂封，WaveOne 40# 及 5.25% 次氯酸钠溶液扩洗根管，超声荡洗根管 30 s，纸尖吸干，试主尖（06 锥度，40#），拍摄 X 线片显示主尖合适（图 44-6）。

8. 采用 Beefill 热牙胶系统，使用 iRoot SP 糊剂加大锥度牙胶尖垂直加压充填，回填牙胶至根管口根方 1 mm，牙胶暂封。X 线片示根充恰填、致密（图 44-7）。

9. 21 预备纤维桩桩道（桩道长度约 17 mm），涂布粘接剂，小蜜蜂粘接 4#PD 变色龙纤维桩，3M Z350A2 树脂充填，调𬌗，抛光（见图 44-8、图 44-9）。

医 嘱

21 戴冠前勿咀嚼食物，3~6 个月复诊拍片，观察根尖炎症愈合情况。建议患者满 18 岁及时行 21 全冠修复术。

术后 3 个月随访

1. 患牙无不适。

2. 21 窦道愈合（图 44-10）；

3. 叩痛（-），正常生理动度。

4. X 线片：根尖暗影缩小，暗影内可见骨小梁形成（图 44-11）。

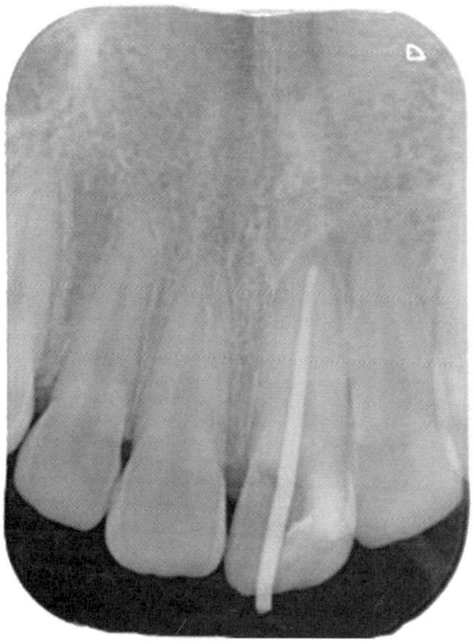

图 44-6 21 试尖片

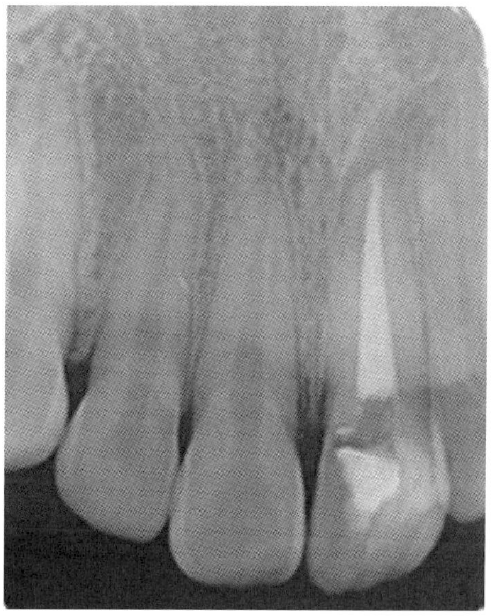

图 44-7 21 根充片

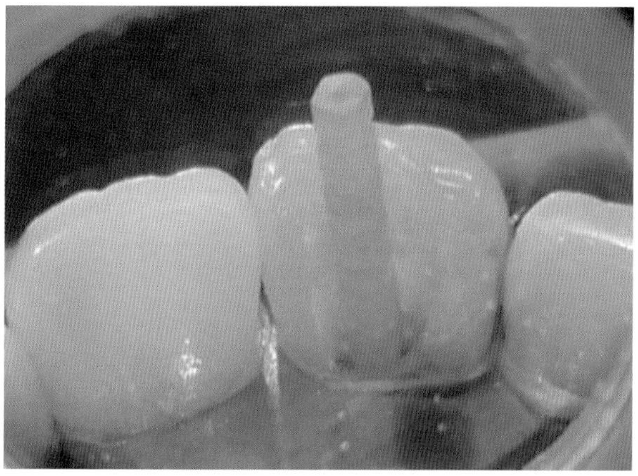

图 44-8 21 纤维桩试桩

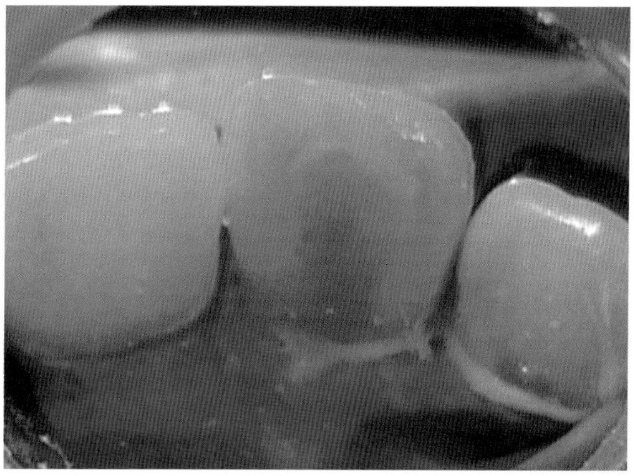

图 44-9 21 树脂充填后

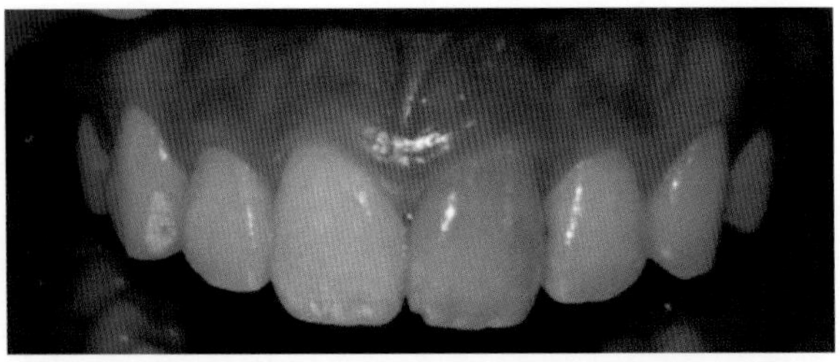

图 44-10　21 术后 3 个月随访临床照片（根尖窦道愈合）

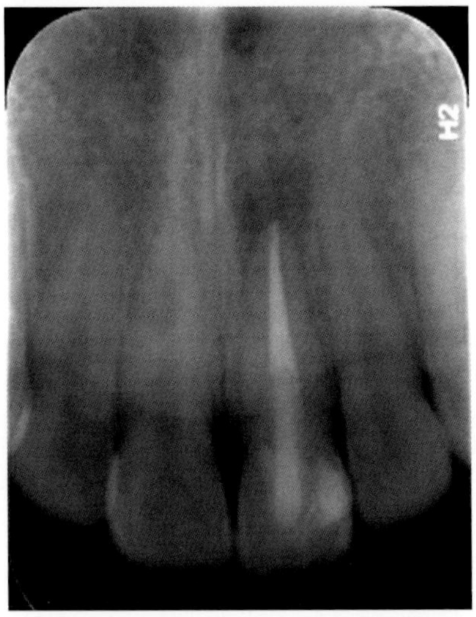

图 44-11　21 术后 3 个月随访 X 线片

术后随访

术后 6 个月随访

1. 患者无不适。
2. X 线片：根尖暗影消失（图 44-12）。

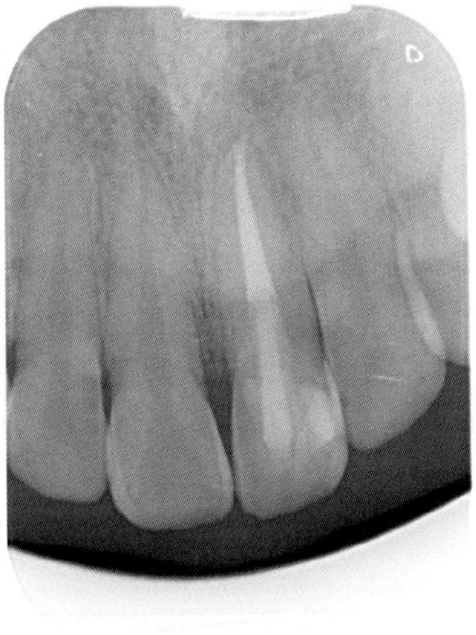

图 44-12　21 术后 6 个月随访 X 线片，根尖病变完全愈合

病例小结

■预防钻针分离的重要性及措施

钻针分离是根管治疗过程中最棘手的并发症之一，由于分离的钻针会妨碍根管系统的清理和成形，进而影响根管治疗的预后。本病例中分离的钻针是高速裂钻的前端，临床较少见，产生这种情况的原因包括：钻针疲劳；钻针进入髓腔角度异常；冠部直线通路未充分建立、开髓过程中用力过大等因素，使得开髓中的高速裂钻前端受到较大侧向分力而折断、分离；因上颌中切牙根管粗大，分离钻针直接掉进根管深处，或医生在试图取出的过程中推入根管深处。

高速裂钻的疲劳性折断在临床上罕见且很难人为地控制和避免，选择质量好的钻针是预防钻针分离的关键。在上颌中切牙开髓过程中，开髓点的选择、开髓孔形态是否正确、钻针进入牙釉质 - 牙本质界后是否及时调整方向与牙体长轴平行一致、是否建立了良好的冠部直线通路等，都是降低和避免前牙根管治疗中多种并发症的关键技术。

■根管内分离钻针的处理

对于分离于根管内的开髓钻针，应首先拍摄 X 线片，确定分离钻针的部位、长度、根管弯曲度、牙本质壁的厚度、根尖暗影的大小等，选择可行的治疗方案并评估治疗难度。

处理方案主要包括非手术治疗、根尖手术和拔牙。非手术治疗包括：完全取出；将分离钻针作为根充物留置在根管内；旁路通过术。

（1）显微超声技术取出。

本病例采用的显微超声技术是指在根管显微镜下，利用超声产生的声流作用和工作尖的高频振动，从钻针旁侧将其松解后弹出。具体的方法是：首先使用改良 GG 钻或超声工作尖建立能到达分离钻针断面的直线通路，去除分离钻针一侧的牙本质，然后将超声工作尖置于分离钻针侧方并尝试将超声工作尖楔入分离钻针与根管壁之间，以提拉的方式振动，直至钻针松脱、游离，从而弹出。若局部去除牙本质无法弹出钻针，则以逆时针方向去除分离钻针断端四周牙本质壁，暴露断端 1~2 mm，然后将工作尖紧贴断端振动，使其松解弹出。整个操作过程，一定要保证分离钻针位于显微镜视野中，且要间断操作，超声要干式、湿式交替操作，循序渐进。显微超声技术是目前应用最普遍的方法，成功率较高。然而，其仍存在一系列弊端，如去除牙本质较多，可能发生穿孔或将钻针推出根尖孔，使用过程中温度升高可能导致超声器械折断等。

（2）将分离钻针作为根充物留置在根管内。

若分离钻针发生于如下情况，可选择保留分离钻针作为根充物留置在于根管内：①非感染根管内；②根管清理完成后；③患牙无症状；④位于根尖部或过于弯曲点的根方；⑤取出难度较大、风险较高或经尝试无法取出等。术后 3、6、12、24 个月随访。若治疗失败，则需要采取进一步的治疗方案，如显微根尖手术。

（3）旁路通过术。

在分离钻针旁建立旁路到达根尖从而进行根管清理成形和严密充填，即旁路通过术。当无法建立旁路时，仅对分离钻针以上的根管部分进行有效清理并将根管充填至钻针分离处平面，将分离钻针作为根充物的一部分保留在根管内。有研究表明，将分离钻针保留于根管内并不意味着根管治疗失败，反而与取出后对根管壁造成过多的破坏甚至发生穿孔等其他严重并发症相比，患牙远期效果更佳。与根管高质量的清理及严密的充填相比，分离钻针本身对根管治疗预后的影响小。因此，加强根管的化学预备与根管消毒，加大根管内感染控制的力度，尽量彻底清除感染源后进行严密的根管充填是最为重要的。

（4）显微根尖手术。

临床上，对于手术治疗的选择与时机亦是由多种因素共同决定的。若根管内分离钻针无法用非手术治疗方法取出，并不意味着需要立即进行手术治疗，而是首先完成高质量的根管再治疗术，并在术后 3、6、12、24 个月进行随访。若根管内残余感染仍导致症状持续或加重，或者分离钻针超出根尖孔或部分在根尖孔外无法正向取出，在充分评估疗效和风险后可考虑行显微根尖手术。此方法操作精确、并发症少，成功率在 90% 以上。

（5）拔除术。

当上述方法全部失败时，拔牙是最后的选择方案。

■ iRoot SP 根充糊剂的应用

iRoot SP 糊剂具有良好的流动性，可渗透至根管内牙本质小管、侧支根管等结构，与根管内牙本质和牙胶尖之间形成物理化学粘接，封闭性好，可操作性强、抗菌性能佳，是较好的根充糊剂。

（卢　奕　蒋月桂）

病例 45 砷性牙槽骨坏死

患者，男，72 岁。

主 诉

左下后牙咬合痛 3 周。

病 史

现病史 患者 3 周前开始出现左下后牙咬合痛并逐渐加重，1 个月前因自发痛、夜间痛 1 d 曾在外院“杀神经并补牙”，今来我院就诊。

既往史 否认心脏病、高血压等系统性疾病史，否认药物及食物过敏史。

家族史 否认家族遗传病史。

检 查

36 远殆、颊银汞补物在，探诊、冷诊无反应，叩痛（+），松动 I 度。龈退缩 3 mm，远中牙周袋探诊深度 5 mm，远中间隙可见约 7 mm × 3 mm × 2 mm 白色牙槽骨外露、松动、游离（图 45-1、图 45-2），牙龈充血水肿、探易出血。周围牙槽黏膜未见窦道。

• 影像学检查

36 远邻殆高密度影，髓腔阻射、根充尚可，远中牙槽嵴约 3 mm 深处可见水平线性透射影，牙周膜间隙增宽，根尖周组织未见明显异常。

诊 断

36 远中砷毒性牙槽骨坏死

• 诊断要点

1. 36 咬合痛病史、牙髓治疗史。
2. 叩诊（+）。
3. 36 远中间隙死骨形成、游离。
4. X线示36远中牙槽嵴水平线性透射影。

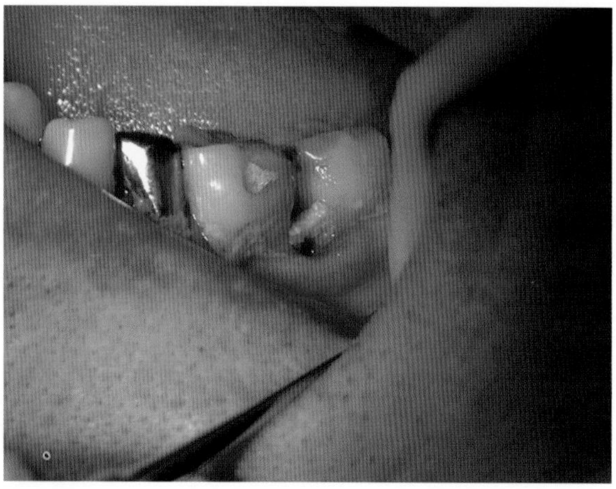

图 45-1 36 颊面临床照片，可见远中邻间隙死骨

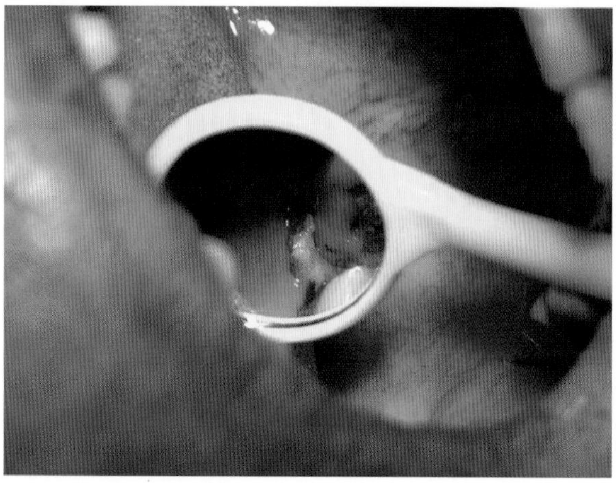

图 45-2 36 远中邻间隙推出的死骨（舌面观）

治疗计划

36 试行牙周刮治术 + 碘制剂治疗。

告知患者：36 为砷毒性牙槽骨坏死，先试行牙周刮治术 + 砷拮抗剂 - 碘制剂治疗，若治疗后反复出现食物嵌塞、咬合痛、牙床肿胀等症状则需拔除，患者同意试治并签字。

治疗过程

1. 取出死骨（图 45-3），3% 过氧化氢溶液冲洗，挖匙刮除清理间隙内的牙周组织至患者有感觉、牙槽骨有新鲜渗血为止。生理盐水冲洗，干燥，36 远中间隙内置碘仿纱条，上牙周塞治剂。预约 1 周后复诊。

2. 1 周后复诊，去除牙周塞治剂，冲洗，见牙龈炎症明显消退。

3. 经过 4 次换药，可见 36 远中牙槽骨表面有粉红色牙龈形成，但牙间隙仍较大（图 45-4）。

医　嘱

勿用患侧咀嚼较硬食物，饭后及时清理患牙间隙，保持口腔卫生。若反复食物嵌塞可转修复科制作防嵌器；若反复出现咬合痛、牙床肿胀等症状则需拔除。

病例小结

■三氧化二砷失活剂

三氧化二砷俗称砒霜，其主要成分亚砷酸是强烈的原生质毒，作用于组织后，首先使血管扩张充血，形成血栓、血管破裂；同时也作用于神经末梢，使轴索和髓鞘破坏；与细胞酶系统的 SH- 结合，可破坏细胞的氧化过程，使组织坏死。亚砷酸的作用呈进行性、无自限性，直至组织坏死。作为失活剂因其快速有效、使用方便，曾被广泛应用。与牙髓接触后，破坏牙髓神经、血管及细胞使牙髓失活，一般封药 24~48 必须及时取出。

■砷性牙周炎

若砷剂外露或患者未按时复诊、封药时间过长，可导致牙龈、牙周组织坏死，甚至牙槽骨坏死。坏死程度、范围与砷剂的量、渗漏部位、时间密切相关，临床表现为：牙龈肿胀，色灰或黑，坏死部分感觉消失、麻木，探诊易出血。砷性牙周炎发生在邻面深处、根分叉处者容易漏诊或误诊。

■治疗

砷剂导致的坏死常呈进行性，一旦确诊应

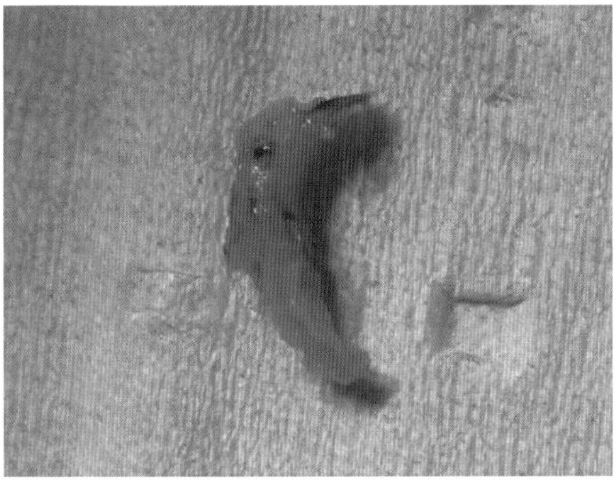

图 45-3　取出的死骨

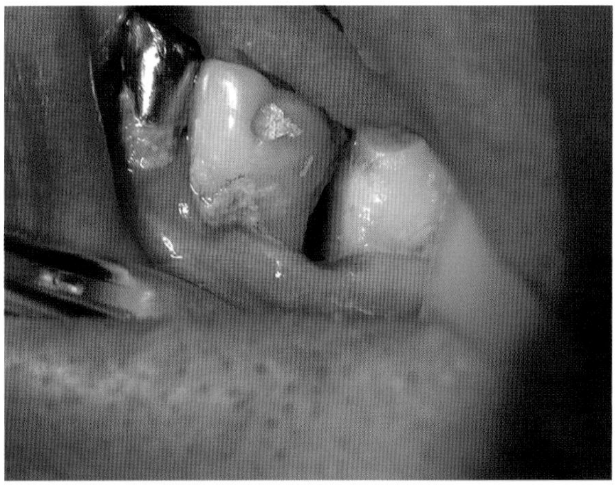

图 45-4　36 取出死骨 1 周后复查的远中间隙（颊面观）

首先彻底清除坏死组织及残余砷剂、3% 过氧化氢溶液、生理盐水反复刮治、冲洗，直至患者局部区域有感觉或有新鲜血液渗出。渗漏处用砷的拮抗剂 - 碘制剂中和残留在牙周组织中的砷。发生牙槽骨坏死时应去除游离死骨、彻底清除坏死的骨组织、冲洗，用碘仿纱条填塞骨创面，刺激牙牙周组织生长。

■预防

临床医生应充分认识到砷剂可能造成的不可逆性损害，一旦发生，应告知患者将来可能会出现水平性、垂直性食物嵌塞，预后可能不佳。弃用砷剂失活牙髓、采用局部麻醉技术去除牙神经或使用危害较小的多聚甲醛类制剂失活牙髓是预防此类并发症的根本。

（蒋月桂）

病例 46 树脂老化与边缘变色

患者，女，23 岁。

主　诉

左上前牙补物边缘变色 1 年余。

病　史

现病史　患者 1 年前发现左上前牙补物边缘变色，曾于 6 年前于外院行“前牙美容修复”，具体过程不详，无其他不适，今来我院就诊。

既往史　否认心脏病、高血压等系统性疾病史，否认药物及食物过敏史。

家族史　否认家族遗传病史。

检　查

21 唇面颈 1/3 牙色补物变暗，22 唇面中 1/3 牙色补物边缘色黑（图 46-1）。21、22 探诊、冷诊无反应、叩痛（-），正常生理动度。牙龈未见异常。

诊　断

1. 21 树脂老化。
2. 22 树脂老化、边缘色素渗透。

• 诊断要点

1. 21、22 有 6 年前美容修复治疗史。
2. 21 树脂颜色变暗。
3. 22 树脂边缘变色。

治疗计划

21、22 纳米树脂美容修复（单色技术）。

告知患者病情、治疗计划、预后及费用，患者知情同意。

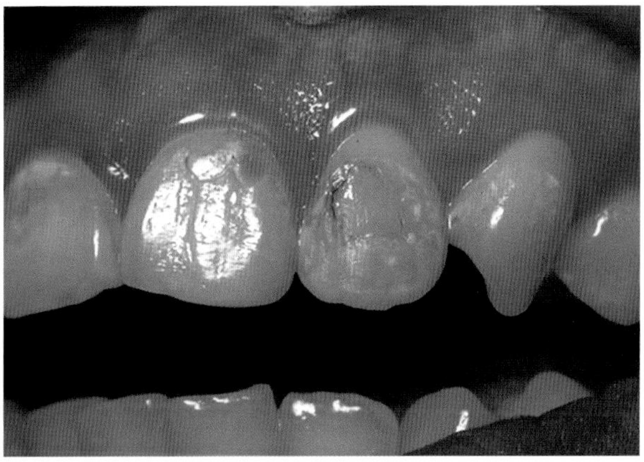

图 46-1　21、22 术前唇面观

治疗过程

1. 比色，确定 A1U 色。
2. 高速金刚砂车针及球钻去除 21、22 原充物及色素。
3. 冲洗干燥。酸蚀 30 s，吹洗 30 s，吹干，涂布粘接剂，轻吹 20 s，光固化 20 s。
4. 使用 3MZ350A1 树脂充填，修形，光固化。
5. 高速金刚砂车针精修、3M 抛光碟系统依次抛光，完成修复（图 46-2）。

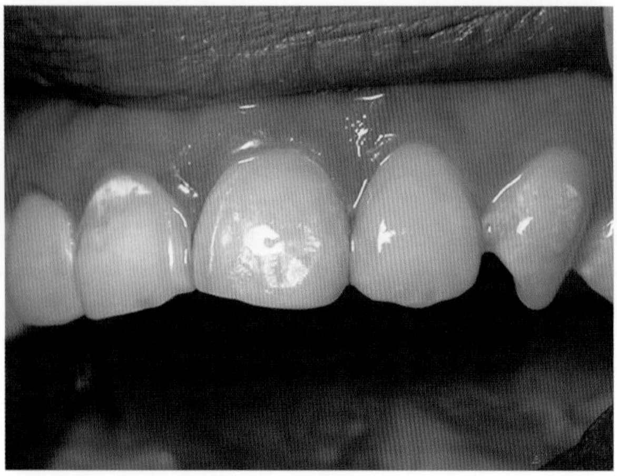

图 46-2　21、22 术后唇面观

病例小结

■树脂的老化

现有的口腔复合树脂材料仍不够完善，树脂是一种长链大分子化合物，氧化后分子链断裂强度和韧性逐渐衰减；加上咀嚼负荷或口腔温度变化等多种因素均可引起树脂老化，使内部和表面产生微裂纹，若不及时处理，则微裂纹将扩展，最终导致树脂变色甚至完全破裂，缩短修复体临床使用寿命，这是树脂修复治疗失败的原因之一。

■树脂边缘色素渗透

随着树脂修复体使用时间的延长，树脂边缘会出现微渗漏增加、细菌聚集，色素渗透等情况导致边缘变色。评价修复体与牙体组织之间色素渗透的等级分为：A：无着色；B：有轻度着色，未沿洞缘向牙髓方向渗透；C：有明显着色，并沿洞缘向牙髓方向渗透。

■复合树脂修复前牙的配色方案

（1）单色技术；

（2）双色技术；

（3）多重遮色技术。

本病例采用的单色技术适用于对美观要求不高的病例，如Ⅰ、Ⅱ和Ⅲ类洞充填；部分贴面，常采用通用树脂（U）或体部色树脂（Body）。

■树脂美容修复即刻疗效的评定

评定时间：术后即刻以及3、6、12、24个月。

采用改良 USPHS/Ryge Criteria（美国公共卫生服务标准评价体系），将疗效评定为：A，满意（Satisfactory）；B，可接受（Acceptable）；C，不满意（Unsatisfactory）；

评定内容包括：①修复体的外形恢复情况；②修复体与邻牙邻接关系恢复情况；③修复体表面情况；④抛光度：镜面效果；⑤边缘密合情况；⑥充填物悬突；⑦色泽协调情况；⑧牙髓状况：牙髓炎症、牙髓敏感反应。

患者对术后即刻上述 8 项内容的评定均为满意。

本病例 21 唇面颈 1/3 树脂颜色变暗，22 牙唇面中 1/3 牙色补物边缘色黑，影响美观。因所在部位透明度较低，采用通用树脂单色法修复即可，操作简单，且可满足临床美学要求。

（蒋月桂）

病例 47　自体牙移植

患者，女，37 岁。

主　诉

左侧下颌后牙牙龈肿痛 1 个月。

病　史

现病史　1 个月来患者左侧下颌后牙区牙龈肿痛，自行抗炎明显缓解。多年前曾治疗（具体不详），今来我科就诊。

既往史　否认心脏病、高血压、糖尿病等系统病史，否认药物及食物过敏史。

家族史　否认家族遗传病史。

检　查

37 船面牙色补物在，远中邻面颈部空虚，探诊、冷诊无反应，叩痛（±），松动 I 度，牙龈色正常，无红肿及窦道。38、48 临床未见（图 47-1）。

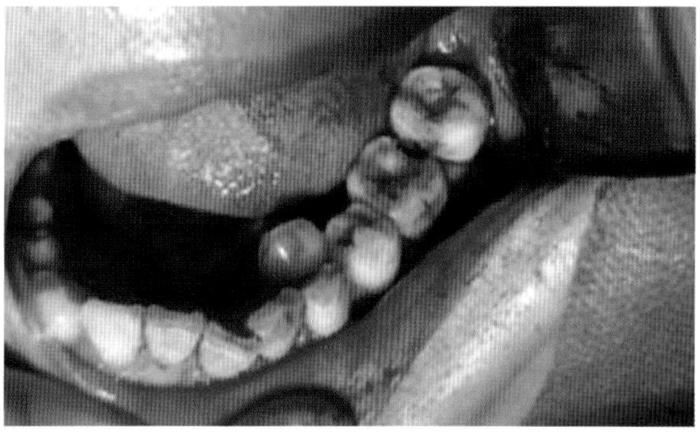

图 47-1　37 术前检查临床照片

• 影像学检查

X 线片示：37 髓腔阻射，远中根消失，近中根根管内可见高密度影像，根尖周暗影，近中牙槽骨无明显吸收。38 近中倾斜位，牙冠高点低于 37 船平面、抵于 37 远中邻面。38 锥形单根，牙齿形态及大小与 37 接近（图 47-2）。

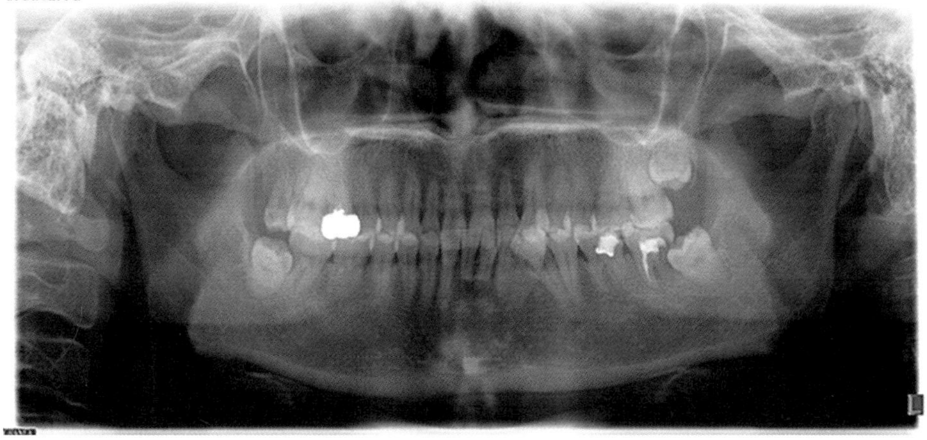

图 47-2　术前全口曲面体层片

诊　断

主要诊断：37 慢性根尖周炎、远中根吸收。

次要诊断：38 近中倾斜、中位阻生。

• 诊断要点

1. 37 远中邻面颈部空虚。

2. X 线片示 37 远中根消失，根尖周暗影，38 近中倾斜位、低位、抵于 37 远中邻面。

治疗计划

1. 37、38 拔除术。

2. 试行 38-37 自体牙移植术 + 移植牙根管治疗术。

告知患者：37 远中根吸收，无法保留，需拔除，现试行 38-37 自体牙移植术 + 移植牙根管治疗术，若术后牙齿松动、咬合痛、反复肿胀则移植失败，需拔除移植牙，改行镶牙或种植术。患者同意试治并签字。

治疗过程

1. 2% 利多卡因注射液局部阻滞麻醉，分离牙龈，拔除 37（图 47-3）。

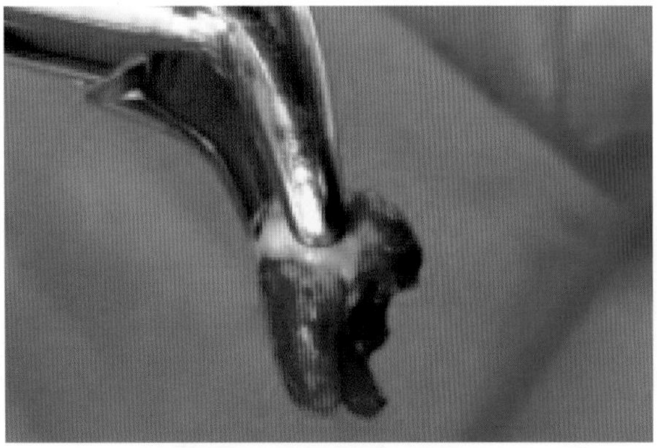

图 47-3　拔除的 37，见远中根已吸收

2. 修整 37 牙槽窝，清除肉芽组织，可见 38 埋伏于 37 牙槽窝远中（图 47-4）。

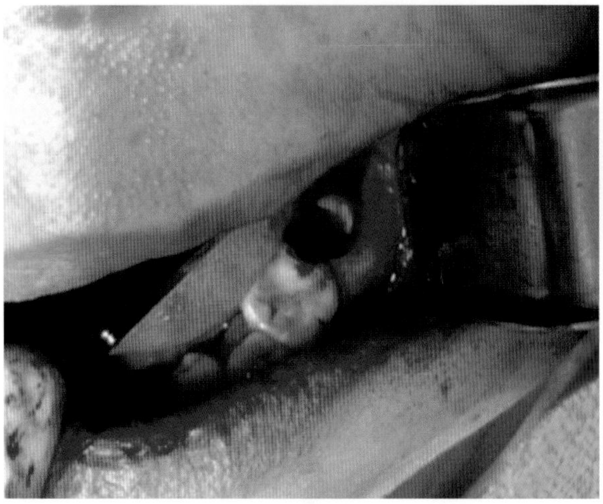

图 47-4　修整后的 37 牙槽窝

3. 拔除 38，将 38 置于 37 牙槽窝内，缝合 38 拔牙创（图 47-5、图 47-6）。

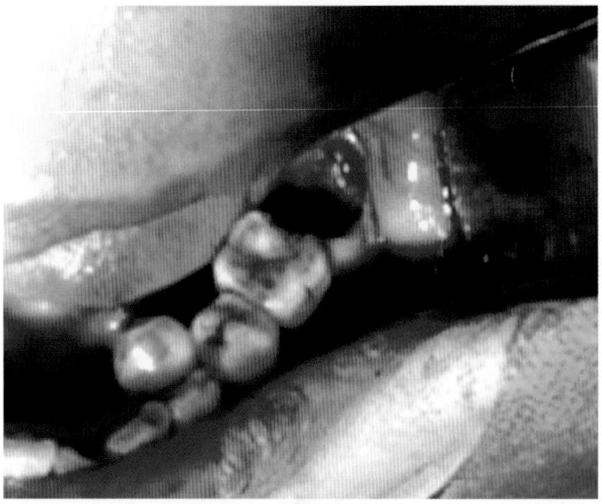

图 47-5　38 拔除后

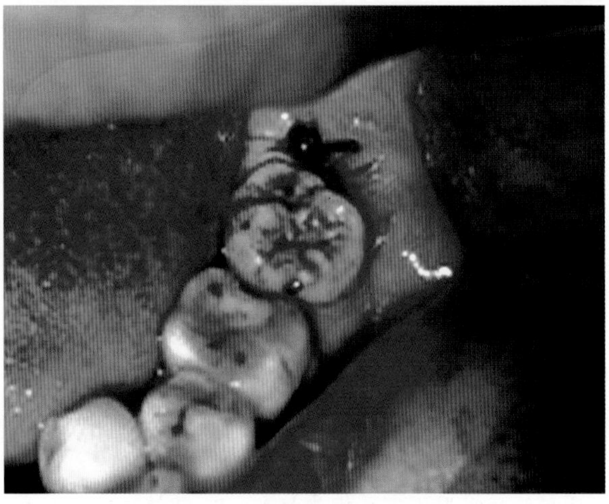

图 47-6　38 植于 37 牙槽窝内，缝合 38 拔牙创

4. 34- 移植牙颊面酸蚀，冲洗，干燥，涂布粘接剂，麻花结扎丝联合光固化复合树脂粘接固定（图 47-7）。

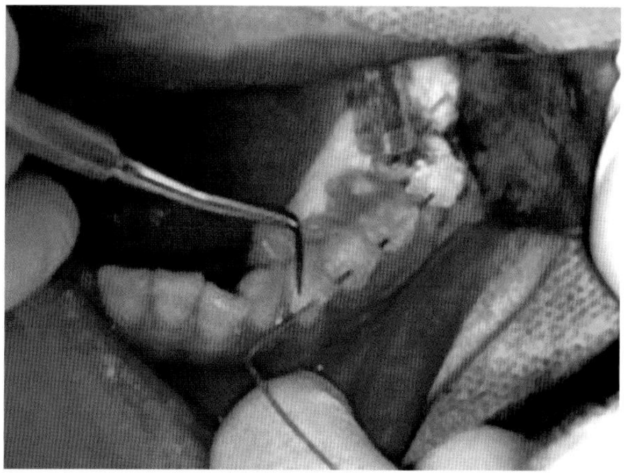

图 47-7　麻花结扎丝联合光固化复合树脂粘接固定

5. 34- 移植牙调𬌗，抛光（图 47-8）。

医　嘱

24 h 内制作咬合垫保护移植牙，近几个月避免移植牙咬硬物。2 周后转牙体科行移植牙根管治疗术。术后 1、2、3、6、12 个月拍摄移植牙 X 线片了解移植牙根周牙槽骨恢复情况。

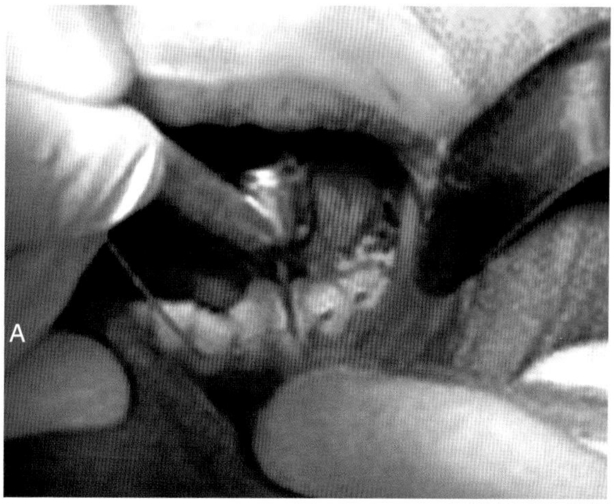

图 47-8　34- 移植牙调𬌗，抛光

术后复查

1. 患牙无明显自发不适。

2. X 线片显示如图 47-9。

病例小结

■自体牙移植的优点

由于移植牙保留了牙周韧带，可以形成牙周韧带附着，存在自体感觉，能够主动适应咬合关系，而牙种植体则是以骨整合的方式实现固位，更像与骨粘连的牙齿，不能调整自己的

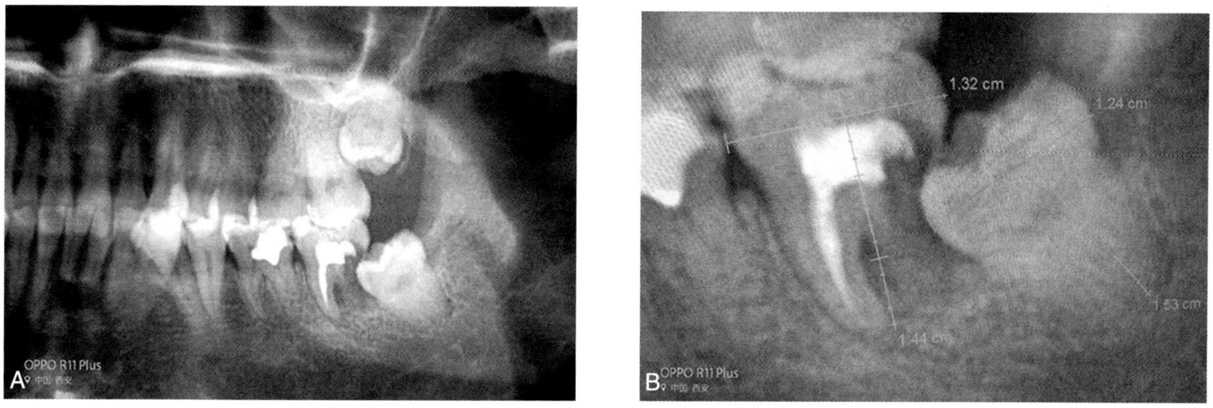

图 47-9　再植前后及复查 X 线片　A. 移植术前 X 线片，38 近中倾斜阻生，牙冠抵于 37 远中根面，37 远中牙根吸收；B. 测量 37、38 齿形态及大小；C. 移植术后即刻 X 线片，移植牙牙根置于受植区牙槽窝内，深度合适，牙槽窝间隙较宽；D. 移植术后 2 周，行移植牙根管治疗术测长片，主尖合适，移植牙牙根未见吸收；E. 移植术后 1 个月，可见移植牙根周已有牙槽骨长入；F. 移植术后 2 个月，受植区牙槽骨密度增加，与周围骨密度相近，已隐约可见牙周膜间隙形成，移植牙牙根包绕，牙根无明显吸收

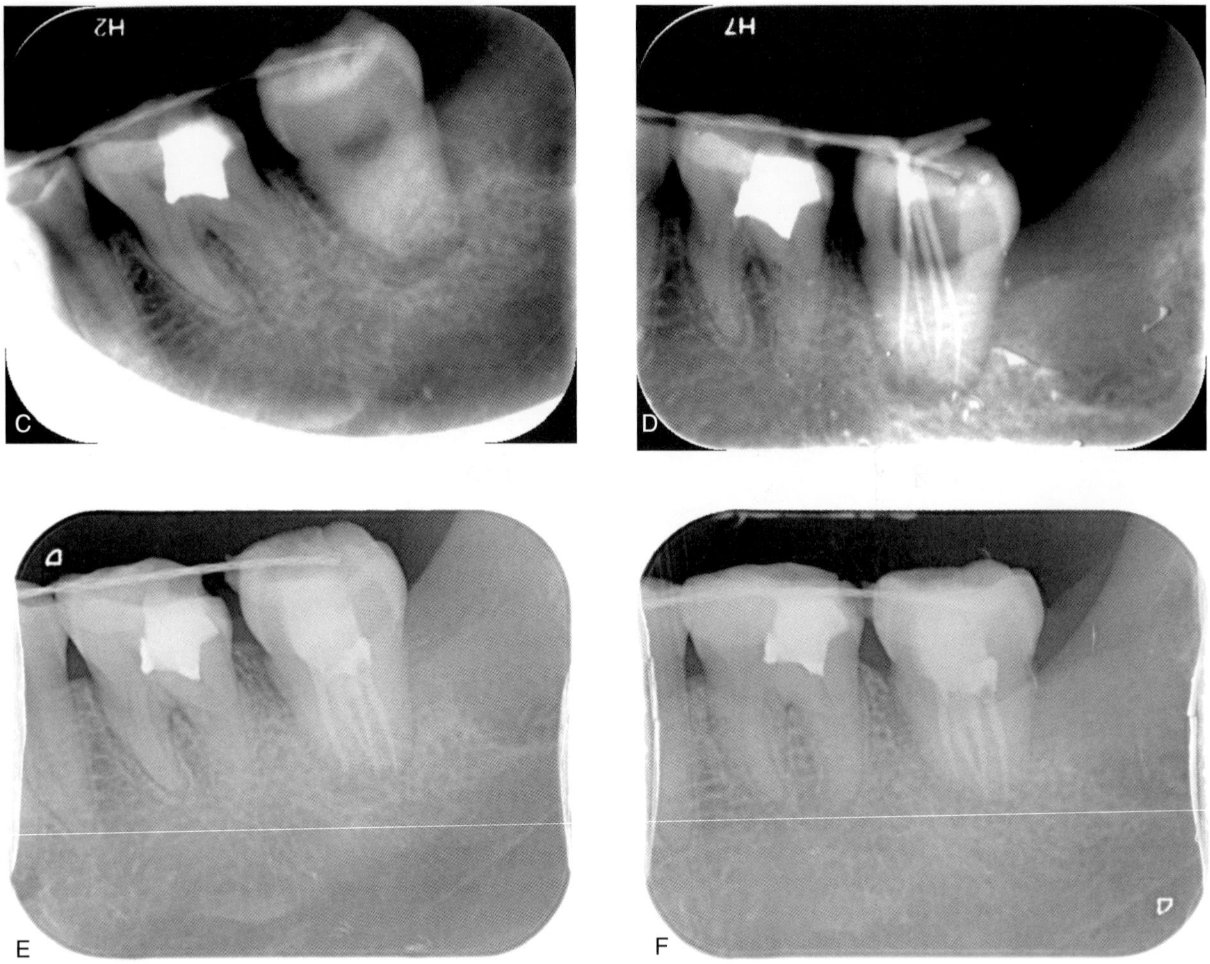

图 47-9（续）

位置。自体牙移植有诱导牙槽骨再生作用，能够维持牙槽嵴外形，并且移植的是天然牙，附着牙龈能够自然成形，不存在种植修复中种植体与牙冠之间美学过渡的难题；此外在花费和时间方面，移植牙的花费约为种植牙的 1/10，牙移植所需的临床周期也较种植牙周期短。以上特点使得自体牙移植成为一些病例缺牙修复和坏牙替代的首选方案。

■**供牙的选择及处理**

口腔内可供移植的牙一般选用无功能的智齿、埋伏或错位的前牙、前磨牙或因正畸需要拔除的前磨牙。目前临床应用最多的是将第三磨牙移植于上下颌第一、二磨牙处，因第三磨牙多无咬合功能，常因阻生需要拔除，用其作为供牙不影响牙列的完整，还能预防阻生带来的并发症。

供牙牙周膜愈合是维持移植后牙周组织持续生长、预防牙根骨粘连及牙根吸收所导致的移植失败的重要因素。因此，供牙拔除操作和离体后保持牙周膜的活性非常重要。拔除供牙的操作要遵循无菌、微创原则，拔牙时牙周膜的损伤，特别是牙骨质的破坏，会增加移植牙发生牙根骨粘连的风险。供牙离体时间的长短对保持牙周膜的活性也非常重要。牙周膜的活性随着暴露时间的增加而显著降低，供牙拔除离开口腔导致的脱水和损伤是引起牙周膜损害的原因。供牙离体时间小于 15 min 能有效提高移植牙的存活率，小于 1 min 能显著降低牙髓坏死的风险。

■受区条件及处理

自体牙移植的受植区多为牙齿发育不良无法保留、牙体严重破坏无法修复、创伤导致的牙列缺损或正畸设计需要进行牙移植的部位。受植区域合适的间隙和牙槽骨状况对移植成功的影响也不容忽视。如受植区间隙不能容纳供牙或对颌牙伸长，常需要正畸配合打开间隙或压低对颌牙。受植区的牙槽骨骨量不足，特别是颊舌侧骨板的缺失，往往造成自体牙移植的失败，不主张进行移植牙治疗。

■自体牙移植术后固定

自体牙移植术后最有争议的部分是移植牙的固定方式和固定时间，合理的固定能有效促进牙周膜愈合，减少术后骨粘连和牙根吸收的概率。目前的固定方法主要有丝线“8”字结扎固定、麻花钢丝结扎固定、树脂夹板、止畸弓丝等方法，不同医生采用的固定方式也不同。根据报道，有弹性的固定方式更利于移植牙的牙周膜愈合，因为当牙齿接受功能性活动时，牙周膜细胞和牙槽骨细胞的活性将被激活，牙周膜细胞可以分化为成骨细胞，从而维持牙槽骨的持续发育。

■自体牙移植成功的依据

（1）影像学依据包括：自体牙移植周围有正常宽度的牙周膜间隙；无牙根的进行性吸收迹象；牙槽骨边缘有 X 线阻射线（骨白线）。

（2）临床依据包括：牙齿动度在正常范围内；正常的叩诊音；没有附着丧失的迹象（没有牙周袋形成）；没有炎症的迹象；没有不适感；能够行使正常的牙齿功能。一旦出现进行性牙根吸收的迹象或不能重获附着、甚至出现进行性附着丧失（深牙周袋），则表明移植失败。

（王　琰　刘　青　王宝彦　王霞霞）

病例 48 牙髓炎？根尖周炎？

患者，女，27 岁。

主 诉

左下后牙自发性剧痛 3 d。

病 史

现病史 左下后牙 3 d 前开始出现自发性剧痛，咬合加重，疼痛放射至同侧头面部，患者可明确定位患牙，现来我院求诊。

既往史 否认心血管疾病、糖尿病等系统性疾病；否认肝炎等传染性疾病；否认药物过敏史。

家族史 否认家族遗传病史。

检 查

36 殆面可见牙色充填物，边缘密合、未见明显继发龋，无探痛，冷诊无反应，叩痛（++），根尖处扪诊压痛，牙髓电活力测试结果牙髓活力读数 38，对照牙（46）读数 16，松动 I 度，牙龈色正常，未探及深牙周袋。

35 殆面可见牙色充填物，边缘密合、未见明显继发龋，无探痛，冷诊无反应，叩痛（–），牙髓电活力测试结果无反应，正常生理动度。

37 殆面可见牙色充填物，边缘密合、未见明显继发龋，无探痛，冷诊正常，叩痛（–），牙髓电活力测试结果牙髓活力读数 21，对照牙（47）读数 20，正常生理动度。

• 影像学检查

36 X 线片示殆面高密度阻射影，未达髓腔，根管空虚，近中根尖周组织可见少量低密度影，远中根未见明显低密度影。

35 X 线片示远邻殆高密度阻射影，深及髓腔，根管内可见高密度影，根充长度密度可，根尖周未见明显低密度影。

37 X 线片示殆面高密度阻射影，未达髓腔，根管空虚，根尖周未见明显低密度影（图 48–1）。

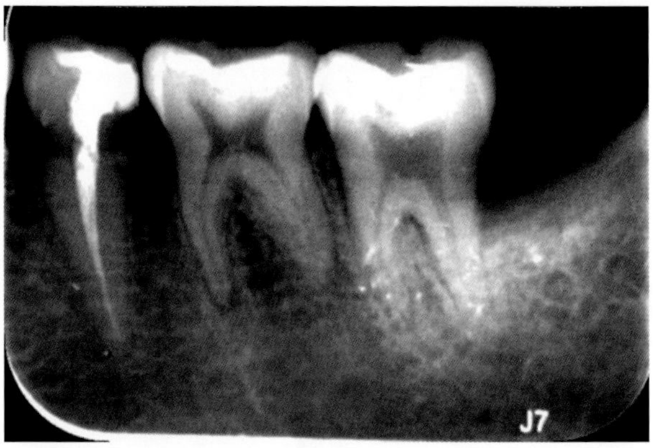

图 48–1 术前 X 线片

诊 断

36 急性牙髓炎？慢性根尖周炎急性发作？

• 诊断要点

1. 急性牙髓炎依据：自发性剧痛，呈放射性，电活力读数为 38；

2. 慢性根尖周炎急性发作依据：患者明确患牙，根尖处扪诊压痛，叩痛（++），近中根尖周组织可见少量低密度影，松动Ⅰ度。

治疗计划

36 根管治疗术。

告知患者：经过系统专科检查，未能确定 36 为急性牙髓炎或慢性根尖周炎急性发作，也未能确定引起 36 牙髓炎或根尖周炎的病因是否为龋源性、牙隐裂、牙根纵裂或其他原因，但因 36 阳性体征明显，故告知患者需试行根管治疗术，治疗过程中进一步明确诊断。患者知情同意，并签署知情同意书。

治疗过程

1. 去除 36 原有牙色充填物，至去净未穿髓，可暂排除龋源性病因。

2. 进一步磨除髓腔殆方牙体组织，近髓患者亦未感疼痛，再次验证牙髓异常，开髓揭顶，患者仍无疼痛，探查根管口，4 根管牙（图 48-2），近中根管内无探痛，远中根管内探痛；表明 36 不同根管内存在不同牙髓状态，按照诊断最严重疾病的原则，给予 36“慢性根尖周炎急性发作”的诊断。STA 牙周膜浸润麻醉下，15# K 锉疏通根管，使用根管测长仪测定长度，其中近颊根 16.5 mm，远颊根 16.5 mm，近舌根 16.5 mm，远舌根 16.0 mm；根据工作长度拍摄初尖锉 X 线片，显示均恰到根尖孔（图 48-3），排除牙根纵裂病因。

3. 在排除龋源性和牙根纵裂病因基础上，转移至显微镜下观察，发现 36 近中边缘嵴原充填物下方牙隐裂（图 48-4），透照法显示更为清晰（图 48-5）。故明确引起 36 根尖周炎的病因为牙隐裂，治疗计划：36 试行根管治疗术 + 全冠修复术，并告知患者 36 为牙隐裂，预后差，若术后出现咬合痛、牙床反复肿胀则需拔除患牙，行种植术或义齿修复，患者同意试治并签字。

4. 常规根管预备与充填：WaveOne 镍钛旋转器械结合 EDTA 预备根管至 25#，期间 5.25% 次氯酸钠溶液冲洗配合超声荡洗根管，吸干，拍摄试主尖片，示 4 根管均恰到根尖孔（图 48-6）。侧方加压法充填根管至根管口根方 1 mm，拍摄 X 线片，4 根管均恰填（图 48-7）。光固化树脂充填，降低咬合。

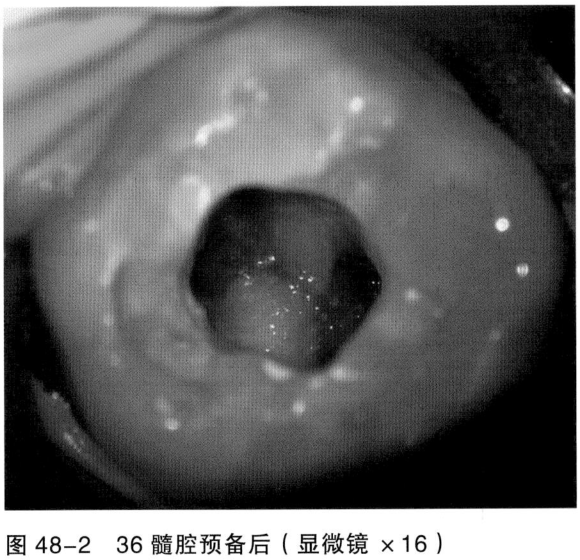

图 48-2　36 髓腔预备后（显微镜 ×16）

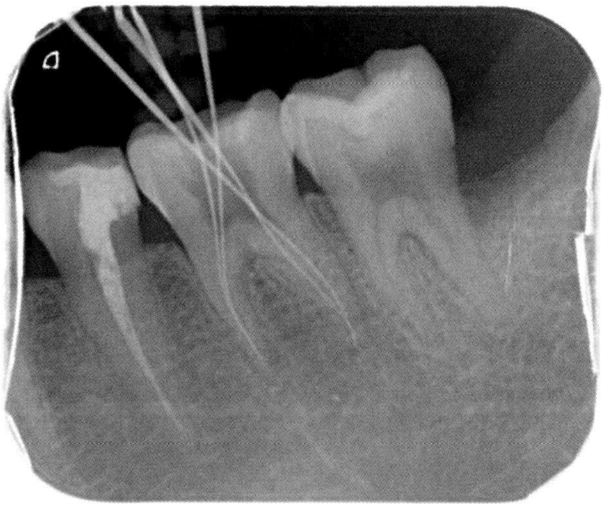

图 48-3　初尖锉示踪 X 线片

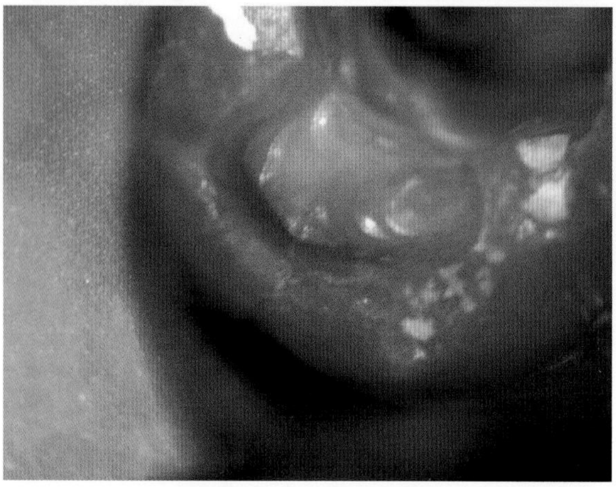

图 48-4 显微镜下显示牙隐裂（显微镜 ×16）

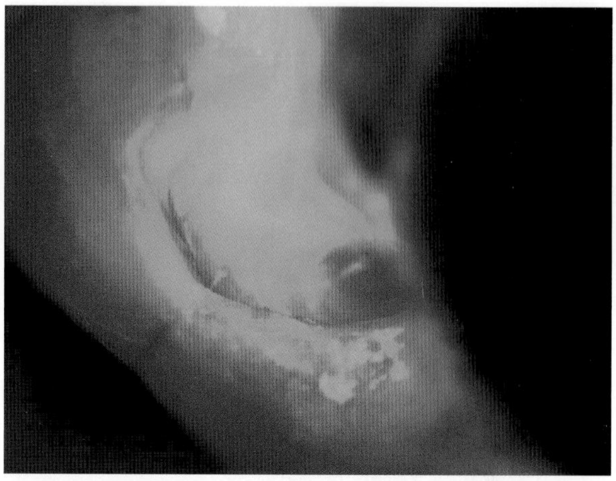

图 48-5 显微镜下透照法显示牙隐裂（显微镜 ×25）

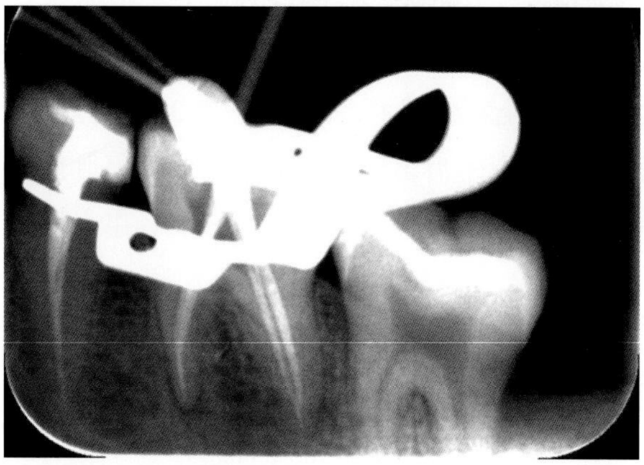

图 48-6 主尖示踪 X 线片

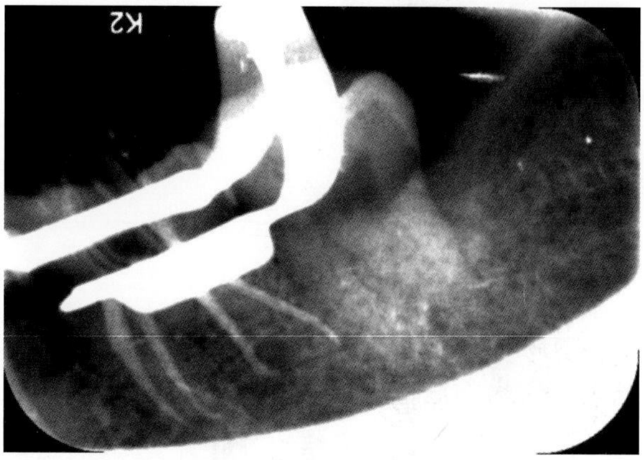

图 48-7 根充后 X 线片

医嘱

36 戴冠前勿咀嚼食物，1 周后转修复科行全冠修复术。

病例小结

本病例存在诸多疑难问题，主要集中在以下 3 个方面。

首先，在诊断不清楚的情况下，是否应行诊断性治疗？本病例在治疗前未明确牙髓状态及引起牙髓炎或根尖周炎的病因，但因患者阳性体征明显，疼痛剧烈，故在充分告知可能的情况下，对患者进行诊断性治疗。

其次，患者应诊断为急性牙髓炎还是慢性根尖周炎急性发作？如前所述，本病例并不完全符合急性牙髓炎或慢性根尖周炎急性发作的临床特点，原因为不同牙根内存在不同的牙髓状态，其实，这种情况在临床上并非少见，在诊断书写上，一般按照疾病的严重程度，给予程度最重的诊断名词。

最后，患者发生慢性根尖周炎急性发作的病因是什么？除了牙体缺损及牙周疾病外，可能引起牙髓炎的常见病因还包括牙隐裂和牙根纵裂等。本病例依次排除牙周疾病、龋源性病因、牙根纵裂后，显微镜下发现微小牙隐裂的存在。值得说明的是，牙隐裂有时被原充填物覆盖而难以发现，有时不得不进行去除原充物后的诊断性治疗，同样需要获得患者的同意才能进行。

（董茜茜）